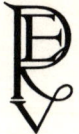

rororo gesundes leben
Lektorat Heike Wilhelmi und
Bernd Gottwald

Hans-Dieter Kempf

Die Rückenschule

*Das ganzheitliche Programm
für einen gesunden Rücken*

Unter Mitarbeit von
Frank Schmelcher, Dr. med. Jürgen Fischer
und Prof. Dr. Hans Steiner

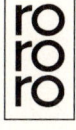
Rowohlt

Vollständig überarbeitete und erweiterte Neuausgabe
151. – 160. Tausend Mai 1998

Redaktion Katrin Helmstedt

Originalausgabe
Veröffentlicht im Rowohlt Taschenbuch Verlag GmbH,
Reinbek bei Hamburg, September 1990, August 1995
Copyright © 1990, 1995 by Rowohlt Taschenbuch Verlag GmbH,
Reinbek bei Hamburg
Umschlaggestaltung Barbara Thoben (Fotos: FPG/Bavaria
und Barbara Thoben)
Fotos Frank M. Arndt, Grafik Jens Rommel
Layout Angelika Weinert
Satz Sabon PostScript, PM 5.0
Gesamtherstellung Clausen & Bosse, Leck
Printed in Germany
ISBN 3 499 19793 6

Inhalt

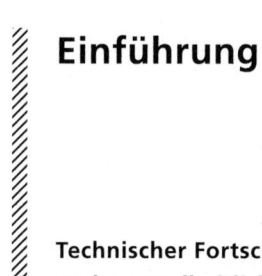

Einführung

Technischer Fortschritt
und gesundheitlicher Rückschritt

Im Zeitalter der modernen Computer- und Raumfahrttechnik haben sich mit zunehmender Technisierung und Automatisierung des menschlichen Lebensraumes auch die auf den Menschen einwirkenden Belastungen verändert. Wann werden wir noch gefordert, zu Fuß zu gehen, wenn Auto, Bahn und Fahrstuhl uns ermöglichen, auch die kleinsten Wege bequemer (nicht immer schneller) zurückzulegen? Viele Haushaltsgeräte bringen sicherlich eine wesentliche Erleichterung, aber wird die nunmehr fehlende Bewegung und muskuläre Beanspruchung durch andere Aktivitäten ausgeglichen? In unserem Leben existieren eine Vielzahl physischer (körperlicher), psychischer (seelischer), mentaler (geistiger), sozialer und psychosozialer (gesellschaftlicher) Belastungen und Beanspruchungen, die auf jeden einzelnen von uns permanent einwirken. Wird der Organismus konstant diesen Belastungen ausgesetzt, reagiert er mit einer Art Verteidigungsplan. Nach Überschreiten der sogenannten Initialschwelle resultiert daraus oftmals ein «Unwohlsein», woraus sich bei längerer Einwirkung psychosomatische oder psychische Beschwerden entwickeln und als Folge Erkrankungen entstehen können.

Das Kreuz mit dem Kreuz

Haben Sie Rückenschmerzen? Wenn ja, gehören Sie zu den 80 Prozent der deutschen Bevölkerung, die mindestens einmal in ihrem Leben von Rückenschmerzen geplagt werden. Rücken- und Kreuzschmerzen sind mittlerweile die Zivilisationskrankheit Nummer eins, mit daraus resultierenden enormen medizinischen, sozialen und ökonomischen Auswirkungen:

– 33 Prozent aller Arbeitsunfähigkeitstage gingen 1992 in den alten Bundesländern auf das Konto von Muskel- und Skeletterkrankungen. So fehlte 1992 durchschnittlich jeder Arbeitnehmer 8 Tage im Jahr aufgrund dieses Krankheitsbildes.
– 30 bis 60 Prozent aller Schulkinder haben Haltungsschwächen.
– Rückenschmerzen erzeugen in der Bundesrepublik jährlich Kosten von etwa 1 Milliarde DM für Krankenhausleistungen, 960 Millionen DM für Krankengelder, 46 Millionen DM für physikalische und medizinische Therapie und 11,4 Millionen DM für Arbeitsausfälle.

Risikofaktoren vermeiden und Schutzfaktoren aufbauen

Wollen wir dem Problem «Rückenschmerz» wirkungsvoll entgegentreten, haben wir damit zu kämpfen, daß es für dessen Entstehung eine Vielzahl von Ursachen gibt. Diesen krankheitsbegünstigenden Risikofaktoren versuchen wir, durch eine Verbesserung des eigenen Verhaltens (Verhaltensprävention) und der uns umgebenden Verhältnisse (Verhältnisprävention) zu begegnen. Andererseits müssen wir uns fragen, warum viele Menschen keine Schmerzen haben, die «objektiv» (nach Untersuchungen) Schmerzen haben müßten. Es muß also auch eine Reihe von Schutzfaktoren geben, die dem Menschen helfen, gesund zu bleiben oder mit seinen Leiden besser fertig zu werden. Allgemeines Wohlbefinden und Lebensfreude, körperliche Fitneß oder soziale Unterstützung gehören zum Beispiel dazu. Vorsorgeprogramme wie die Rückenschule vermitteln deshalb, wie man Risokofaktoren vermeiden und Schutzfaktoren aufbauen kann.

Die Rückenschule – Hilfe zur Selbsthilfe

Die Rückenschule ist ein gezieltes Verhaltenstraining, das neben Einstellungs- und Verhaltensänderungen auch ein verbessertes

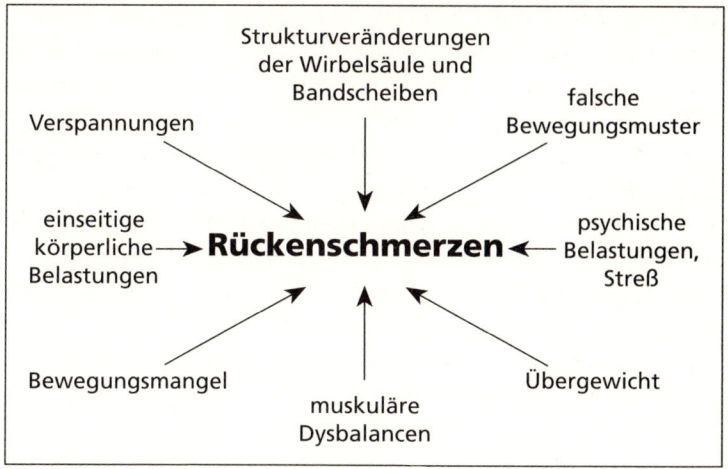

Rückenschmerzen können viele Ursachen haben

Körperbewußtsein anstrebt. Die Rückenschule zielt ganz im Sinne der Gesundheitsförderung darauf ab, den Menschen zu einem eigenverantwortlichen gesundheits- und umweltbewußten Handeln hinzuführen und ihn damit zu befähigen, sein Wohlbefinden und seine Gesundheit zu verbessern.

Die «Karlsruher Rückenschule» als Stufenmodell

Organisatorisch ist die Rückenschule in einem Stufenmodell angelegt:

- Der *Grundkurs* hat die Aufgabe, den Teilnehmern die allgemeinen Grundlagen der Rückenschule nahezubringen.
- Der *Rückenschulkurs für Fortgeschrittene* (Aufbaukurs) baut systematisch auf den erworbenen Kenntnissen und Fähigkeiten aus dem Grundkurs auf. Detaillierte Fragestellungen werden genauer behandelt, die (rückenspezifischen) Bewegungsmuster gefestigt und die konditionellen Anforderungen deutlich erhöht.

- Beim *Rückentrainingskurs* stehen zielgerichtete und geplante Maßnahmen zur Förderung der körperlichen Leistungsfähigkeit im Vordergrund. Empfehlenswert ist hier auch die praktische Einführung in rückenfreundliche Sportarten oder das gezielte Training mit Kraftgeräten und Handgeräten wie Thera-Band und Pezzi-Ball.
- Bei *betrieblichen Angeboten* für spezielle Berufsgruppen berücksichtigt die Rückenschule verstärkt berufsspezifische Gegebenheiten. Anschlußprogramme haben den direkten Transfer der Inhalte an den Arbeitsplatz als Ziel.

Die Rückenschule als Maßnahme zur Gesundheitsförderung ersetzt nicht die medizinisch/therapeutische Behandlung. Haben Sie akute Rückenschmerzen oder sollten Sie aus gesundheitlichen

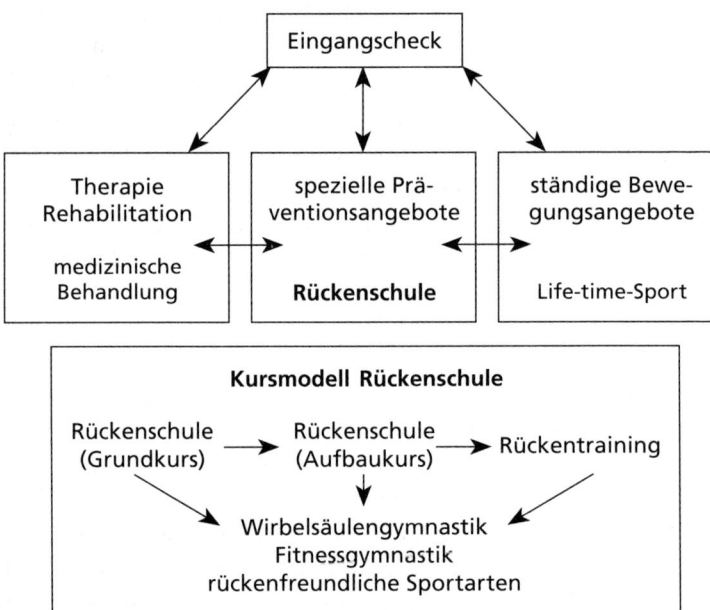

Kursmodell Rückenschule

Gründen im Zweifel sein, ob die angebotenen Gesundheitsangebote das richtige für Sie sind, sprechen Sie mit Ihrem Arzt.

Als ich 1986 begann, mich gezielt dem Thema «Rückenschule» zuzuwenden, war die Rückenschule in der Öffentlichkeit gänzlich unbekannt. Die an einer Hand abzuzählenden klinischen Rückenschulen waren eher therapeutisch orientiert und hatten eine geringe Breitenwirkung. 1987 wurde nach einjähriger Arbeit das Karlsruher Rückenforum gegründet und das anfänglich funktionsgymnastisch orientierte Konzept zu einem ganzheitlichen Modell entwickelt – der *Karlsruher Rückenschule*. 1988 gründete sich auf Bundesebene durch einen Zusammenschluß zahlreicher Orthopäden, Sportwissenschaftler, Psychologen und Krankengymnasten das «Forum Gesunder Rücken – besser leben e.V.» (Rheingauer Str. 41, 65343 Eltville; Tel.: 06123/2794). Durch das Forum wurden mittlerweile über 2500 Rückenschullehrer ausgebildet.
Seit der ersten Auflage «Die Rückenschule» im Jahre 1990 hat sich in der Rückenschulbewegung viel getan. Meine damalige Hoffnung, daß sich die Rückenschule als dauerhafte Einrichtung etablieren würde, hat sich erfüllt. Mehr noch, Rückenschulen sind zu zentralen Maßnahmen im Rahmen der Prävention und der Gesundheitsförderung geworden. Die seit 1991 jährlich vom Forum veranstalteten Wirbelsäulenkongresse werden von über 1000 Fachleuten besucht. In jeder Stadt werden mittlerweile Rückenschulen von den unterschiedlichsten Institutionen angeboten. Es gibt Kursmodelle, die den Teilnehmer über Aufbaukurse bis zum Life-Time-Sport begleiten, und teilnehmerorientierte Angebote, die die Menschen dort «abholen, wo sie stehen»: am Arbeitsplatz, in der Schule und im Kindergarten.
Wie wird sich die Rückenschule in Zukunft weiter entwickeln? Die Rückenschularbeit im Kindergarten und in der Schule steckt erst in den Kinderschuhen. Der «bewegte Kindergarten», aber besonders die»bewegte Schule» erfordert noch umfangreiche Aufklärungsar-

beit und ein Umdenken in den Köpfen der Ministerien, der Lehrer/ Lehrerinnen und der Eltern. Die arbeitsplatzorientierte Rückenschule ist in vielen bundesdeutschen Betrieben bereits installiert. Allerdings muß auch sie eingebettet sein in ein umfassendes Modell betrieblicher Gesundheitsförderung mit Gesundheitszirkeln und weiterführenden Arbeitsplatz- und Supervisionsprogrammen.

Mit dem vorliegenden Buch möchten wir Sie motivieren, sich intensiver mit Ihrem Rücken zu beschäftigen und Ihren Körper aktiv zu erleben. Es ist nicht schwer und weniger zeitaufwendig als Sie denken, Ihrem Körper und besonders Ihrem Rücken etwas Gutes zu tun. Das vorliegende Buch stellt Ihnen ein mit mehreren tausend Teilnehmern erprobtes ganzheitliches Rückenkonzept vor.

Wir zeigen Ihnen viele grundlegende Übungen, die Sie alleine oder in der Gruppe durchführen können und die Ihnen den Weg zum rückenfreundlichen Verhalten erleichtern.

Ich möchte abschließend die Gelegenheit nutzen, allen zu danken, die am Zustandekommen dieses Buches mitgewirkt haben: Frank Schmelcher, der die Praxisteile des Buches, insbesondere die Funktionelle Gymnastik, entscheidend mitgestaltet hat und Prof. Dr. Hans Steiner sowie Dr. Fischer für ihre wertvolle Mitarbeit; Frank M. Arndt und Jens Rommel für die aufwendigen Foto- und Graphikarbeiten; Sybille Jüngling und Frank Schmelcher als «Modells» bei den Fotoaufnahmen; Heike Lang, Claudia Bick, Ralf Sagurski, Dr. Paul Stachel für die kritische Durchsicht des Manuskripts; der AOK Karlsruhe für die Erlaubnis, in ihrem Gesundheitszentrum die Fotoaufnahmen durchführen zu dürfen; den Firmen *arche, Grahl, Hagas, Haider Bioswing, Hüstler Nest, Lattoflex, Leuvico, officeplus, Poggenpohl, Reebok, Rovochair, Stokke* und *Vogel* für ihre gute Unterstützung und dem Rowohlt Verlag für die ausgezeichnete Betreuung des Projektes.

Hans-Dieter Kempf

Das Konzept einer präventiven Rückenschule

Unter Prävention versteht man ganz allgemein die Vorbeugung einer Krankheit. Man unterscheidet verschiedene Formen der Prävention, die sich nach dem Gesundheitszustand richten, in dem wir uns befinden. Die Übergänge sind dabei fließend.

Primärprävention

Dieser erste Weg zur Krankheitsverhütung setzt eigentlich beim gesunden Menschen, also weit im Vorfeld einer Krankheit, an. Primärpräventive Maßnahmen haben zum Ziel, alle krankmachenden Einflüsse aus der Umwelt oder bedingt durch eigenes Fehlverhalten erkennen zu helfen und zu beseitigen.

Im Bereich der Rückenschule wird hierbei an einen ganzheitlichen Weg gedacht, der allgemein eine gesunde Lebensführung anstrebt und den Menschen zu einer sinnvollen Wirbelsäulenhygiene hinführt. Kindergarten und Grundschule bieten hier heute schon den Einstieg.

Sekundärprävention

Die Sekundär- oder Zweitprävention beschäftigt sich mit der Früherkennung von Krankheiten, wodurch noch gute Aussichten auf eine Behandlung oder Heilung der Krankheit bestehen. Hierunter fallen u.a. die große Anzahl von Personen oder Patienten mit chronischen Wirbelsäulenbeschwerden, die ebenfalls durch gezielte Verhaltensmodifikationen lernen müssen, ökonomisch und bewußt mit ihrem Rücken umzugehen. Die Grenze zum eigentlich

«Kranken», der ärztlich betreut werden sollte, ist hier fließend. Sind therapeutische
Maßnahmen notwendig, wird der Arzt oder
Krankengymnast in der sogenannten Tertiärprävention aktiv.

Tertiärprävention

Die Aufgabe der Tertiärprävention ist
schließlich die Verhinderung des Fortschrei-
tens einer Krankheit. Im Sinne einer präventiven oder vorbeugenden Methode kämen
auch für die Tertiärprävention nur Maßnahmen in Frage, welche eine sogenannte
«Kranken- oder Krankheitserziehung»
durch Verhaltensmodifikation anstreben.
Häufig wird auch die Rehabilitation in den
Bereich der Tertiärprävention eingeordnet.
In der Rehabilitation sind Maßnahmen des
Arztes, des Krankengymnasten usw. notwendig, die dem Patienten eine Wiederein-
gliederung in das Alltagsleben ermöglichen,
da er durch seine Krankheit dazu allein nicht
in der Lage ist.

Das «Karlsruher Modell»

Das Ziel der präventiven Rückenschule ist
die *langfristige Motivation des Menschen zur
Anwendung wirkungsvoller und akzeptier-
ter Alltagsstrategien*, als effizienter Weg zur
Verhütung von «Zivilisationskrankheiten».
Hierunter fällt im speziellen die *Hinführung*

**motorische
Ziele**

**Verbesserung
der motorischen
Handlungsfähigkeit**

• Sensibilisieren für
– Vorgänge im Körper
  (Körperwahrneh-
  mung)
– rückenfreundliche
  Bewegungsmuster
– Verhaltensweisen
  (Rückenbewußtheit)
• Vermitteln und
  Erarbeiten von
– Übungen aus der
  funktionellen
  Gymnastik
– einer ausgewogenen
  Haltung
– rückenfreundlichem
  Bewegungsverhalten
– Entlastungshaltungen
– Entspannungs-
  verfahren
• Verbessern der
  Bewegungssicherheit
  und der Alltagsmoto-
  rik (Körperhaltung)
• Erlernen neuer
  motorischer Fertig-
  keiten
• Stabilisierung und
  Ergänzung einer
  krankengymnastischen
  Behandlung (Kuran-
  wendung)

Ziele der Rückenschule

Motivation zur Anwendung wirkungsvoller Alltagsstrategien, z.B. Hinführung zu einem rückenfreundlichen Verhalten

kognitive Ziele

Vermittlung rückenspezifischer Kenntnisse

- Vermittlung der wichtigsten Grundlagen aus den Bereichen
  - Anatomie und Physiologie (Aufbau, Funktion und Fehlfunktionen des Bewegungsapparates)
  - Bewegung, Funktionelle Gymnastik
  - Entspannung
  - Belastungs- und Risikofaktoren
  - Ergonomie
  - Trainingslehre (-belastung und Dosierung)
  - Verhaltensmedizin (-modifikation)
  - gesunde Lebensführung (Schutzfaktoren) und Gesundheitsvorsorge

affektiv-emotionale Ziele

Fördern von freudbetontem Bewegen

- Erleben von
  - Spaß und Freude im Spiel und in der Bewegung
  - positiven Gruppenerlebnissen
- Steigerung der allgemeinen Zufriedenheit und des Wohlbefindens
- Verbessern der (Körper-) Wahrnehmungs- und Entspannungsfähigkeit
- Erkennen der individuellen Leistungsfähigkeit (realistische Selbsteinschätzung)
- Fördern von Erfolgserlebnissen (unter Anerkennung der eigenen Leistungsfähigkeit)
- Bewußtmachen der Selbstverantwortung
- Entwicklung der Kreativität
- Fördern des Selbstvertrauens

soziale Ziele

Verbesserung der sozialen Kompetenz

- Stärken der Kommunikationsfähigkeit, Kontaktaufnahme und Interaktion zwischen den Gruppenmitgliedern
- Fördern der kooperativen Zusammenarbeit (Teamwork) und Mitverantwortung
- Unterstützen der Offenheit und Integrationsfähigkeit
- Anregen zur friedlichen Konfliktbewältigung und Rücksichtnahme auf die individuellen Bedürfnisse einzelner Gruppenmitglieder

des Teilnehmers zu rückenfreundlichen Verhaltensweisen im Alltag und im Beruf. Zu diesen Verhaltensweisen zählen die *Bewegung,* die *Aktivitäten des täglichen Lebens,* entsprechende *Gymnastik* und *Life-time-Sport, Entlastungslagerungen* und *Entspannung* sowie eine *rückengerechte Gestaltung der Umgebung.* Dazu ist ein ganzheitlich ausgerichteter Lernprozeß (= Lernen) in Gang zu setzen, der durch Erkennen, Entwickeln, Verändern und Festhalten von Verhaltensweisen gekennzeichnet ist. Die Lernziele der Rükkenschule, im theoretischen Modell aufgegliedert in affektiv-emotionale Ziele (freudbetontes Bewegen), kognitive Ziele (rückenspezifische Kenntnisse), motorische und psychomotorische Ziele (motorische Handlungsfähigkeit) sowie soziale Ziele (soziale Kompetenz), lassen sich für die praktische Arbeit in folgender Weise beschreiben:

Das Erfahren tiefgreifender Erlebnisse
Das Entdecken und Erkennen des eigenen Körpers, der unterschiedlichen Spannungszustände innerhalb der Muskulatur sowie der im Organismus ablaufenden Prozesse, kennzeichnen die unter «Körpergefühl und Körpererfahrung» verstandene Öffnung nach innen, als Voraussetzung zur Öffnung nach außen, d.h. hin zur Gruppe und zur Umgebung.

Die Veränderung des eigenen Bewußtseins
Einstellungs- und Verhaltensänderungen hinsichtlich einer gesunden Lebensweise bedürfen einer Veränderung des eigenen Bewußtseins.

Die Hilfe zur Selbsthilfe
Selbstverantwortung für die eigene Gesundheit zu übernehmen ist eine wichtige Voraussetzung, um Beschwerden vorzubeugen, Rezidivien (Wiedererkrankung) zu vermeiden oder eine Chronifizierung zu verhindern. Das Erfahren eigener Potentiale hilft dem

Teilnehmer, persönliche Möglichkeiten für die selbständige Bewältigung anstehender Aufgaben kennenzulernen und bewußter zu nutzen.

Das Erlernen und Durchführen funktioneller Übungen
Den Beschwerden in den spezifischen Problemzonen des Körpers, z. B. im Hals-Nacken-Schulterbereich oder im Bereich des Rükkens, kann durch gezielte, funktionell durchgeführte Gymnastik am Arbeitsplatz oder in der Freizeit entweder vorgebeugt oder verbessernd entgegengewirkt werden. Unbeweglich gewordene Körperpartien werden mobilisiert, schwache Muskulatur wird gekräftigt und verkürzte Muskulatur gedehnt – eine muskuläre Balance wiederhergestellt.

Die Anwendung einfacher Entspannungsverfahren
Anspannung und Entspannung sind die beiden Pole des Lebens. Allgemeines Wohlbefinden ist nur über eine «Innere Balance» möglich. Das bezieht sich sowohl auf physiologische Vorgänge, z. B. die schon erwähnte muskuläre Balance, wie auch auf eine psychische Ausgeglichenheit. Mit Hilfe einfacher Entspannungsverfahren ist eine wirkungsvolle Beeinflussung der physischen und psychischen Befindlichkeit zu erreichen.

Das Erlernen eines rückenfreundlichen Alltagsverhaltens
Jahrelang praktizierte «falsche und schädliche» Verhaltensweisen müssen gelöscht und gegen neue, rückenfreundliche Verhaltensweisen ausgetauscht werden.

Die Information und Aufklärung über Anatomie und Physiologie des eigenen Körpers sowie Hintergründe zu den durchgeführten Elementen der Rückenschule
Die Einsicht in die Notwendigkeit, gesunde Lebensweisen stärker als bisher zu berücksichtigen, bedingt Aufklärung über körperliche

und geistige Zusammenhänge sowie Wirkungsweisen unterschiedlichen Verhaltens.

Die Übertragung von Kurserlebnissen in praktizierbares
Alltagsverhalten
Das im Kurs Erlernte wird man erst im Alltag einsetzen, wenn man
davon überzeugt ist. Beispielsweise lassen sich die Wirkungen von
Entspannungsverfahren innerhalb eines Bewegungsprogrammes
leicht erspüren und können in gleicher Weise anschließend im Beruf zum Streßausgleich genutzt werden.

Die Motivation, sich sinnvoll körperlich zu betätigen
(Motivation zum «Life-Time-Sport», Gesundheitssport)
Eine kurzfristige Teilnahme an einem Bewegungsprogramm bleibt
ohne positive langfristige Wirkung, wenn die dort erlernten Verhaltensweisen im Alltag und in der Freizeit keine Anwendung
finden. Der Teilnehmer sollte durch Kurserlebnisse motiviert werden, seinen Körper durch geeignete Maßnahmen wie Jogging,
Gymnastik etc. regelmäßig individuell und dosiert zu belasten und
die erlernten Kontrollmöglichkeiten wie z. B. die Pulsmessung einzusetzen.

Die Inhalte der Rückenschule
Die inhaltliche Konzeption einer präventiven Rückenschule orien-
tiert sich an ihrer Zielsetzung und an den Bedürfnissen der Teilneh-
mer.
Die Rückenschule als Gesundheitsförderungsprogramm umfaßt
dabei ein ganzes Maßnahmenbündel, um der Vielfältigkeit und
Unterschiedlichkeit der Einstellungen und Motive von angezielten
Gruppen gerecht zu werden.

Folgende inhaltliche Elemente wurden für das Konzept ausgewählt:

- Aufwärmen
- Funktionelle Gymnastik
- Kleine Spiele
- Entspannung
- Rückenschule – Verhaltenstraining und Bewegungslernen
- Erfahrungsaustausch, Gespräch – Aufklärung und Information

Da es sich bei dem vorliegenden Buch um ein «Anwenderprogramm» handelt, werden wir im weiteren nur auf Dinge eingehen, die Sie zu Hause auch praktisch durchführen können.

Das Aufwärmen

In der Rückenschule erfolgt das Aufwärmen durch großräumige, aktiv ausgeführte Bewegungsformen wie Gehen, Laufen und leichte Gymnastik, die zu einer allgemeinen Steigerung der physischen und psychischen Leistungsbereitschaft führen. Die Dauer des Aufwärmens im Rückenkurs beträgt etwa 10 bis 15 Minuten. Dieser Umfang ist notwendig, um die positiven Wirkungen eines Aufwärmprogramms zu erreichen.

Was geschieht physisch beim Aufwärmen?

– Durch die langsam gesteigerte körperliche Aktivität kommen das Herz-Kreislauf-System und die arbeitende Muskulatur so richtig in Schwung. Es wird vermehrt Wärme in der Muskulatur produziert, die über den Blutkreislauf auch in andere Bereiche des Organismus transportiert wird und somit zeitlich verzögert zu einer *Erhöhung der Körperkerntemperatur* führt.
– Die optimale Kerntemperatur liegt bei etwa 38,5 Grad und ist nach einem etwa 15 Minuten dauernden Aufwärmprogramm (bei mittlerer Laufgeschwindigkeit) erreicht.
– Die *Stoffwechselvorgänge* laufen in der Muskulatur mit steigender Temperatur schneller ab.

23

– Mit steigender Körpertemperatur wird die *Nervenleitfähigkeit* verbessert, Nervenimpulse können schneller weitergeleitet werden. Eine verbesserte Reaktions- und Koordinationsfähigkeit ist die Folge.

– Die erhöhte Muskeltemperatur führt zu einer *Abnahme der elastischen und viskösen (Viskosität = Zähigkeit) Widerstände* innerhalb der Muskulatur. Die innere Reibung wird dadurch herabgesetzt. Die Muskulatur kann schneller und besser arbeiten.

– *Muskulatur und Bandstrukturen* (Bänder und Sehnen) werden elastischer und dehnfähiger, was wiederum zu einer verringerten Anfälligkeit gegenüber Verletzungen führt.

– Eine *Verdickung der Knorpelschichten* innerhalb des Gelenkes bewirkt eine bessere Druckverteilung und somit eine erhöhte Belastbarkeit der Gelenke.

– Im Bereich des Herz-Kreislauf-Systems und des Atmungssystems erfolgt eine Anpassung durch Veränderung verschiedener Stellgrößen. Die *Zunahme des Herzminutenvolumens* (Herzfrequenz x Schlagvolumen), des *Atemminutenvolumens* (Atemfrequenz x Atemzugvolumen) und die Erhöhung der zirkulierenden Blutmenge führen zu einer verbesserten Versorgung des Organismus mit Sauerstoff.

Das Ziel des «physischen Aufwärmens» in der Rückenschule liegt weniger im Erreichen einer optimalen Körperkerntemperatur, sondern eher in der Verletzungsprophylaxe des aktiven und passiven Bewegungsapparates und in der verbesserten Koordinationsfähigkeit (wichtig beim Erlernen neuer Bewegungsformen und bei der Automatisierung bereits erlernter Verhaltensweisen).

Auch kann durch die etwa 10 bis 15minütige Aufwärmphase innerhalb der Rückenschulstunde keine weitreichende Verbesserung der Herz-Kreislauf-Komponenten erwartet werden. Dieses «Minimal-Ausdauerprogramm» hat eher erhaltenden Wert, zielt aber durch die Aufklärung der Teilnehmer auf regelmäßiges und damit trainingswirksames Betreiben von Ausdauerprogrammen ab.

Was geschieht psychisch beim Aufwärmen?

Vor Beginn des Rückentrainings, entweder im Rückenkurs oder nach Feierabend zu Hause, haben viele Teilnehmer schon einen langen Arbeitstag hinter sich. In dieser Zeit waren sie allen möglichen Belastungsfaktoren ausgesetzt.

Die Funktionelle Gymnastik setzt mit ihrem exakt auszuführenden Übungsgut eine hohe *Aufmerksamkeit, Konzentrationsfähigkeit* und *Leistungsbereitschaft* voraus. Das gilt gleichermaßen für das Erlernen neuer Verhaltensweisen und die Umstrukturierung gewohnter und automatisierter Bewegungsformen (Heben, Bücken, Sitzen etc.). Durch das Aufwärmen kommt es zu einer Aktivierung des Hirnstammes, was zu einem erhöhten Wachheitsgrad und einer gesteigerten Aufmerksamkeit führt, einer unabdingbaren Voraussetzung für effizientes Arbeiten.

Das Abschalten vom Alltag wird erleichtert, Spannungszustände werden abgebaut und eine Sensibilisierung für das Nachfolgende wird hergestellt. Freude, Spaß und Motivation sind Elemente, die durch ein spielerisches Aufwärmen «so ganz nebenbei» erreicht werden und die wesentlich zum Gelingen des ganzen Kurses beitragen.

Was geschieht psychosozial beim Aufwärmen?

Ein Gruppenkurs in der Rückenschule bedingt zwangsläufig eine bunt zusammengewürfelte Mischung von Personen unterschiedlichen Alters, körperlicher Verfassung und vor allem unterschiedlicher Charaktere. Die Teilnehmer kennen sich in der Regel nicht. Das Besondere am «spielerischen Aufwärmen» liegt in der Zwanglosigkeit, mit der das Miteinander, die Kommunikation und die sozialen Kontakte gefördert und begünstigt werden. Individuelle Handlungsweisen sind bei spielerischen Aufwärmformen mit Musik und Handgeräten ebenso möglich wie das gemeinsame Aufwärmen. Das Spielen in lockerer Gruppenatmosphäre stellt einen notwendigen Kontrast zur konzentrierten Arbeit innerhalb des funktionellen Teils dar und hilft, mangelndes Selbstvertrauen, soziale Unterschiede und Bewegungsunlust auszugleichen. Die Spielformen dienen sehr gut auch als Lernkontrolle für den Automatisierungsgrad erlernten Bewegungsverhaltens.

Funktionelle Gymnastik

Die Funktionelle Gymnastik bildet gemeinsam mit dem Verhaltenstraining den Schwerpunkt des Rückenschulprogramms. Unter Berücksichtigung der anatomischen und physiologischen Grundlagen des Körperbaus, seinen Funktionen und Erfordernissen zielt sie auf die Erhaltung, Verbesserung und Wiederherstellung bestimmter Organfunktionen, insbesondere der Leistungsfähigkeit des Stütz- und Bewegungsapparates. Nützlich zur eigenen Gestaltung einer entsprechenden Wirbelsäulengymnastik sind einfache Kenntnisse von den Grundfunktionen des Bewegungsapparates wie z. B. der mechanischen Funktion der Gelenke und der Muskulatur, die Berücksichtigung entsprechender Regel- und Steuerungsmechanismen oder die von Janda schon Ende der 60er Jahre gefundene Differenzierung in phasische und tonische Muskulatur.

Im einzelnen verfolgt die «Funktionelle Gymnastik» im Rahmen der Rückenschule folgende Zielsetzungen:
- Vermittlung eines Körperbewußtseins und Körpergefühls (Körperwahrnehmung)
- Lockerung und Entspannung verkrampfter Muskulatur
- Anregung und Motivation zur Durchführung der im Kurs erlernten Übungen am Arbeitsplatz oder in der Freizeit
- Förderung der Bewegungskoordination
- Erlernen funktioneller Bewegungsstereotype
- Ausgleich muskulärer Dysbalancen durch gezielte Kräftigung schwacher Muskulatur und Dehnung verkürzter Muskulatur

- behutsame Mobilisation der Wirbelsäule und unbeweglich gewordener Körperpartien
- Ausgleich von angeborenen oder durch Fehlhaltungen und Überlastungen erworbenen Haltungsschwächen

Zu diesem Zweck stellen wir Ihnen zahlreiche praktische Übungen zur Körperwahrnehmung, Koordinationsschulung, Mobilisation, Dehnung und Kräftigung vor.

Übungen zur Körperwahrnehmung schulen Ihren bewußteren Umgang mit Ihrem eigenen Körper und sensibilisieren Sie für die bei einer Übungsdurchführung im Körper ablaufenden Vorgänge.

Koordinationsübungen dienen der Verbesserung des komplexen Zusammenspiels der Sinne, Nerven und Muskeln innerhalb eines Bewegungsablaufs.

Durch *Mobilisationsübungen* soll vor allem die Beweglichkeit der Bewegungssegmente erhalten bleiben. Gelenke, Muskulatur und Bandapparat werden gelockert und behutsam mobilisiert.

Das Ziel der *Dehnungsübungen* ist, Muskelverspannungen vorzubeugen, bereits verspannte und verkürzte Muskelgruppen zu entkrampfen und somit die Beweglichkeit zu verbessern.

Kräftigungsübungen dienen dem Aufbau der wirbelsäulenstützenden Muskulatur.

Dehnen und Kräftigen

Häufig kommt es, bedingt durch Fehl- oder Überbelastungen, Verletzungen oder andere krankhafte Prozesse, zu muskulären Dysbalancen. Dies bedeutet, daß sich Agonist (Muskel, der eine Bewegung bewirkt) und Antagonist (Gegenspieler des Agonisten) eines Gelenkes nicht in ihrem physiologischen Gleichgewicht befinden. Zur Verkürzung neigt in der Regel die tonische Muskulatur (Haltemuskulatur, viele Beuger), zur Abschwächung neigen Muskeln, die meist schnellkräftige Bewegungen ausführen müssen (phasische

Muskulatur, überwiegend Strecker). Nicht selten liegt hierin wieder die Ursache für schlechte Haltung, fehlende Koordination, Schmerz, unzureichende Stabilisation oder gar Verletzung. Ein *Teufelskreis* baut sich auf, der nur durch ein gezieltes Dehnen verkürzter bzw. Kräftigen abgeschwächter Muskulatur durchbrochen werden kann.

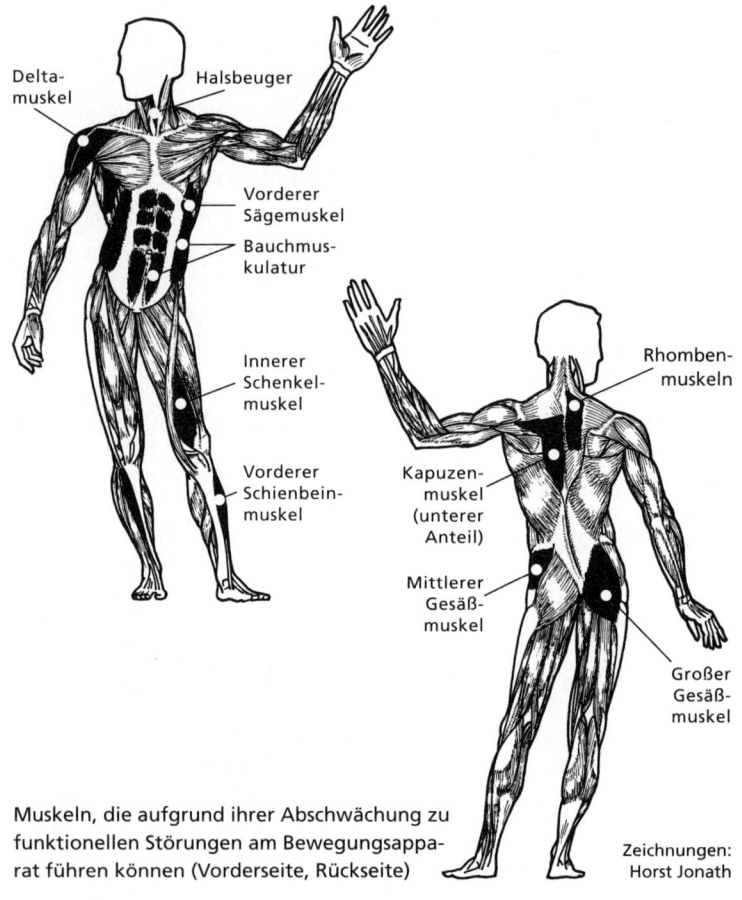

Delta-
muskel

Halsbeuger

Vorderer
Sägemuskel

Bauchmus-
kulatur

Innerer
Schenkel-
muskel

Vorderer
Schienbein-
muskel

Kapuzen-
muskel
(unterer
Anteil)

Mittlerer
Gesäß-
muskel

Rhomben-
muskeln

Großer
Gesäß-
muskel

Muskeln, die aufgrund ihrer Abschwächung zu funktionellen Störungen am Bewegungsapparat führen können (Vorderseite, Rückseite)

Zeichnungen:
Horst Jonath

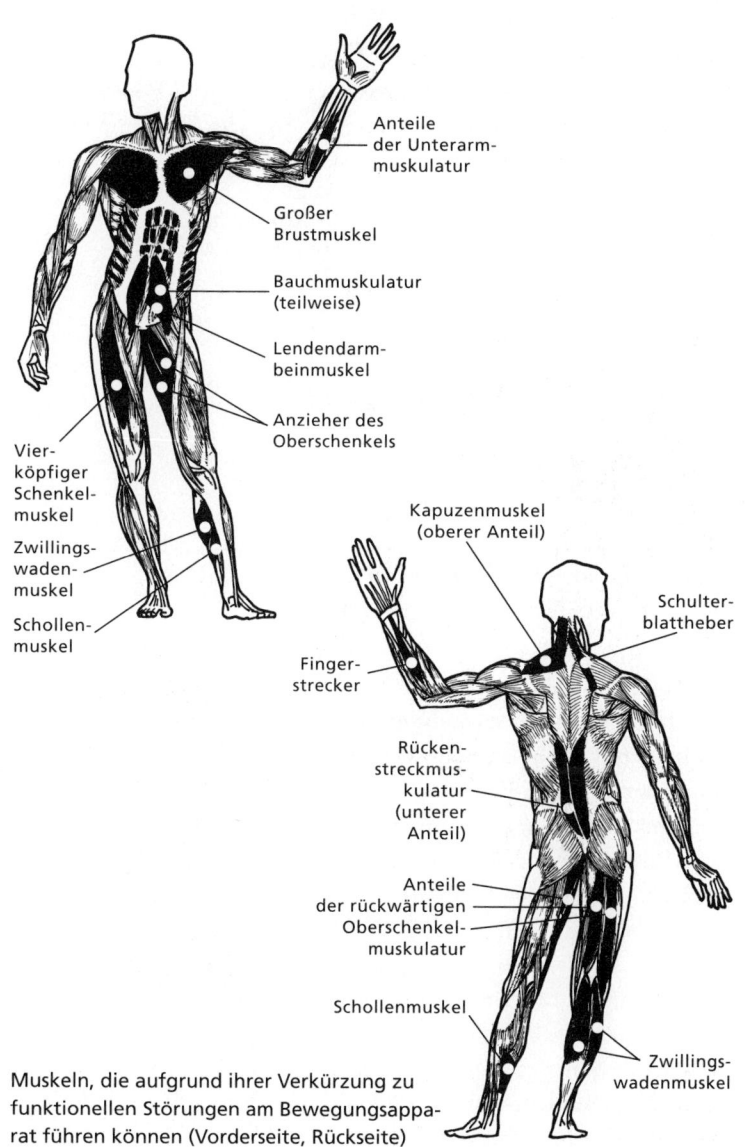

Anteile
der Unterarm-
muskulatur

Großer
Brustmuskel

Bauchmuskulatur
(teilweise)

Lendendarm-
beinmuskel

Anzieher des
Oberschenkels

Vier-
köpfiger
Schenkel-
muskel

Zwillings-
waden-
muskel

Schollen-
muskel

Kapuzenmuskel
(oberer Anteil)

Schulter-
blattheber

Finger-
strecker

Rücken-
streckmus-
kulatur
(unterer
Anteil)

Anteile
der rückwärtigen
Oberschenkel-
muskulatur

Schollenmuskel

Zwillings-
wadenmuskel

Muskeln, die aufgrund ihrer Verkürzung zu
funktionellen Störungen am Bewegungsapparat führen können (Vorderseite, Rückseite)

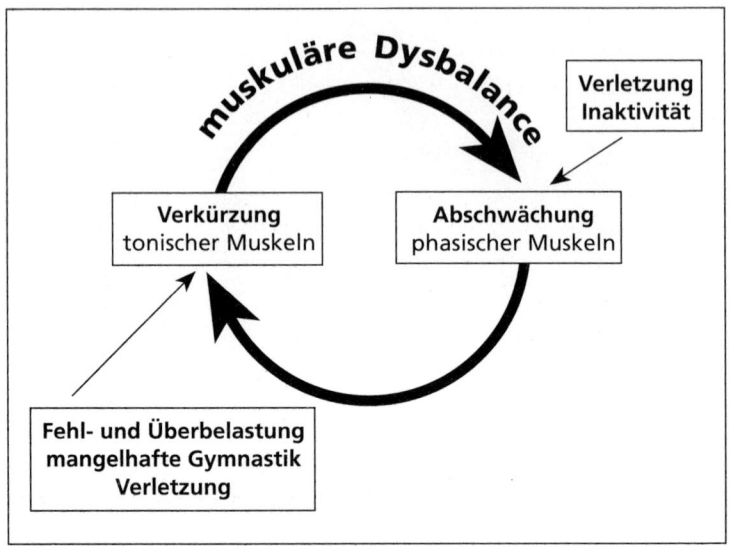

Teufelskreis muskuläre Dysbalance (nach Spring, H. u.a., 1986)

Muskuläre Dysbalancen
und ihre möglichen Wirkungen am Beispiel einer
veränderten Wirbelsäulen-Becken-Statik
Die Balance und Stabilisation des Beckens wird durch unterschiedliche am Becken angreifende Muskeln geregelt, die entsprechend ihrer Faserzusammensetzung auf Fehl- oder Mangelbelastung eher zur Verkürzung oder mehr zur Abschwächung neigen. Fehlhaltungen und -belastungen, die z. B. durch langes Sitzen in ungünstiger Haltung, durch Übergewicht, Schwangerschaft, zu hohe Schuhe usw. entstehen, führen häufig zu einer Verkürzung der Hüftbeuge- und Rückenstreckmuskulatur und zu einer Abschwächung der Hüftstreck- und der Bauchmuskulatur. Das Resultat ist eine veränderte Wirbelsäulen-Becken-Statik im Stehen, bei der das Becken nach vorne gekippt ist.

Dies bewirkt eine verstärkte Krümmung (Hyperlordosierung) der Lendenwirbelsäule und provoziert Abnutzungserscheinungen und Rückenschmerzen. Damit eine entsprechende Aufrichtung des Beckens überhaupt wieder möglich wird, muß die abgeschwächte Bauch- und Gesäßmuskulatur gekräftigt, die verkürzte Hüftbeuge- und Rückenmuskulatur gedehnt werden.

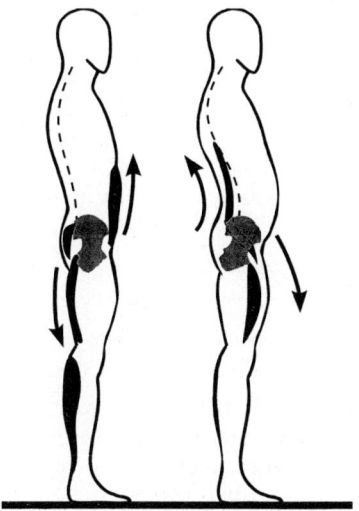

Veränderte Wirbelsäulen-Becken-Statik durch muskuläre Dysbalance

Dehnübungen

Untersuchungen von Kraft- und Freizeitsportlern zeigen immer wieder mehr oder weniger starke Einschränkungen in den Bewegungsmöglichkeiten einzelner Gelenke. Aus statischen Fehlhaltungen im Alltag, einseitigen körperlichen Belastungen oder falschem Krafttraining resultieren häufig muskuläre Verkürzungen.

Warum müssen Dehnübungen durchgeführt werden?
Ein verkürzter Muskel ist aufgrund seiner fehlenden Elastizität anfälliger für Zerrungen oder Muskelrisse. Ein Gelenk, das infolge verkürzter Muskulatur nicht voll beweglich ist, muß wesentlich höhere Belastungen auffangen als ein frei bewegliches Gelenk. Die Sehnen gut gedehnter Muskeln sind weniger von Überlastungssyndromen wie Tennisarm, Achillessehnen- oder Adduktorenbeschwerden (Fußballerleiste) betroffen. Viele Rückenbeschwerden

haben ihre Ursache in der Muskulatur des Hüftbereichs. Untersuchungen in der Schweiz und in Schweden haben gezeigt, daß nur durch Dehnung der Hüftbeugemuskulatur (hauptsächlich M. iliopsoas) bis dahin therapieresistente Rückenbeschwerden geheilt werden konnten. Ungenügend gedehnte Muskulatur behindert die Entwicklung und Ausnutzung von Kraft, Schnelligkeit und Ausdauer und durch eine verschlechterte Koordination das Erlernen neuer Bewegungsabläufe.

Vorteile des Dehnens
Gut gedehnte Muskeln und eine gute Beweglichkeit führen zu einem *verbesserten Stoffwechsel*, einem *verbesserten koordinativen Verhalten*, einer *Schonung der Gelenke* und einer *Herabsetzung des Verletzungsrisikos* von Muskeln und Bändern.

Woran erkennt man Muskelverkürzungen?
Häufig klagen Personen nach längerer Inaktivität (langem Sitzen) über ein Gefühl der Steifheit oder Müdigkeit. Verkürzte Schulter- und Nackenmuskeln verursachen oft starkes Unbehagen in diesem Bereich oder gar Kopfschmerzen. Verkürzte Rückenstrecker im Bereich der LWS führen zu Kreuzschmerzen und Beschwerden bei Bewegungen. Verkürzte Muskeln im Hüftbereich können Schmerzen in der Leistengegend und der Bauch- und Rückenregion auslösen. Eine verspannte Bein- und Fußmuskulatur verursacht neben Beschwerden auch häufig eine falsche Gehtechnik. Besonders zu beachten sind sog. Asymmetrien, bei denen sich die Muskulatur im Rechts-Links-Vergleich im Ungleichgewicht befindet.

Welche Möglichkeiten gibt es, Dehnübungen durchzuführen?
In der Übungspraxis werden verschiedene Dehntechniken angewendet, wovon zumindest die statischen Methoden dem Leser unter dem Schlagwort «*Stretching*» bekannt sind. Sie können entweder rein passiv als langgezogener «Stretch» oder unter Ausnutzung

neurophysiologischer Vorgänge mit vorheriger Anspannung der zu dehnenden Muskulatur oder durch Anspannung des Antagonisten erfolgen. Der Vorteil des Stretching liegt in dem Versuch, den Dehnreflex weitgehendst auszuschalten und durch passives Dehnen der Sehnenspindel ein Nachlassen der Muskelkontraktion zu bewirken.

- Beim *passiven statischen Dehnen* wird eine eingenommene Dehnposition ca. 15 bis 30 Sekunden gehalten. Das Dehngefühl sollte als angenehm und nicht zu stark empfunden werden. Sobald der Dehnreiz nachläßt, wird durch Verändern der Dehnposition das ursprüngliche Dehngefühl wieder aufgebaut und die Dehnung nochmals 15 bis 30 Sekunden gehalten.

- Das *aktive statische Dehnen* nutzt die Wirkung der «reziproken Hemmung», bei der durch gezieltes Anspannen einer Muskelgruppe der zu dehnende Antagonist gehemmt, entspannt und in eine entsprechende Dehnposition gebracht wird. Der Dehnvorgang entspricht dem passiven statischen Dehnen, nur daß die Dehnung nicht durch das eigene Körpergewicht oder einen Partner erfolgt, sondern aktiv ausgeführt wird. Die Dehndauer beträgt ca. 10 bis 20 Sekunden.

- Beim *Anspannungs-Entspannungs-Dehnen* (CHRS = Contract-hold-relax-stretch) wird der zu dehnende Muskel in der Dehnstellung ca. 5 bis 8 Sekunden statisch angespannt, was danach über die Reizung der Sehnenspindeln eine sogenannte postisometrische Hemmung bewirkt. Nach einer kurzen Entspannungszeit (ca. 3 Sek.) wird die zu dehnende Muskulatur wie beim passiven statischen Dehnen für ca. 15 bis 60 Sekunden weitergedehnt.

Bei allen Dehnmethoden ist auf eine sichere und stabile Ausgangsstellung zu achten. Das passive statische Dehnen ist vom Anfänger meist am einfachsten durchzuführen. Das aktive statische Dehnen ist in der Regel anstrengender, da es den Antagonisten mitkräftigt.

Es fördert aber auch die muskuläre Koordination. Das Anspannungs-Entspannungs-Dehnen ist wohl die wirkungsvollste Methode, wenn auch für einen Ungeübten nicht immer einfach durchzuführen.

Wie das Krafttraining zeigt auch das Stretching erst Wirkung, wenn es regelmäßig, d. h. 3mal die Woche für etwa 15 bis 30 Minuten betrieben wird. Dabei werden abwechselnd verschiedene, insbesondere die zur Verkürzung neigenden Muskelgruppen gedehnt. Vor dem eigentlichen Stretching sollte die Muskulatur immer durch ein kurzes Laufen, Radfahren, Hüpfen etc. aktiv aufgewärmt werden.

Dehnen nach dem Kräftigen

Oft ist zu hören, daß eine ermüdete Muskulatur zwar nicht gedehnt werden soll, daß aber nach einem Krafttraining eine Dehnung erforderlich sei – was stimmt? Nach intensiven Kontraktionen nimmt die Muskulatur nicht mehr ihre ursprüngliche Länge ein, sondern behält einen Kontraktionsrückstand, der bis zu 30 Prozent der Ruhelänge betragen kann. Speziell nach einem Krafttraining oder nach intensiven körperlichen Belastungen ist es deshalb notwendig, die beanspruchte Muskulatur auf ihre Normallänge zu dehnen, um langfristig Verkürzungen vorzubeugen. Das Stretching wird hier als Regenerationsmaßnahme (Cool-Down) mit geringer Intensität angewendet. Es hat entspannenden Charakter und fördert durch eine Mehrdurchblutung den Abbau der Stoffwechselschlacken. Bevor nach intensiver Muskelarbeit mit dem leichten Stretching begonnen wird, sollte man dem Stoffwechsel des Muskels durch leichtes Auslaufen und allgemeine Lockerung die Möglichkeit geben, sich zu normalisieren.

Wann sollte man mit Dehnübungen vorsichtig sein?

Es gibt im alltäglichen Übungsbetrieb aber auch Gründe, die gegen ein Stretching sprechen oder zumindest zur Vorsicht raten lassen.

Frisch verletzte (bei Muskelkater erst nach ca. 1 bis 3 Tagen) oder gerade geheilte Muskulatur sollte, wenn überhaupt, nur sehr vorsichtig gedehnt werden. Für chronische oder akute Gelenkinstabilitäten gilt übrigens dasselbe. Sprechen Sie bei vorliegenden Problemen am besten mit Ihrem Arzt.

Kräftigungsübungen

Spricht man von Kraft, meint man damit in der Regel die Fähigkeit, willkürlich Gegenstände zu bewegen, Widerstände zu überwinden oder ihnen entgegenzuwirken.

Aus eigener Erfahrung wissen wir, daß die Muskulatur trainierbar ist bzw. daß sie auf unterschiedliche Belastung verschieden reagiert. Helfen wir beispielsweise einem Bekannten beim Umzug, betätigen wir uns nach längerer Pause wieder intensiv sportlich oder tragen wir ein Baby stundenlang in derselben Haltung auf dem Arm, spüren wir an den darauffolgenden Tagen unsere Muskeln meist sehr deutlich. Belasten wir unsere Muskulatur weniger intensiv, dafür aber über einen längeren Zeitraum, bemerkt man häufig, daß die beanspruchten Muskelgruppen fester und kräftiger werden, manchmal sogar an Umfang zunehmen. Andererseits fängt eine Muskulatur sehr schnell an zu schwinden (sie atrophiert), wenn sie nicht oder nur unzureichend belastet wird. Das weiß jeder, der schon einmal einen Gipsverband tragen mußte. Länger andauernde Inaktivität führt zu einer strukturellen und funktionellen Veränderung der Muskulatur. Sie ist auch bei einseitigen Belastungen oder lang andauernden Über- und Fehlhaltungen festzustellen.

Damit die Muskulatur leistungsfähig bleibt, ist eine *quantitativ und qualitativ ausreichende Mindestbelastung* notwendig. Wird im Bereich der Muskelkraft niemals eine Reizschwelle von 20 bis 30 Prozent der Maximalkraft (größtmöglichste Kraftentfaltung) überschritten, resultieren daraus Funktions- und Leistungseinbüßen. Erst regelmäßiges Training bewirkt positive Anpasssungserscheinungen der Muskulatur. So kann es nach einem gezielten mehrwöchigen Kräftigungsprogramm u. a. zu der schon angesprochenen Zunahme der Muskelfaserdicke (Hypertrophie) kommen. Da die Kraftentwicklung eines Muskels primär vom Muskelfaserquerschnitt abhängt, kann eine trainierte und sich im physiologischen Gleichgewicht befindende Rumpfmuskulatur ihre Haltearbeit und damit ihre Schutzfunktion für die Wirbelsäule besser erfüllen.

Die im Lernprogramm vorgestellten Kräftigungsübungen können nach Art der Belastung in *dynamische* und *statische* Übungen untergliedert werden. Bei einer statischen Übung wird eine bestimmte Position gehalten, d. h. die Muskulatur verändert bei gleichzeitiger Spannungszunahme ihre Länge nicht, während bei einer dynamischen Übung eine oder mehrere Bewegungen hintereinander durchgeführt werden, wobei sich die Länge der Muskulatur je nach Durchführung entweder verkürzt (positiv, konzentrisch) oder verlängert (negativ, exzentrisch).

Gerade die Muskulatur untrainierter Personen reagiert auf hohe Belastungsreize eines 4- bis 8wöchigen Maximalkrafttrainings mit einer Zunahme ihrer Querschnittsfläche. Allerdings ist der anfängliche Kraftzuwachs bei Untrainierten auch darauf zurückzuführen, daß mehr Muskelfasern gleichzeitig zur Kontraktion gebracht werden können.

Das funktionsgymnastische Training sollte zu Beginn (6 bis 8 Wochen) mindestens 3- bis 5mal pro Woche durchgeführt werden, um einen Kraftzuwachs zu erreichen. Ist eine ausreichende Kraft erreicht, das heißt der Übende in der Lage, seinen Körper in jeder Ausgangsstellung zu stabilisieren, kann auf ein 2maliges Training pro Woche reduziert werden, um die erreichte Kraft zu erhalten. Da die Leistungsfähigkeit individuell sehr unterschiedlich ist, muß auf eine *exakte Anpassung der Belastungsintensitäten* geachtet werden. Bestimmen Sie selbst, wie intensiv Sie trainieren wollen.

Das Anpassen der Belastungsintensität erfolgt entweder durch Veränderung der Hebelarme oder über die Wiederholungszahl. Ein wohldosiertes Kräftigungsprogramm spielt eine außerordentlich wichtige Rolle.

Da ein «falsches Krafttraining» mit technisch falscher Ausführung von Kräftigungsübungen, häufiger Preßatmung und Überschätzung der eigenen Leistungsfähigkeit zu Fehl- oder Überbelastungen führen kann, ist dem unerfahrenen Freizeitsportler unbedingt die Teilnahme an einem präventiven Bewegungskurs anzuraten. Erfahrene Sportlehrer, Sporttherapeuten und Krankengymnasten geben individuell abgestimmte Anweisungen, Korrekturen und Dosierungshilfen, um Überlastungsschäden der Muskulatur und des passiven Bewegungsapparates zu vermeiden.

Die Entspannung

Gönnen Sie sich einmal eine kleine Lesepause und nehmen Sie sich Zeit für sich. Wann haben Sie das letzte Mal am hellichten Tag vor sich hingeträumt? Lehnen Sie sich im Stuhl zurück, schließen Sie Ihre Augen und versuchen Sie, für kurze Zeit alles um sich herum zu vergessen. Stellen Sie sich in Gedanken ein schönes Erlebnis oder einen schönen Ort vor, und lassen Sie für einige Minuten die Bilder vor Ihren Augen vorüberziehen, bevor Sie mit Ihren Gedanken wieder zurückkehren.

Spannung und Entspannung sind zwei Pole des Lebens. Nur ein gleichmäßiger Wechsel, die richtige Balance beider Pole, bedingt die Lebensfähigkeit des menschlichen Organismus. Störungen des hochdifferenzierten Gleichgewichtes, sogenannte Dysbalancen, wirken sich negativ auf den Organismus aus.

Häufig resultieren daraus Beeinträchtigungen und Befindlichkeitsstörungen wie Kopfschmerzen, Verspannungen, Anfälligkeit für Infektionskrankheiten, Herzklopfen und Herzjagen,

Krampfanfälligkeit, Magenbeschwerden, Nacken-, Schulter-, Rückenschmerzen usw.

Besonders bei der Entspannung entdecken wir den Zusammenhang zwischen Geist und Körper, Leib und Seele. Eine Entspannung unseres Körpers, unserer Muskulatur ist nicht möglich, wenn wir gleichzeitig unter psychischer Hochspannung stehen; umgekehrt läßt eine verhärtete und verspannte Muskulatur keine psychische Gelöstheit zu. Dieser Zusammenhang zwischen psychischer und physischer Entspannung gibt uns jedoch die Möglichkeit, einen der beiden Pole entspannend zu beeinflussen, wenn wir an dem jeweils anderen Pol gezielt durch eine Entspannungsmaßnahme angreifen. Aufgrund der bisherigen Beschreibung läßt sich Entspannung definieren als ein Zustand ganzheitlichen Wohlbefindens, einer physischen und psychischen Gelöstheit. Entspannung bedeutet vor allem die Fähigkeit, mit den täglich anfallenden Belastungen umgehen zu können, d.h. zwischendurch bei noch so drängenden Problemen «abschalten zu können». Entspannung schafft eine Grundlage für Wohlbefinden und Lebensfreude zur Erhaltung und Verbesserung der allgemeinen Lebensqualität. Sie fördert damit in breitem Maß Schutzfaktoren, welche die Bewältigung der auftretenden Belastungen erleichtern.

Mit der Untersuchung von Entspannungsverfahren und deren physiologischen Auswirkung wurde in diesem Jahrhundert schon recht früh begonnen. J. H. Schultz (Autogenes Training), E. Jacobson (Progressive Relaxation), J. Wolpe (Differentielle Entspannung) usw. leisteten hier Pionierarbeit. Folgende organisch-physiologische Veränderungen sind bei der Anwendung eines Entspannungsverfahrens zu beobachten:

– Durch die vielfältige Funktion unserer Skelettmuskulatur, vor allem durch die Stütz- und Haltearbeit, besitzt unsere Muskulatur im Normalzustand eine Grundspannung, den Grundtonus. Infolge von Streß, Zwangshaltungen, heftigen Erregungen usw.

ist der Grundtonus überhöht, Dysbalancen oder Dauerkontraktionen können entstehen. Entspannungsmethoden bewirken durch eine Desensibilisierung der Muskelspindeln eine *Erniedrigung des Muskeltonus*, der sogar noch unter den Grundtonus absinken kann, jedoch immer über einer lebensnotwendigen Mindestspannung bleibt.

– Generell wirkt Entspannung *stabilisierend auf die Kreislaufregulation*, was sich in einer Abnahme der Herzfrequenz und des Blutdruckes ausdrückt.

– Die Atmung wird insgesamt ruhiger. Dies äußert sich durch eine *Abnahme der Atemfrequenz, Zunahme der Atemtiefe* und eine Verlagerung der Atembewegungen in Richtung *Bauchatmung*.

– Durch die verminderte sympathische Aktivität, die auch den Tonusverlust der Muskulatur bewirkt, kommt es zu einer Erweiterung der Blutgefäße in der Peripherie. Diese *Gefäßerweiterung*, auch Vasodilatation genannt, führt zu dem Wärmegefühl, welches wir oft als Kribbeln in Händen und Beinen feststellen können. Die Wärmeentwicklung kann sogar mit geeigneten Meßinstrumenten gemessen werden und beträgt zwischen 2 und 6 Grad Celcius. Weiterhin ist eine Verringerung der Leitfähigkeit der Haut festzustellen, was wiederum Rückschlüsse auf eine Abnahme der Schweißdrüsenaktivität zuläßt.

– Jede bewußte Handlung wird über einen komplizierten Vorgang in unserem Gehirn gesteuert. Die Weiterleitung von Umweltreizen sowie deren Verarbeitung im Gehirn erfolgt dabei über elektrische Impulse, die über ein EEG (Elektoenzephalogramm) aufgezeichnet werden können. Dabei wurde festgestellt, daß Entspannung zu einer *Verringerung der Hirnstromaktivität* führt. Für den Entspannungszustand ist das Stadium kurz vor dem Einschlafen charakteristisch.

– Durch die allgemein verringerte Aktivität des Organismus kommt es zu einer *Senkung des Energieverbrauches* um bis zu 30 Prozent.

Bewirkt werden diese entspannenden Veränderungen im Organismus durch einen Teil des vegetativen Nervensystems, den man *Parasympathikus* oder auch *Vagus* nennt. Im Gegensatz dazu bereitet sein Gegenspieler, der *Sympathikus*, unseren Körper auf Belastung und Arbeit vor: Der Herzschlag wird beschleunigt, die Muskulatur aktiviert und besser durchblutet, die Atmung und der Blutdruck gesteigert. Die Wirkung von Entspannungsmethoden zeigt sich also in einer Reduzierung der sympathischen und in der Förderung der parasympathischen Aktivität.

Mit fortlaufender Entspannung zeigen sich auch zunehmend psychische und emotionale Wirkungen wie Gefühle zunehmender körperlicher und geistiger Gelöstheit, Wohlbefinden und Ausgeglichenheit, das Gefühl von Ruhe und Muße und einer Gelassenheit gegenüber Außenreizen. Sie lernen, Ihre Aufmerksamkeit zielgerichteter zu lenken und verbessern dadurch die eigene Lernfähigkeit und Gedächtnisleistung. Nach der Entspannung fühlen Sie sich erholt und haben das Gefühl von geistiger Frische, Vitalität und Lebensfreude.

Im Rahmen der Rückenschule haben Entspannungsverfahren unterschiedliche Aufgaben:

• Entspannung ist eine Möglichkeit, den Teufelskreis (circulus vitiosus) von Streß, Muskelverspannung, Befindensstörung und Schmerz zu unterbrechen. Beobachtbare Effekte nach 2- bis 3-wöchiger regelmäßiger Übungszeit sind beispielsweise ein besseres physisches und psychisches Befinden, das Gefühl innerer Ruhe, weniger muskuläre Verspannungen, weniger Einschlaf- und Durchschlafprobleme.

• Entspannung kann helfen, chronische Schmerzzustände zu lindern oder zu beseitigen. Entspannung führt durch eine Erhöhung der Schmerztoleranz zu einer Reduktion des Schmerzerlebens und zur Entwicklung der Fähigkeit, trotz Schmerzen leistungs- und genußfähig zu bleiben.

- Entspannung ermöglicht es dem Menschen, die Aufmerksamkeit nach innen zu lenken, um ablaufende psychophysische Prozesse überhaupt erst wahrnehmen zu können.

Jeder Mensch verfügt über die Fähigkeit, zu entspannen. Entspannung ist nichts Geheimnisvolles, sondern ein natürlicher Vorgang, der im Menschen tagtäglich abläuft.

Die Rückenschule – Verhaltenstraining und Bewegungslernen

Weshalb ist es so schwer, gewohnte Bewegungen zu verändern?

Zum Erlernen von Bewegungsformen wird in der Rückenschule meist das *Modell- oder Imitationslernen* verwendet, welches häufig bei Kindern und Jugendlichen zu beobachten ist. Es hat sich gezeigt, daß gerade zu Beginn eines motorischen Lernprozesses die optischen und verbalen Informationsanteile besonders wichtig sind. Der Kursteilnehmer imitiert Verhaltensweisen wie z. B. richtiges Bücken, die er vom Kursleiter oder Arzt demonstriert bekommt oder auf Videofilmen, Dias oder einer Bildtafel sieht. Durch positive Zuwendung des Kursleiters oder durch Erkennen der erfolgreichen Nachahmung der Bewegungsvorgabe im Spiegel wird die Tendenz verstärkt, das Bewegungsverhalten beizubehalten.

Wenn Sie in einem Rückenkurs oder auch zu Hause versuchen, einfache Alltagsbewegungen verändern zu wollen, werden Sie überrascht sein, wie schwer Sie sich dabei tun und wie ungewohnt Ihnen diese neuen Bewegungen vorkommen.
Weshalb ist es eigentlich so schwierig, alltägliche Bewegungsformen in ihrem Ablauf zu verändern?

Alltagsbewegungen wurden in der Regel schon jahrzehntelang nach dem gleichen Muster ausgeführt. Sie sind in «Fleisch und Blut» übergegangen und vollziehen sich weitgehend automatisch, ohne unsere bewußte Aufmerksamkeit. Die Bewegungen sind fließend, ökonomisch, d.h. sie benötigen ein Minimum an Energie und laufen auch in ermüdetem Zustand noch identisch ab. Die Aufmerksamkeit kann während der Bewegungsausführung auf andere, umgebende Faktoren gelenkt werden. *Die Bewegungen sind automatisiert.* Für die Steuerung einer automatisierten Bewegung liegt innerhalb unseres Gehirns ein genaues Muster in Form einer Bewegungsschleife vor, die dann bei dem entsprechenden Bewegungsvorgang abgerufen wird. Die Muster solcher Bewegungsstereotypen sind im Langzeitgedächtnis gespeichert.

Umlernen bedeutet jetzt das Anlegen eines ähnlichen, nahezu identischen, aber trotzdem neuen Bewegungsmusters. Da sich der Lernende beim Bewegungslernen meist an Bekanntem orientiert, besteht beim Umlernen leicht die Gefahr, wieder in einen alten Bewegungsablauf zu verfallen. Verbesserte körperliche Voraussetzungen erleichtern die Bewegungsausführung und erschweren den Rückfall in das falsche Bewegungsmuster.

Wie lernen wir neue Bewegungen?

Beim Erlernen einer vollkommen neuen Bewegung, z. B. bei den Übungen zur funktionellen Gymnastik, wird Ihnen durch optische und akkustische Informationen (Vormachen und Erklären) eine erste Bewegungsvorstellung vermittelt. Die aufgenommenen Reize werden über entsprechende Nervenbahnen in die Gehirnzentren geleitet und dort zu Bewegungsentwürfen weiterverarbeitet. Dabei werden schon bekannte und automatisierte Bewegungsmuster mitverwendet, so daß Sie sich z. B. bei der Durchführung einer komplexeren Kräftigungsübung ganz der neuen Aufgabenstellung widmen können. Durch das anschließende Üben der Bewegung erhalten Sie eine Fülle neuer Informationen (durch eigene Sinneswahrnehmung oder durch Korrekturen des Kursleiters), die in die schon vorliegenden Bewegungsmuster eingearbeitet werden. Jeder weitere Versuch baut auf den Erfahrungen auf, die Sie durch vorangegangene Versuche gesammelt haben. Ein ständiger Vergleich des im Gehirn gespeicherten, sich ebenfalls entwickelnden inneren Bewegungsmodells mit der momentan ablaufenden Bewegung führt zu einer Vervollkommnung und ist erst dann abgeschlossen, wenn zwischen beiden eine Übereinstimmung besteht.

Bis eine Bewegung oder Übung automatisiert ist, werden verschiedene Lernphasen oder -stadien durchlaufen. Zu Beginn beherrschen Sie die Bewegungsabläufe meist in einer *Grobform*, was sich in einer eckigen, unsicheren, unvollständigen und von überflüssigen Aktionen begleiteten Übungsdurchführung äußert. Ein hoher konzentrativer und energetischer Aufwand führt schnell zur Ermüdung. Der Übergang zur Phase der *Feinform* ist fließend. Der Bewegungsablauf ist jetzt flüssiger und besser koordiniert, er benötigt weniger Energie und Konzentration. Interessant ist in dieser Phase auch, daß zunehmend innere Reize (Gleichgewichtssinn, Muskel- und Bewegungssinn) bei der Informationsverarbeitung berücksichtigt werden. Als Bewegungsanweisung oder -korrektur genügen Ihnen oft nur kurze Hinweise. Im Anschluß daran folgt die *Phase der Automatisation*, die bereits beschrieben wurde.

Wie verändere ich mein Verhalten?

«Gesagt ist nicht gehört,
Gehört ist nicht verstanden,
Verstanden ist nicht einverstanden,
Einverstanden ist nicht angewandt,
Angewendet ist noch lange nicht beibehalten»
(K. Lorenz)

Der Mensch ist ein Gewohnheitstier. Veränderungen eingeschliffener Verhaltensweisen und liebgewonnener Gewohnheiten sind mit einigem Aufwand verbunden und dauern erfahrungsgemäß oft mehrere Monate. Sind Sie entschlossen, sich zukünftig rückenfreundlicher zu verhalten, sollten Sie einige «psychologische» Tips beherzigen, die nachfolgend beschrieben sind. Erwarten Sie auch keine Wunderdinge von sich selbst. Versuchen Sie zu Beginn nicht, alles auf einmal ändern zu wollen.

Wählen Sie den Weg der kleinen Schritte

Setzen Sie sich kleine, realisierbare Ziele. Überfordern Sie sich nicht, indem Sie ihre Ziele zu hoch setzen. Fassen Sie Ihre Vorsätze nur tageweise, oder begrenzen Sie sie zunächst auf einen Lebens- und Verhaltensbereich. Der Erfolg wird Sie dann zusätzlich motivieren, weiter am Ball zu bleiben.

Übung macht den Meister

Es bedarf einer langen und intensiven Übungszeit, damit Bewegungen verinnerlicht werden und ökonomisch ablaufen. Eine sehr wirkungsvolle Methode zum Erlernen, Verbessern oder Festigen eines komplexen Bewegungsablaufes ist das *mentale Training*. Es handelt sich dabei um ein intensives gedankliches Vorstellen eines Bewegungsablaufes, ohne daß dieser tatsächlich ausgeführt wird. Die Bewegung läuft bildhaft in Zeitlupe vor Ihrem geistigen Auge ab.

Veränderung beginnt im Kopf

Die Einsicht ist eine notwendige Voraussetzung zur Änderung des eigenen Verhaltens. Für den Bewußtseinsbildungs- und Entscheidungsprozeß ist es wichtig, den Sinn einer rückenfreundlichen und gesunden Lebensweise zu erkennen.

Beobachten Sie sich selbst

Auf dem Weg zur Verhaltensänderung hat sich die sogenannte Selbstbeobachtung (self monitoring) oder Selbstwahrnehmung als sehr hilfreich erwiesen. Wie oft bücken Sie sich im Alltag, ohne es bewußt wahrzunehmen? Notieren Sie einige Tage die Häufigkeit dieses Bewegungsablaufes und wie oft Sie daran gedacht haben, sich mit geradem Rücken zu bücken! Sie werden erkennen, daß sich dadurch Ihre Verhaltensweise positiv verändert. Fangen Sie am besten gleich an, sich Notizen über Ihr Verhalten zu machen. Dazu eignet sich beispielsweise ein Protokollbogen (siehe S. 46), in dem Sie die korrekte Durchführung bestimmter Verhaltensweisen markieren.

Die Selbstbeobachtung hat aber noch einen anderen Vorteil. Rükkenschule bedeutet nämlich auch eine langfristige Veränderung der Lebensgewohnheiten, nicht nur das Erlernen einzelner belastungsreduzierender Bewegungsabläufe. Wie zahlreiche Studien zeigen, führt systematische Selbstbeobachtung zu einer Verbesserung der sogenannten Compliance, d.h. der Befolgung von entsprechenden therapeutischen bzw. präventiven Maßnahmen.

Nutzen Sie feste Zeiten im Tagesablauf

Eine gute Strategie, sich den Eingewöhnungsprozeß zu erleichtern, ist es, die Aktivitäten fest in den Tagesablauf einzuplanen oder auch mit anderen Personen gemeinsam auszuprobieren. Legen Sie z. B. eine Uhrzeit für Ihre tägliche Gymnastik fest.

Selbstbeobachtungsbogen

Wochentag	Sitzen	Stehen	Bücken	Heben	Tragen	Bewe-gung	Gym-nastik
Montag							
Dienstag							
Mittwoch							
Donnerstag							
Freitag							
Samstag							
Sonntag							

Selbstbeobachtungsbogen «Sitzen»

Wochentag	Wie lange sitzen Sie?	Worauf sitzen Sie?	Bei welcher Gelegen-heit?	Welche Fehler bemerken Sie?	Wie reagieren Sie?
Montag					
Dienstag					
Mittwoch					
Donnerstag					
Freitag					
Samstag					
Sonntag					

Optimieren Sie Ihre Verhältnisse

Sie werden feststellen, daß sich schon durch eine Veränderung der äußeren Umgebung das eigene Verhalten verändern läßt. So wirkt sich allein schon das Hochstellen des Telefons auf ein Stehpult, eine erhöhte Arbeitsplatte oder eine Fensterbank positiv auf Ihr Bewegungsverhalten aus. Sie bewirken damit automatisch den dynamischen Wechsel von Stehen und Sitzen.

Werfen Sie nicht nach den ersten Schwierigkeiten das Handtuch

Geben Sie nicht schon gleich bei den ersten Schwierigkeiten Ihre guten Vorsätze auf. Resignieren Sie nicht, wenn Sie etwas nicht gleich beherrschen. Stellen Sie fest, welche Schwierigkeiten Sie daran hindern, bestimmte Verhaltensweisen durchzuführen, und überlegen Sie sich Möglichkeiten, diese Hemmnisse zu überwinden. Sie sollten auch kein schlechtes Gewissen haben, wenn Sie einmal Ihre Vorsätze nicht verwirklicht haben. Akzeptieren Sie die Tatsache und versuchen Sie es auf ein neues. Jeder neue Anfang zählt!

Benutzen Sie Erinnerungshilfen

Erinnerung ist die Voraussetzung für die Dauerhaftigkeit einer Verhaltensänderung. Das Aufhängen von Informationsmaterial, z. B. eines Rückenplakates, die Aufforderungen von Kollegen und Familienmitgliedern und die ergonomische Gestaltung des Arbeitsplatzes bieten schon im Vorfeld die Möglichkeit, das Bewegungsverhalten positiv zu beeinflussen, da diese Maßnahmen alle direkt oder indirekt auf rückengerechtes Verhalten hinweisen. Auch einfache Hilfsmittel können Ihnen zusätzlich als Erinnerungshilfe dienen. Ein kleiner roter Klebepunkt erinnert Sie z. B. immer daran, sich richtig zu bücken. Ein Massage-Igel auf dem Schreibtisch stimuliert Sie zur Massage Ihres Nackens oder Ihrer Fußsohlen.

Belohnen Sie sich selbst

Ist es Ihnen gelungen, einen guten Vorsatz in die Tat umzusetzen, haben Sie allen Grund, stolz auf sich zu sein.

Lernen Sie mit Hirn, Herz und Hand

Dahinter steht die Erkenntnis, daß Sie sich Dinge am besten dann merken können, wenn der ganze Mensch am Lernvorgang beteiligt ist. So sollten Sie beispielsweise die praktischen Übungen nicht nur lesen oder die Bilder betrachten. Probieren Sie sie selbst aus, und nehmen Sie die dabei auftretenden Empfindungen wahr.

Starten statt warten

Sollten Sie jetzt den Vorsatz gebildet haben, sich im Alltag häufiger zu bewegen, dann setzen Sie Ihren guten Vorsatz sofort in die Tat um. Verschieben Sie die Umsetzung nicht auf morgen, oder warten Sie nicht auf bessere Gelegenheiten. Nutzen Sie die Gelegenheiten des Alltags zum Üben.

Seien Sie selbst Vorbild

Versuchen Sie, Ihr «neues Verhalten» positiv nach außen zu tragen, und bringen Sie sich in ihrer sozialen Umgebung selbst als Modell ein. Ihre Kinder werden Sie nachahmen und Ihre Kollegen sie ansprechen, auch wenn sie zu Beginn vielleicht etwas lächeln.

Schärfen Sie Ihre Sinne

Den meisten Personen ist das Bewußtsein für den eigenen Körper verlorengegangen. Die Folge davon ist ein gestörtes Verhältnis zum eigenen Körper, die Fehlinterpretation körperlicher Signale und das Nichterkennen unökonomischer oder falscher Bewegungsabläufe. Lernen Sie Ihren Körper durch die im Buch beschriebenen Übungen näher kennen. Seien Sie nicht enttäuscht, wenn Sie zu Beginn nichts spüren – auch das Üben der Sinne braucht Zeit.

Die Grundlagen
der Rückenschule

Zum Innenleben des Rückens

«Die Wirbelsäule ist ein langes Ding, das den Rücken
runterläuft. Oben sitzt mein Kopf und unten ich.»
(Spruch eines Kindes)

Aufbau und Funktion der Wirbelsäule

Die Wirbelsäule als zentrales Achsenorgan des Körpers stabilisiert
einerseits die aufrechte Haltung (statische Funktion), andererseits
hat sie alle notwendigen Bewegungen wie Beugung und Streckung,
Seitneigung und Rotation zuzulassen (dynamische Funktion).
Gleichzeitig schützt sie das Rückenmark (Schutzfunktion).
Die Wirbelsäule besteht aus *24 beweglichen Bausteinen* (7 Halswirbel, 12 Brustwirbel, 5 Lendenwirbel), verbunden durch Bandscheiben, Bandstrukturen (passive Halteelemente) und Muskeln
(aktive Halteelemente). Weitere 9 bis 10 Wirbel sind im Anschluß
an die Lendenwirbelsäule zum *Kreuz- und Steißbein* zusammenge-
wachsen. Die Zahl der Wirbel ist übrigens bei allen Säugetieren,
egal ob Maus, Mensch oder Giraffe, gleich.
Durch die unterschiedliche Stellung der Wirbelgelenke in den einzelnen Abschnitten erhält die Wirbelsäule eine *(Doppel-) S-förmige
Schwingung* und kann so Belastungen, Stöße und Verwringungen
abfedern und ausgleichen. Die Krümmungen in den jeweiligen
Wirbelsäulenabschnitten heißen nach der jeweiligen Krümmungs-
richtung entweder *Lordose* (Krümmung nach vorne im Bereich
der Halswirbelsäule und der Lendenwirbelsäule) oder *Kyphose*
(Krümmung nach hinten in der Brustwirbelsäule). Eine völlig gera-

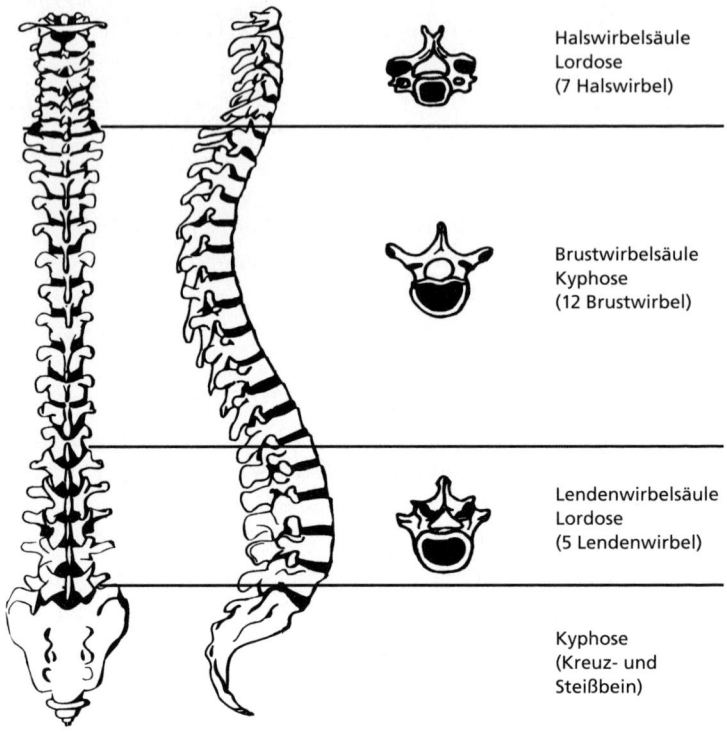

Halswirbelsäule
Lordose
(7 Halswirbel)

Brustwirbelsäule
Kyphose
(12 Brustwirbel)

Lendenwirbelsäule
Lordose
(5 Lendenwirbel)

Kyphose
(Kreuz- und
Steißbein)

Die Wirbelsäule (Ansicht von hinten, seitliche Ansicht, Aufsicht)

de oder nur einfach geschwungene Wirbelsäule würde bei gleichen Belastungen vorzeitig verschleißen oder nicht tolerierbare Kräfte auf angrenzende Strukturen wie Kopf oder Becken weiterleiten.

Der Wirbel als Bauelement

Den größten Teil des Wirbels macht der zylinderförmige Wirbelkörper aus. Entsprechend der nach unten zunehmenden Last nimmt der Wirbelkörper auch in seiner Dicke nach unten hin zu.

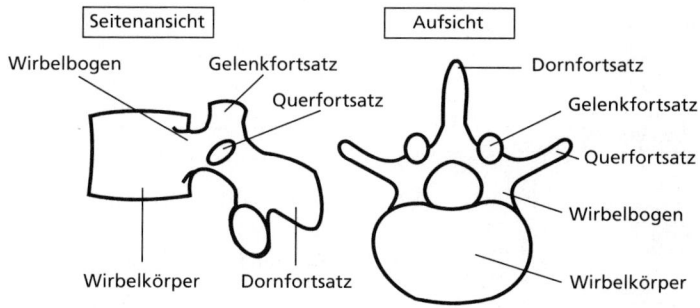

Aufbau eines Wirbels

Vom Wirbelkörper gehen zwei nach hinten gerichtete Wirbelbogen ab. Beide umschließen gemeinsam das Wirbelloch. Die Gesamtheit aller zylinderförmig übereinandergereihten Wirbellöcher bildet den Wirbelkanal. Dieser knöcherne Kanal bietet Schutz für das darin verlaufende Rückenmark . Durch die seitlich liegenden Zwischenwirbellöcher treten aus dem Wirbelkanal die Rückenmarksnerven aus. Von jedem Wirbelbogen gehen 7 Knochenfortsätze ab. Zwei seitlich liegende paarige Querfortsätze und ein nach hinten gerichteter, fühlbarer Dornfortsatz dienen als Ansatzpunkt und als Hebel für die tiefe Rückenmuskulatur («Muskelfortsätze»). Jeweils zwei obere und zwei untere Gelenkfortsätze bilden eine gelenkige Verbindung (Wirbelgelenk) zu den Gelenkfortfortsätzen des darüber- und darunterliegenden Wirbels.

Das Bewegungssegment

Eine Bandscheibe bildet mit den sie einschließenden Wirbeln und Bändern die kleinste Funktionseinheit der Wirbelsäule, das Bewegungssegment. Ein einzelnes Bewegungssegment ist nur gering beweglich (Ausnahme: «Atlas-Dreher-Gelenk»). Erst das ideale Zusammenspiel aller Bewegungssegmente ergibt die beachtliche

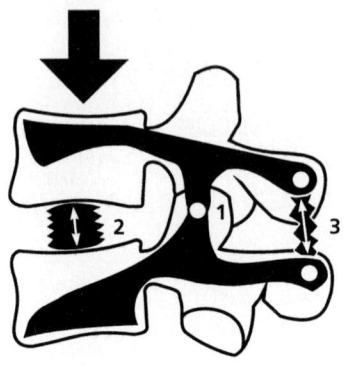

Doppelpfeilerfunktion des Bewegungssegments. (1) Wirbelgelenk, (2) Bandscheibe, (3) Rückenmuskulatur.

Wirbelsäulenbeweglichkeit. Der vordere Teil des Bewegungssegments hat eine stützende und eine gewichttragende Funktion, der hintere Abschnitt des Bewegungssegments hat eine steuernde, dynamische Funktion. Man kann sich das Bewegungssegment bildlich als Doppelpfeiler mit zwei Säulen vorstellen, die miteinander in einer Art «Wippmechanismus» funktionell in Verbindung stehen.

Die Bandscheibe

Mit Ausnahme der ersten beiden Halswirbel befinden sich zwischen den einzelnen Wirbelkörpern die Bandscheiben, die fest mit den Abschlußplatten der Wirbelkörper verwachsen sind. Zusätzlich werden sie durch ein vorderes und hinteres Längsband an den Wirbelkörpern fixiert. Die Bandscheibe besteht aus einem zwiebelschalenförmig angelegten Faserring aus Kollagenfasern, der den zentral gelegenen, weichen und sehr wasserhaltigen Gallertkern umschließt. Aufgrund seines Quelldrucks hat der Gallertkern die Funktion eines Kugellagers. Die Bandscheibe als Ganzes hält die Wirbel in einem entsprechend nötigen Abstand und wirkt gleichzeitig als Drehpunkt der Bewegung zwischen zwei benachbarten Wirbelkörpern. Der Faserring steht hingegen unter Zugspannung. Man kann sich das ganze System wie ein Wasserkissen vorstellen. Dadurch sind Bandscheiben in der Lage, als Puffer die auf die Wirbelsäule einwirkenden Stöße abzudämpfen, Druckkräfte aufzunehmen und sie gleichmäßig über die gesamte Fläche zu verteilen. Die

Qualität des Wasserkissens läßt mit den Jahren nach, wenn der Faserring kleine Risse bekommt und gleichzeitig der Innendruck des Kerns durch Wasserverlust abnimmt.

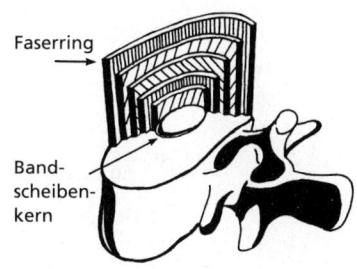

Die Ernährung der Bandscheiben erfolgt nicht über Blutgefäße, sondern durch einen Pump- und Saugmechanismus (Diffusion). Voraussetzung dafür ist ein ständiger Wechsel von Belastung und Entlastung – «*Die Bandscheibe lebt von der Bewegung*». Ähnlich einem Schwamm wird das Bandscheibengewebe durchsaftet. In entlastetem Zustand, z. B. in Rückenlage, saugt sich die Bandscheibe durch Diffusionsvorgänge voll, bei Belastung, z. B. beim Stehen oder Sitzen, gibt sie wieder Flüssigkeit an die Umgebung ab. Das ist auch der

Die Bandscheibe mit Bandscheibenkern und Faserring

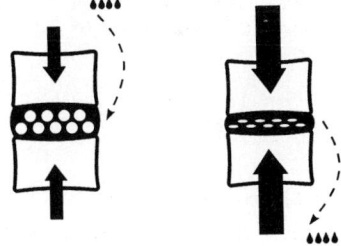

Die Bandscheibe lebt von der Bewegung

Grund, weswegen wir morgens etwa 1 cm größer sind als abends. Die Größenabnahme bei älteren Menschen und die gleichzeitig auftretenden Elastizitätseinbußen der Wirbelsäule lassen sich unter anderem durch eine verringerte Fähigkeit der Bandscheibe zur Wasseraufnahme erklären – sie trocknet aus und wird dadurch flacher.

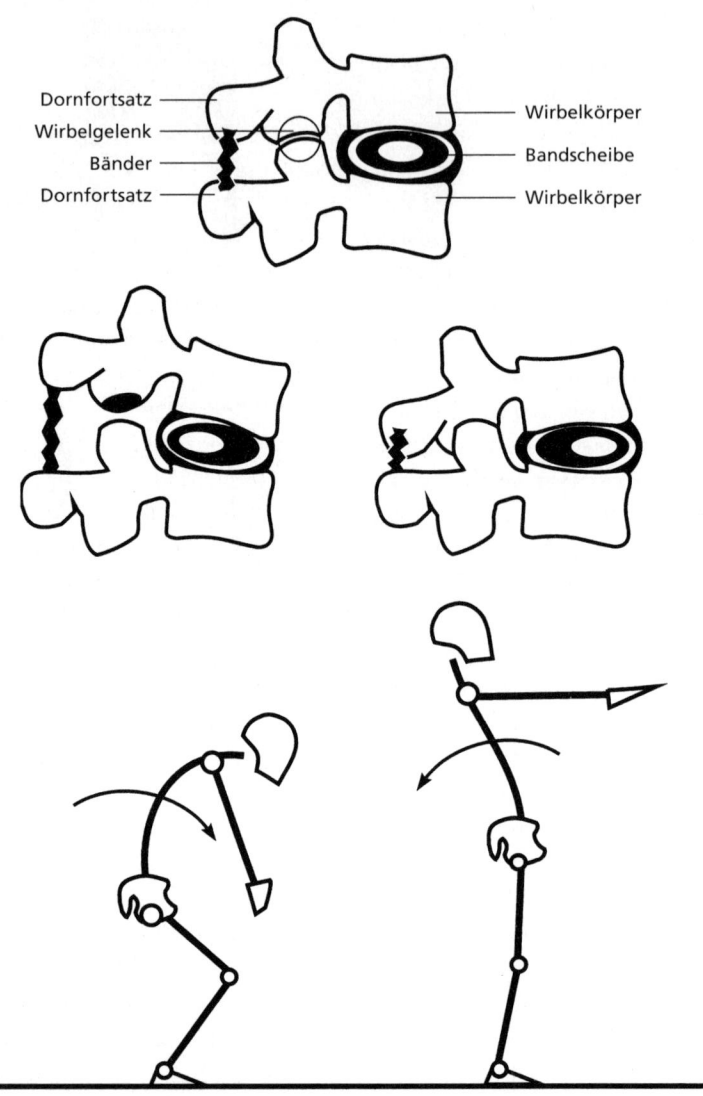

Dornfortsatz — Wirbelkörper
Wirbelgelenk — Bandscheibe
Bänder — Wirbelkörper
Dornfortsatz —

Verhalten der Bandscheibe bei Vorneigung und Rückneigung

Die Beweglichkeit
der einzelnen Wirbelsäulenabschitte

Durch die Stellung ihrer Gelenkflächen sind die Wirbelgelenke auch für die unterschiedlichen Bewegungsmöglichkeiten der einzelnen Wirbelsäulenabschnitte verantwortlich. Die Halswirbelsäule ist durch die schräge Lage der Wirbelgelenke der beweglichste Abschnitt und gestattet Bewegungen nach fast allen Seiten. Die Brustwirbelsäule ist als mittlerer Abschnitt durch die frontale Orientierung der Wirbelgelenke relativ unbeweglich und durch die Halterung des knöchernen Brustkorbes deutlich stärker fixiert.

Die Lendenwirbelsäule ist wieder beweglicher, insbesondere durch die sagittale Anordnung der Gelenkflächen für Beuge- und Streckbewegungen, weniger allerdings für Drehbewegungen.

Jedes Abweichen von der normalen Stellung der Wirbelsäule, wie beispielsweise eine übermäßige Hohlkreuzhaltung (Hyperlordose) bei längerem Stehen, bei Übergewicht oder bei häufigen Arbeiten über dem Kopf, hat zur Folge, daß die empfindlichen Gelenkstrukturen nicht mehr sanft und gleichmäßig belastet werden. Der Druck auf die Gelenkflächen nimmt zu und kann zu einer frühzeitigen Abnutzung führen. Bandstrukturen werden gleichzeitig überdehnt, was eine schmerzhafte Überbeweglichkeit einzelner Wirbelsäulensegmente zur Folge haben kann.

Die Umgebung der Wirbelsäule:
Becken, Brustkorb und Schultergürtel

Das *Becken* hat als Basis der Wirbelsäule und als Verbindungsglied zwischen Rumpf und Beinen eine besondere Bedeutung. Es verankert die Wirbelsäule, ist Ansatzpunkt vieler Muskeln und Bänder, stabilisiert den Rumpf bei Bewegungen der Beine und überträgt die Last des Rumpfes beim Gehen über die Hüftgelenke auf die Beine.

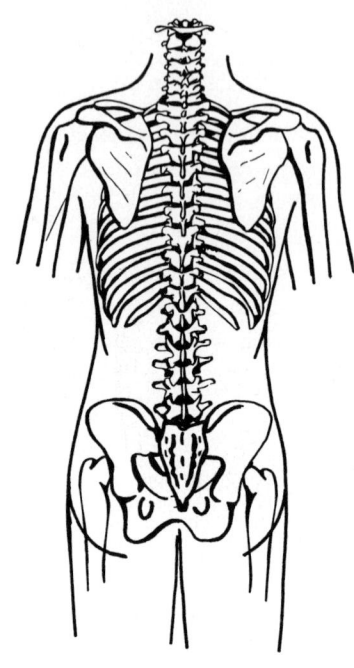

Wirbelsäule mit Becken, Brustkorb und Schultergürtel (Rückansicht)

Da sich die Bewegungen des Beckens gleichzeitig auf die Lendenwirbelsäule und die Hüftgelenke übertragen, spricht man auch von der Lenden-Becken-Hüft(LBH)-Region als funktioneller Einheit. Die Beckenstellung beeinflußt wesentlich die Form der Wirbelsäule. *Die richtige Balance des Beckens sowie der das Becken stabilisierenden Muskulatur ist die Grundlage für eine aufrechte Körperhaltung.* Der Beckenring wird gebildet aus den beiden symmetrisch gestalteten Hüftbeinen (Darmbein, Sitzbein und Schambein) und dem Kreuzbein. Die beiden Iliosakralgelenke bilden eine elastische Verbindung mit den Hüftbeinen.

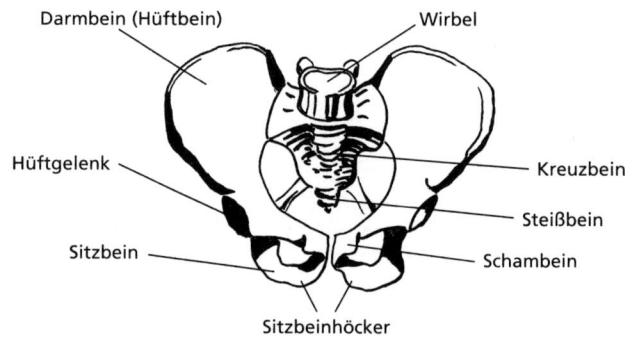

Darmbein (Hüftbein)   Wirbel

Hüftgelenk   Kreuzbein

Steißbein

Sitzbein   Schambein

Sitzbeinhöcker

Becken (Vorderansicht)

Vorne wird der Beckenring durch die Schamfuge, die sog. Symphyse, geschlossen.

Der *Brustkorb* stabilisiert den Oberkörper im Bereich der Brustwirbelsäule, schützt den Brust- und Bauchraum und unterstützt die Atmung. Er besteht aus 12 Rippen, die hinten an den Querfortsätzen der Brustwirbel ansetzen. Vorne sind die obersten Rippen über knorpelige Anteile am Brustbein befestigt, welches wiederum über das Schlüsselbein mit dem Schultergürtel in Verbindung steht.

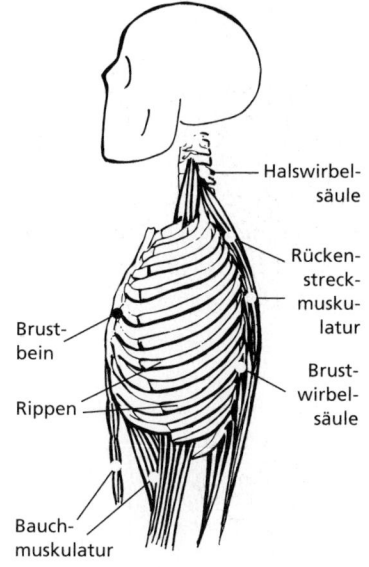

Brustkorb (Seitenansicht)

Der *Schultergürtel* ist die Verbindung zwischen Arm und Rumpf. Er wird gebildet aus den beiden Schlüsselbeinen und den Schulterblättern. Das Schlüsselbein ist gelenkig mit dem Schulterblatt und mit dem Brustbein verbunden, der Oberarm über das Schultergelenk mit dem Schulterblatt. Der ganze Schultergürtel ist von zahlreichen Muskeln umhüllt und so beweglich aufgehängt. Er sitzt leicht verschiebbar auf dem Brustkorb auf, ähnlich wie ein Reiter auf dem Pferd. Wird der Schultergürtel angehoben, verliert er seine Auflage und hängt mit seinem ganzen Gewicht an der Halswirbelsäule und dem Kopf, was für die Nackenregion eine unnötige Belastung bedeutet.

Die Muskulatur

Der passive Bewegungsapparat, mit der Wirbelsäule als Achsenorgan, ist ein Gerüst aus Knochen, Knorpel und Bindegewebe. Er besitzt eine innere, mechanische und passive Stabilität. Alleine ist er allerdings nicht in der Lage, seine Stellung zu halten oder zu verändern. Erst die Muskulatur der Wirbelsäule und angrenzender Gebiete ermöglicht eine aufrechte Haltung und die zum Leben notwendige Beweglicheit.

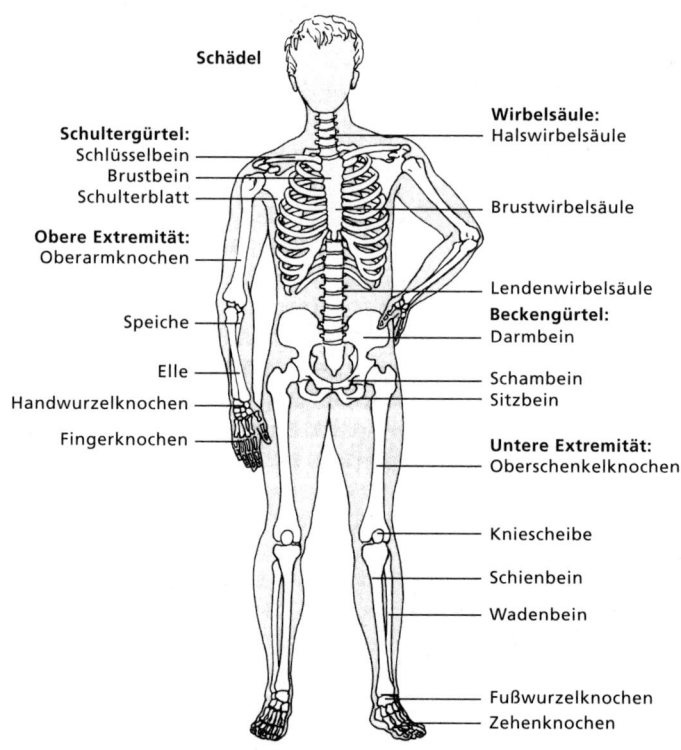

Das menschliche Skelett (Vorderansicht) (aus: Reichardt 1992)

Die Wirbelsäule kann man bildlich mit einem Schiffsmast vergleichen, der über ein Verspannungssystem (Muskulatur) senkrecht im Boden (Becken) verankert ist. Ist das Verspannungssystem im Gleichgewicht, so ist der Mast im Lot.

Wir werden uns in der nachfolgenden Kurzbeschreibung auf Muskelgruppen beschränken, die direkt die Wirbelsäulenhaltung beeinflussen und die im Praxisteil der Funktionellen

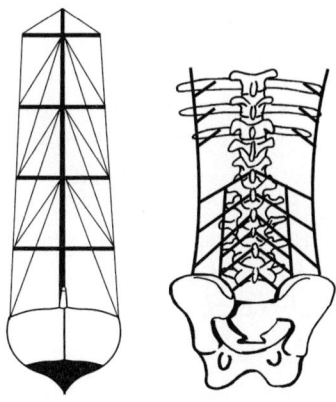

Schiffsmastmodell der Wirbelsäule

Gymnastik unter dem Stichwort «Lernprogramm» berücksichtigt sind. Da es sich hierbei nur um eine Auswahl handeln kann, wird der sich näher interessierende Leser auf Fachliteratur der «Funktionellen Anatomie» verwiesen.

Die Muskulatur des Beckengürtels und der Beine

Die *Gesäßmuskeln* (Glutealmuskulatur) haben die Aufgabe, die Hüfte zu strecken, das Becken aufzurichten (nach hinten zu kippen), es beim Gehen zu stabilisieren, die Oberschenkel nach außen

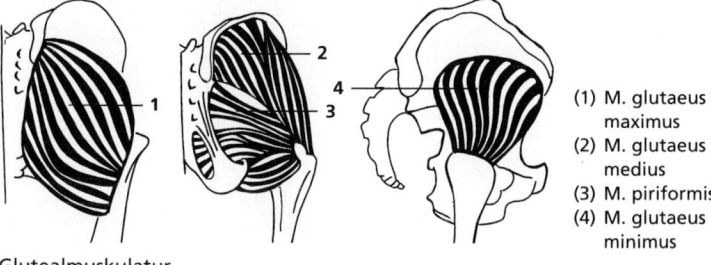

Glutealmuskulatur

(1) M. glutaeus
    maximus
(2) M. glutaeus
    medius
(3) M. piriformis
(4) M. glutaeus
    minimus

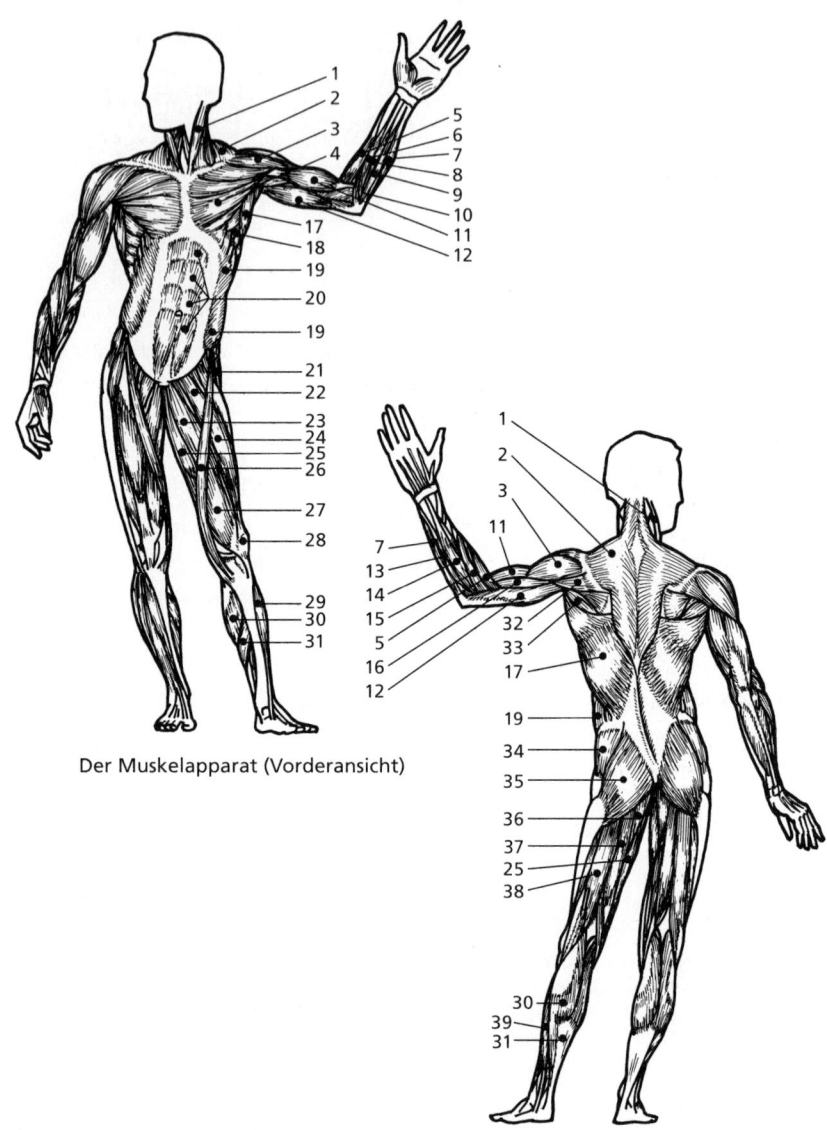

Der Muskelapparat (Vorderansicht)

Der Muskelapparat (Rückansicht)

62

1 Kopfwender
2 Kapuzenmuskel
3 Deltamuskel
4 Großer Brustmuskel
5 Oberarmspeichenmuskel
6 Radialer Handbeuger
7 Ulnarer Handbeuger
8 Langer Hohlhandmuskel
9 Fingerbeuger
10 Runder Einwärtsdreher
11 Zweiköpfiger Armmuskel
12 Dreiköpfiger Armmuskel
13 Ulnarer Handstrecker
14 Fingerstrecker
15 Langer radialer Handstrecker
16 Armbeuger
17 Breiter Rückenmuskel
18 Vorderer Sägemuskel
19 Äußerer schräger Bauchmuskel
20 Gerader Bauchmuskel
21 Schenkelbindenspanner
22 Kamm-Muskel
23 Langer Schenkelanzieher
24 Vierköpfiger Schenkelmuskel
25 Schlanker Muskel
26 Schneidermuskel
27 Innerer Schenkelmuskel
28 Kniescheibe
29 Vorderer Schienbeinmuskel
30 Zwillingswadenmuskel
31 Schollenmuskel
32 Untergrätenmuskel
33 Großer Rundmuskel
34 Mittlerer Gesäßmuskel
35 Großer Gesäßmuskel
36 Langer Schenkelanzieher
37 Halbsehnenmuskel
38 Zweiköpfiger Schenkelmuskel
39 Langer Wadenbeinmuskel
(nach Jonath, U. 1986,
Zeichnungen: Horst Jonath)

zu rotieren und abzuspreizen.

Trotz der vielfältigen Aufgaben werden sie im Alltag zu wenig beansprucht und neigen durch ihre Fasertypologie eher zur Abschwächung. Dies unterstützt eine statisch ungünstige Hohlkreuzhaltung.

Der *Lendendarmbeinmuskel* (M. iliopsoas) ist der wichtigste Hüftbeugemuskel. Neben der Stabilisierung der Lendenwirbelsäule bewirkt er das Aufrichten des Oberkörpers aus der Rückenlage und das Nach-Vorne-Beugen im Stand.

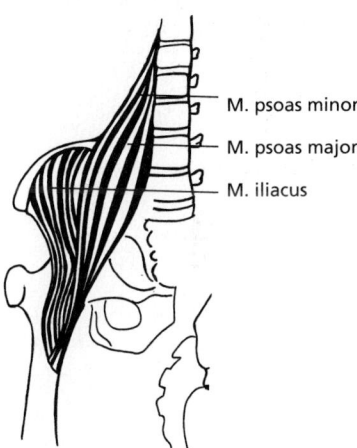

M. psoas minor

M. psoas major

M. iliacus

M. iliopsoas

Beim Gehen, Laufen, Treppensteigen usw. wird der Lendendarmbeinmuskel so weit aktiviert, daß er nicht gesondert gekräftigt werden muß. Er neigt eher zur Verkürzung und bedingt, zusammen mit einer zu schwachen Bauchmuskulatur, eine Hohlkreuzhaltung und dadurch unphysiologische Belastungen auf Bandscheiben und Wirbelgelenke.

Die bei Fußballern gefürchteten Leistenprobleme hängen oft mit einer Verkürzung der *Schenkelanzieher*, der Adduktoren, zusammen. Sie führen die abgespreizten Oberschenkel heran, drehen bei jeder Vorwärtsbewegung das Bein im Verhältnis zur Hüfte nach außen und unterstützen ab einem bestimmten Winkel (≈ 30 Grad) auch die Hüftbeugung.

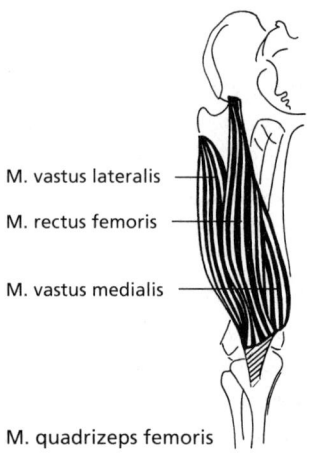

M. vastus lateralis
M. rectus femoris
M. vastus medialis
M. quadrizeps femoris

Der *vierköpfige Oberschenkelmuskel* (M. quadrizeps femoris) streckt das Bein im Kniegelenk, unterstützt die Hüftbeugung und ist für die richtige Steuerung bzw. Fixation der Kniescheibe verantwortlich. Er ist immer dann im Spiel, wenn wir gehen, joggen, springen und radfahren. Oft sorgt eine unterschiedliche Leistungsfähigkeit seiner Anteile für Knorpelerkrankungen an der Rückseite der Kniescheibe (Chrondropathia patellae).

Aus biomechanischer Sicht ist es wichtig zu erwähnen, daß tiefe Kniebeugen (Winkel zwischen Ober- und Unterschenkel ≤ 90 Grad) zusätzliche Belastungen für Kniegelenk und Knorpelstrukturen darstellen und deshalb zu vermeiden sind. Eine ausreichend starke Beinmuskulatur kann die Wirbelsäule bei Alltagsbewegungen wie z. B. beim richtigen Heben wesentlich entlasten.

An der Oberschenkelrückseite sitzt die sogenannte *Ischiocrurale Muskulatur*, die neben einer Kniebeugung und Hüftstreckung eine Drehung des Unterschenkels bei gebeugtem Knie bewirkt. Ähnlich wie der gerade Anteil des vierköpfigen Oberschenkelmuskels (M. biceps femoris) neigt auch die ischio-crurale Muskulatur zur Verkürzung, die dann wiederum Muskelzerrungen verursachen kann.

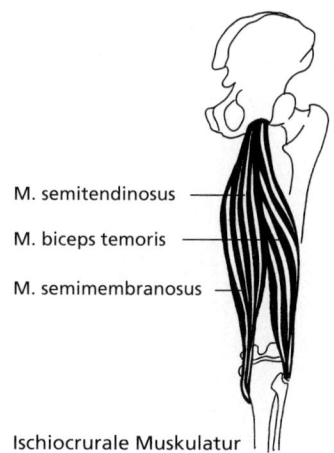

M. semitendinosus
M. biceps temoris
M. semimembranosus

Ischiocrurale Muskulatur

Das physiologische Kräfteverhältnis der Kniebeugemuskulatur zu ihrer antagonistischen Streckmuskulatur beträgt etwa 70:100, was für eine ausgewogene Dehn- und Kräftigungsgymnastik die Beachtung beider Muskelgruppen bedeutet.

Die Muskulatur des Rumpfes

Die Bauch- und Rückenmuskulatur funktioniert als Verspannungssystem des Rumpfes.

Die *Bauchmuskulatur* setzt sich aus den geraden und den tiefergelegenen schrägen Bauchmuskeln zusammen. Obwohl die Bauchmuskeln nicht direkt an der Wirbelsäule ansetzen, sondern am Brustkorb und Beckengürtel, beeinflussen sie doch entscheidend die Wirbelsäulenstellung. Die zur Abschwächung tendierenden Bauchmuskeln sind nicht nur für viele routinemäßige Alltagsbewegungen des Rumpfes wichtig, sondern sie unterstützen außerdem die Atmung, sorgen für eine aufrechte Körperhaltung, stabilisieren und rotieren den Oberkörper und neigen ihn zur Seite. Des weiteren schützen sie die Unterleibsorgane und entlasten durch die soge-

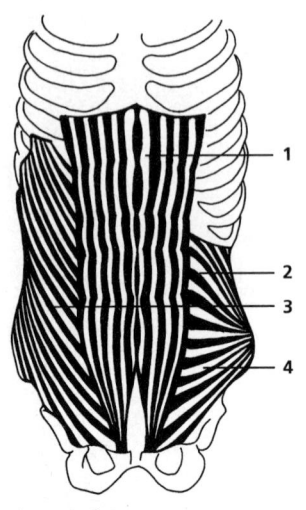

Bauchmuskulatur
(1) M. rectus abdominis
(2) M. obliquus internus abdominis
(3) M. obliquus externus abdominis
(4) M. transversus abdominis
(verdeckt)

nannte «Bauchpresse» die Bandscheiben. Als Bauchpresse wird die unwillkürliche Kontraktion sämtlicher Bauchmuskeln bezeichnet, die bei geschlossener Stimmritze den Bauchinnendruck erhöht und dadurch z.B. beim Heben schwerer Lasten den Rumpf stabilisiert. Im Verhältnis zu den Rückenstreckern (LWS) ist die Bauchmuskulatur meist zu schwach ausgeprägt. Interessant ist, daß es durch chronische Fehlhaltung trotz Abschwächung auch zu einer funktionell bedeutsamen Verkürzung der geraden Bauchmuskulatur kommen kann.

Als Gegenspieler der geraden Bauchmuskulatur interessiert zunächst die tiefe *Rückenmuskulatur* als eine Reihe von kurzen, mittellangen und langen Muskelzügen, die beiderseits entlang der Wirbelsäule vom Becken bis zum Hals verlaufen (M. erector spinae). Die kurzen Muskeln, die benachbarte Wirbel miteinander verbinden, und die mittellangen Muskeln, die an mehreren Wirbeln vorbeiziehen, dienen zur Stabilisierung, zur Streckung, zur Seitneigung und Drehung und somit der kontrollierten Feinsteuerung einzelner Wirbelsäulenabschnitte.

Der äußere Trakt der tiefen Rückenmuskulatur besteht aus längeren Muskelzügen und hat seine Funktion weniger in der Stabilisierung als vielmehr in der Bewegung des Rückens, wie Streckung,

Seitneigung und Drehung. Durch ihre überwiegende Funktion als Haltemuskulatur neigen die kurzen Rückenmuskeln häufig zur Verkürzung.

Besonders betroffen sind dabei Hals- und Lendenwirbelsäule, wobei die Verkürzung im Lendenwirbelsäulenbereich zu einer Hohlkreuzbildung beiträgt.

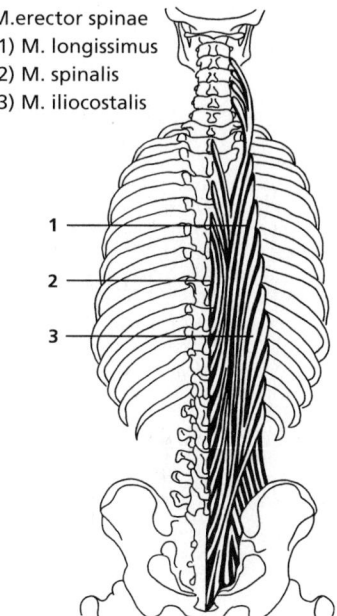

M.erector spinae
(1) M. longissimus
(2) M. spinalis
(3) M. iliocostalis

1

2

3

Die Muskulatur des Schultergürtels

Verschiedene Muskeln (Kapuzenmuskel, Rautenmuskel, Schulterblattheber), die vom Kopf, der Hals- und Brustwirbelsäule zum Schulterblatt verlaufen, heben den Schultergürtel, ziehen die Schulterblätter nach innen und stabilisieren die Halswirbelsäule.

Der große, außerordentlich kräftige *Brustmuskel* zieht von der Vorderseite des Rumpfes zum Oberarm. Er bewegt den Arm nach vorne (Schwimmen, Boxen), führt ihn seitlich heran (Tennis, Tischtennis), dreht ihn einwärts und stabilisiert das Schultergelenk. Eine häufig anzutreffende Verkürzung des Brustmuskels bei gleichzeitiger Schwäche der Rückenstrecker im BWS-Bereich und der Schulterblattfixatoren führt zu der typischen vornübergeneigten Haltung mit nach vorne gezogenen Schultern (Rundrücken).

Die Rückenschule
aus der Sicht des Orthopäden

(Dr. med. Jürgen Fischer)

Chronische Schmerzen in der Wirbelsäule stellen eine der häufigsten Gesundheitsstörungen der modernen Leistungsgesellschaft dar. Jeder zweite Europäer leidet an Rückenschmerzen. Jeder sechste Deutsche muß sich infolge Rückenschmerzen einer Behandlung unterziehen. Diesen Beschwerden vorzubeugen ist das Ziel der Rückenschule.

Die vorbeugende Behandlung, d. h. der Erhalt einer gesunden Wirbelsäule, stellt jedoch häufig mehr Wunsch als Wirklichkeit dar. Meist führen erst bestehende Wirbelsäulenbeschwerden den Patienten in die Rückenschule. Aus Kenntnis des Aufbaus und der Funktion der Wirbelsäule ist das Verstehen einer Erkrankung erst möglich.

Nicht jede Wirbelsäulenerkrankung kann durch Rückenschulung vermieden oder gebessert werden, und nicht für jeden Patienten sind Rückenschulkurse geeignet. Das Erkennen der seltenen Risikopatienten sowie die Vermeidung von übungsbedingten Belastungen setzen eingehende medizinische Kenntnisse des Rückenkursleiters sowie eine genaue Beschreibung der Beschwerdesymptomatik durch den Patienten voraus.

Erst danach kann entschieden werden, ob Rückenschule, Krankengymnastik oder ärztliche Behandlung notwendig ist oder ob aus einer Zusammenarbeit ein optimales Therapiekonzept für den Patienten erarbeitet werden kann. Orthopädisch relevante Erkrankungen sind einerseits in den Gelenken, andererseits in der Wirbelsäule denkbar.

Für das Verständnis der folgenden Ausführungen scheint es uns wichtig zu sein, teilweise einzelne anatomische Zusammenhänge kurz zu wiederholen.

Wirbelsäulenleiden

Schmerzen durch Verschleiß der Wirbel – insbesondere durch altersbedingte Minderbelastung, Schädigung und Fehlbelastungen – manifestieren sich zum einen in der Bandscheibe, zum anderen in den Wirbelbogengelenken. Dies führt zum Verlust der Beweglichkeit der Funktionseinheit und zu bewegungsabhängigen Schmerzen.

Bandscheibenschäden

Die Bandscheibe liegt als Pufferkissen zwischen zwei Wirbelkörpern. Sie besteht im Zentrum aus einem weich-elastischen Gallertkern und ist umgeben von zwiebelschalenartigen Faser- und Knorpelschichten. Der Gallertkern im Zentrum federt Druckbelastungen ab und verteilt die Druckbelastungen auf die übrige Bandscheibe, ähnlich einem Wasserbett. Je höher der Wassergehalt der Bandscheibe, desto größer ist der Quellungsdruck und um so besser können Belastungen abgefedert werden. Die Bandscheibe wird nicht durch Blutgefäße ernährt. Durch einen ständigen Wechsel von Belastung und Entlastung wird das Bandscheibengewebe durchsaftet, ähnlich einem Schwamm, der im Wasser zusammengepreßt und wieder losgelassen wird. Der Wechsel von Belastung und Entlastung ist somit unabdingbare Voraussetzung zum Erhalt der Ernährung und des Quellungsdruckes der Bandscheibe. Eine kontinuierliche Druckerhöhung durch Belastung führt zum Verlust des Wassergehaltes und zum zunehmenden Verlust der Elastizität.
Der Druck, der auf der Bandscheibe ruht, ist abhängig von der

Körperhaltung. Beim Liegen auf dem Rücken ruht auf der Bandscheibe ein Druck von 25 kg, der sich beim Stehen auf 100 kg erhöht. Beim korrekten Sitzen erhöht sich die Belastung auf 140 kg, beim Vornüberbeugen auf 250 kg. Wird ein 50 kg schwerer Gegenstand mit nach vorn geneigtem Oberkörper vom Boden aufgehoben, so müssen Belastungen der Wirbelsäule von 700 bis 800 kg in Kauf bgenommen werden. Durch ein geeignetes Bewegungsmuster kann diese Belastung auf 25 Prozent reduziert und gleichmäßig auf die gesamte Bandscheibe verteilt werden.

Momentane Belastungen der Bandscheibe sind unschädlich. Die ständige Fehlhaltung, z. B. durch eine bequeme Sitzposition mit abgerundetem Rücken, führt zu einer ungleichmäßigen Druckbelastung auf die Vorderkante der Bandscheibe. Der weiche Gallertkern im Zentrum wird nach hinten verlegt und führt zu einer Belastung der zwiebelschalenförmigen Faserkerne. Er wölbt sich in Richtung Rückenmark vor, was als Bandscheiben-Protrusio (Vorwölbung) bezeichnet wird (Abb. unten). Hält der äußere Faserring dem Belastungsdruck nicht mehr stand, so zerreißt er, wobei Teile des Gallertkerns aus dem Faserring herausgequetscht werden (Bandscheibenvorfall). Der Bandscheibenvorfall führt durch Be-

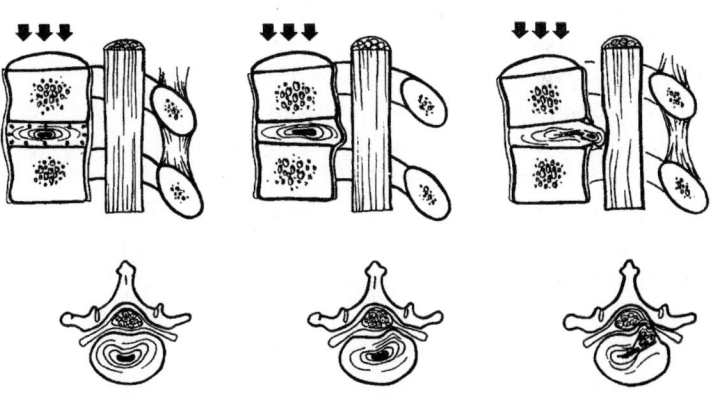

drängung des Rückenmarks oder eines Nervenbündels zu Rückenschmerzen. Diese können akut auftreten (Hexenschuß) oder schleichend zunehmenden Charakter besitzen (Lumbago).

98 Prozent aller Bandscheibenvorfälle finden sich in den letzten beiden Bewegungssegmenten zwischen 4. und 5. Lendenwirbelkörper sowie zwischen 5. Lendenwirbelkörper und dem Kreuzbein. In Abhängigkeit von der Art und Schwere der Bandscheibenschädigung treten verschiedene Symptome auf.

Bei geringer Beeinträchtigung des Rückenmarks oder der Nervenwurzel stehen meist umschriebene tiefsitzende Rückenschmerzen mit Ausstrahlung in eine oder beide Gesäßhälften im Vordergrund. Bei einer Zunahme der Bandscheibenvorwölbung kommt es zu ziehenden, in das Bein ausstrahlende Beschwerden, die sich bei Husten oder Niesen verstärken. Eine zunehmende Quetschung des Rückenmarks führt zu Störungen der Nervenfunktion, die sich in

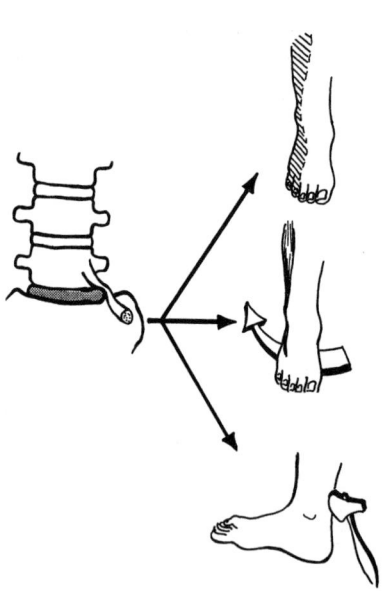

einer umschriebenen Gefühlsstörung, einem Reflexverlust oder einer Lähmung bemerkbar machen. Bei einer Schädigung der Bandscheibe kommt es zu einer Gefühlsstörung im Bereich der Unterschenkelvorderseite sowie im Fußrückenbereich. Lähmungserscheinungen zeigen sich beim Anheben der Großzehe sowie beim Gehen auf der Ferse mit angehobenem Fuß.

Bei einer Schädigung der Bandscheibe zwischen 5. Lendenwirbel und 1. Kreuzbein kommt es zu einer Gefühlsstörung im Bereich der Ober-

und Unterschenkelaußenseite, die einen Verlauf ähnlich einem Generalstreifen an den Hosen aufweist. Gleichzeitig kommt es zum Verlust des Achillessehnenreflexes sowie zu einer Störung der Fußsenkermuskeln. Der Patient kann nur eingeschränkt oder nicht mehr auf den Zehenspitzen gehen (Abb. S. 72).

Die Behandlungen sind abhängig von Art und Ausmaß der Bandscheibenschädigung. Bei leichten Störungen können durch geeignete medikamentöse und krankengymnastische Methoden eine fortschreitende Störung des Rückenmarks vermieden und die Rückenschmerzen beherrscht werden. Wichtig ist gerade bei dieser Patientengruppe ein geeignetes Alltagsverhalten (Rückenschule) zur Vermeidung zusätzlicher Spitzenbelastungen der Bandscheibe, die eine Zunahme des Krankheitsbildes verursachen.

Bei Rückenschmerzen durch eine Bandscheibenvorwölbung, die durch die o. g. Maßnahmen nicht verbessert werden können, stehen zwei Alternativen zur Verfügung. Zum einen kann durch eine Spritze in das Bandscheibenzentrum der zerstörte Gallertkern aufgelöst werden (Chemonukleolyse), zum anderen kann durch das Einbringen einer feinen Hohlnadel der zerstörte Gallertkern abgesaugt werden (perkutane Nukleotomie).

Auch bei kleineren Bandscheibenvorfällen kann durch die wenig eingreifende Behandlung der Bandscheiben-Absaugung das zerstörte Bandscheibengewebe entfernt werden, was zu schlagartiger Besserung der Beschwerden führt.

Große Bandscheibenvorfälle bedürfen einer operativen Behandlung. Hierbei wird der Bandscheibenraum freigelegt und die gesamte krankhaft veränderte Bandscheibe entfernt.

Durch keine Behandlungsform wird eine gesunde Bandscheibe hergestellt, sondern nur das krankhaft veränderte Bandscheibengewebe entfernt. Die Belastungs- und Bewegungsfähigkeit dieses Segmentes wird hierdurch dauerhaft herabgesetzt. Nach Abschluß der postoperativen Behandlungen ist eine lebenslange «Rückenhygiene» notwendig.

Wirbelgelenksarthrose

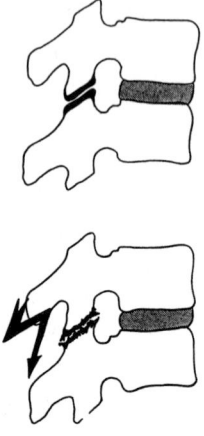

Wirbelgelenke stellen eine miniaturisierte Form der großen Gelenke an Armen und Beinen dar. Sie ermöglichen Bewegungen in bestimmten Richtungen. Während die Halswirbelsäule ausgedehnte Bewegungen in vier Richtungen erlaubt, ist in der Lendenwirbelsäule nur eine Beugung und Streckung möglich. Durch ständige Überlastung oder Fehlbelastungen erhöht sich der Druck auf den Wirbelgelenkknorpel und nutzt diesen schneller ab. Es kommt zur Entwicklung eines vorzeitigen Verschleißes (Wirbelgelenksarthrose) (Abb. links). Durch kleine Nervenmeßfühler in den Gelenken wird die Gelenkschädigung registriert und als Schmerz dem Gehirn gemeldet. Gleichzeitig wird zum Schutz des Wirbelgelenkes die Spannung der Rückenhaltemuskeln erhöht. Hierdurch wird zunächst das Wirbelgelenk entlastet und die Bewegungsbelastung der Wirbelbogengelenke eingeschränkt. Eine dauerhafte Spannungserhöhung führt jedoch zu Muskelhärten (Myogelosen), die zu den häufigsten Beschwerdeursachen im Schulter-Nacken-Bereich sowie im Bereich der Lendenwirbelsäule zählen. Die Muskulatur kann man hierbei als strangförmige Verhärtungszone tasten; sie ist meist äußerst druckschmerzhaft.

Der Spannungszustand der Muskulatur wird erheblich von der psychischen Verfassung des Menschen beeinflußt, insbesondere Streßsituationen, Alltagsprobleme sowie aggressive Verhaltensweisen erhöhen den Spannungszustand der Muskulatur und können so zu einer Verstärkung der Rückenschmerzen führen.

Zur Schmerzlinderung ist es notwendig, die gesteigerte Muskelspannung sowie Muskelhärten durch Massagen, Wärmepackungen und geeignete Medikamente zu beseitigen. Eine dauerhafte

Beschwerdeminderung kann jedoch nur durch eine verminderte Belastung, durch Vermeidung von Fehlbelastungen und durch eine Änderung der Verhaltensweisen erreicht werden (Rückenschule).

Seltene Wirbelsäulenerkrankungen

Wirbelsäulenfehlstellungen

Unter Haltungsfehlern werden alle von der Norm abweichenden Wirbelsäulenhaltungen zusammengefaßt, die vom Patienten bewußt ausgeglichen werden können. Im Gegensatz hierzu sind Wirbelsäulenfehlstellungen durch strukturelle Veränderungen verursacht. Eine Vielzahl von Erkrankungen (angeborene Wirbelsäulenfehlbildungen, Unfälle, Entzündungen, Lähmungen etc.) führen zu Wirbelsäulenverkrümmungen oder zur Änderung der harmonischen Schwingung der Wirbelsäule. Ebenso vielfältig wie die Ursachen sind die therapeutischen Möglichkeiten. Während geringe Verkrümmungen durch krankengymnastische Übungen behandelt werden, bedürfen stärkere Veränderungen der Korsettbehandlung und schwerste Formen der operativen Begradigung und Versteifung.

Eine der häufigsten Störungen der harmonischen Schwingung der Wirbelsäule manifestiert sich im jugendlichen Alter. Es kommt hierbei zu einer Zunahme der Vorwärtsneigung der Brustwirbelsäule (Morbus Scheuermann), was zu einer Formstörung – ähnlich dem im höheren Alter auftretenden Witwenbuckel – führt. Die Scheuermannsche Erkrankung wird, von Ausnahmen abgesehen, krankengymnastisch behandelt. Nur bei schweren zunehmenden Verkrümmungen wird eine korrigierende Korsetttherapie notwendig.

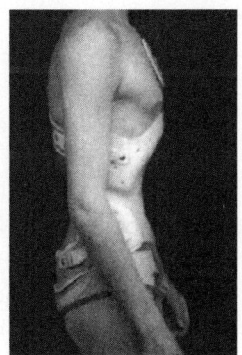

Entzündungen

Seltene Ursache von Rückenbeschwerden sind Entzündungen der Wirbelsäule. Hierbei unterscheidet man grundsätzlich eitrige, d. h. durch Bakterien bedingte und tuberkulöse Entzündungen, sowie nichteitrige Entzündungen, z. B. bei einem rheumatischen Leiden. Führendes Beschwerdesymptom ist der heftig umschriebene Rückenschmerz. Der betroffene Wirbelsäulenabschnitt ist außerordentlich erschütterungs- und klopfempfindlich. Entzündliche Erkrankungen der Wirbelsäule können innerhalb kürzester Zeit zur schweren Schädigung des statischen Aufbaus der Wirbelsäule führen und bedürfen daher meist einer intensiven stationären Behandlung. Teils wird eine operative Versteifung des Wirbelsäulenabschnittes notwendig.

Wirbelsäulenverletzungen

Insbesondere durch die zunehmende Motorisierung der Bevölkerung nimmt in den letzten Jahren die Zahl der Wirbelsäulenverletzungen zu. Bei geringen Schädigungen kommt es zur Störung des normalen Bewegungsspieles der Wirbelsäule durch Schädigung der Rückenmuskulatur sowie der Bänderstrukturen. Bei schweren Verletzungen kommt es zu Brüchen der Wirbelknochen, die in der überwiegenden Zahl der Fälle keine dauerhafte Schädigung der Wirbelsäule bedingen und unter geeigneter Behandlung folgenfrei ausheilen. Dramatische Symptome sind bei Zerstörung der Wirbelsäulenstabilität zu erwarten. Hierdurch können empfindliche Rückenmarksgewebe sowie die Nervenwurzeln geschädigt werden, was im schlimmsten Fall eine Querschnittslähmung zur Folge hat. Bei ausgeprägten Störungen der Wirbelsäulenstabilität ist eine operative Behandlung nicht zu umgehen.

Stoffwechselerkrankungen

Die Knochen des Körpers sind außerordentlich anpassungsfähig. Eine vermehrte Belastung eines Knochens führt zur Zunahme der Knochenfestigkeit. Auch die Wirbelsäulenknochen passen sich dem alltäglichen Belastungsniveau in ihrer Festigkeit an. Im jugendlichen und frühen Erwachsenenalter liegt der Gipfel der körperlichen Aktivität. Hier wird auch die größte Knochenfestigkeit gefunden. Mit zunehmendem Alter verliert der Knochen an Tragfähigkeit. Bei krankhafter Minderung der Knochendichte (Osteoporose) kann es bereits unter alltäglichen Belastungen zu Wirbelkörperbrüchen kommen.

Darüber hinaus können hormonelle Erkrankungen sowie Störungen des Vitaminhaushaltes den Knochen in seiner Tragfähigkeit beeinträchtigen. Die Patienten klagen über frühzeitige Ermüdung der Rückenmuskulatur, insbesondere gegen Nachmittag. Es bestehen meist generalisierte Skelettschmerzen. Bei einer weiteren Abnahme der Knochentragfähigkeit kommt es zu umschriebenen Wirbelkörperverformungen, die zu lokalisierten Schmerzen und zu einer Größenabnahme des Patienten führen. Gleichzeitig nimmt die Brustwirbelkrümmung zu.

Vitaminmangelerscheinungen und Hormonstörungen müssen medikamentös ausgeglichen werden. Selten werden operative Maßnahmen notwendig. Bei der wesentlich häufigeren Form des altersbedingten Knochenschwunds stehen zum einen die medikamentöse Behandlung, zum anderen jedoch die krankengymnastische Behandlung im Vordergrund. Die verminderte Belastbarkeit der Wirbelsäule zwingt den Patienten, seine Verhaltensweisen zu ändern und hierdurch eine Überbeanspruchung des Rückens zu vermeiden (Rückenschule). Er muß lernen, bei allen Körperhaltungen und Tätigkeiten des täglichen Lebens eine Überbelastung der Wirbelsäule zu vermeiden.

Die Rückenschule
bei orthopädischen Erkrankungen

Die in den Rückenschulen vorgenommene Weiterbildung des Patienten führt zu einem besseren Verständnis der Anatomie und Funktionen der Wirbelsäule. Gleichzeitig wird erlernt, welche Situationen eine Überlastung oder Fehlbelastung der Wirbelsäule bedingen. Das Rückenschulkonzept enthält ein Programm für Haltungsschulung und entsprechende Gymnastik, um eine rückenschonende Funktionsweise der Wirbelsäule zu üben und im Alltag hierdurch Überbeanspruchung der Wirbelsäule zu vermeiden. Ausgeschlossen werden sollten Patienten mit schweren Erkrankungen der Wirbelsäule. Bei folgenden Symptomen sollte vor Beginn der Rückenschule eine ärztliche Untersuchung erfolgen:

1. Rückenschmerzen, die in ein Bein ausstrahlen und sich beim Husten oder Niesen verstärken.

2. Gefühlsstörungen, Taubheitsgefühle oder Kribbeln im Bein sowie Störungen der Muskelfunktionen.

3. Heftige Erschütterungschmerzen der Wirbelsäule.

4. Nach Operation im Bereich des Hüft- und Kniegelenkes, insbesondere nach künstlichen Gelenken, ist zuvor das Einverständnis des behandelnden Arztes notwendig.

5. Nach Bandscheibenoperationen sind minimale Schonzeiten einzuhalten:
   - Nach operativen Bandscheibenentfernungen (Nukleotomien) sollte nicht vor Ablauf von 12 Wochen nach der Operation an einem Rückenschulkurs teilgenommen werden.
   - Nach Bandscheiben-Absaugung (perkutaner Nukleotomie oder transkutaner Nukleotomie) ist eine Karenzzeit von mindestens 6 Wochen einzuhalten.
   - Nach Auflösung der Bandscheibe (Chemonukleolyse) sollte nicht vor Ablauf von 4 Wochen nach der Injektion an einem Rückenschulkurs teilgenommen werden.

Zu betonen ist, daß es sich hierbei um Mindestzeiten handelt und daß in Zweifelsfällen der behandelnde Arzt zu Rate zu ziehen ist. Bei den übrigen, oben angeführten Erkrankungen stellt die Rückenschule eine ausgezeichnete Möglichkeit dar, um Belastungen der Wirbelsäule zu reduzieren und damit krankheitsbedingte Beschwerden zu verringern. Je nach Krankheitsstadium ist die Rückenschule als Ergänzung der ärztlichen oder krankengymnastischen Therapie oder als ausschließliche Behandlung von Beschwerden denkbar.

Ideal wäre die Abstimmung eines individuellen patientenbezogenen Therapiekonzeptes zwischen Arzt, Krankengymnast und Rückenschulleiter.

Die Rückenschule
aus der Sicht des Psychologen
(Prof. Dr. Hans Steiner)

Auf der Suche nach der Ursache von Rückenschmerzen werden heute neben den vererbten, somatischen, physischen Schwächen vor allem veränderte Bewegungs- und Belastungsfaktoren genannt, die sich aus einer veränderten zivilisatorischen Umwelt heraus entwickelt haben: Einseitiges Dauersitzen oder -stehen, Zwangshaltungen am Arbeitsplatz, Bewegungsmangel, einseitige Verrichtungen usw. werden als Ausgangspunkt für die Entstehung von rückenschädigenden Verhaltensweisen genannt. Die unmittelbaren, physischen Auswirkungen auf die Wirbelsäule werden in den meisten orthopädischen Fachbeiträgen an erster Stelle genannt. Daneben allerdings ist nicht zu übersehen, daß auch psychologische bzw. psychosomatische Einflußfaktoren in hohem Maße mitverantwortlich sind. Unter psychosomatischen Beschwerden verstehen wir real empfundene organische Schmerzen, deren Verursachung allerdings primär im psychologischen Bereich gesehen wird (Beispiel: Ärger, der zu Kopfschmerzen führt).
Hierzu einige Beispiele:
In einer Untersuchung von Peseschkian und Eichler[1] (1984/85) an 100 Rückenpatienten einer orthopädischen Klinik wurde festgestellt, daß
– 62 Prozent der Patienten ein überdurchschnittliches Leistungsbewußtsein aufwiesen,
– 62 Prozent sich häufig verkrampft fühlten,

[1] Eichler, J.: Psyche und Kreuz. In «Die Säule» Nr. 1/1989, S. 10 – 12.

- 71 Prozent angaben, ihre Schwäche nicht vor anderen Menschen zeigen zu können,
- 66 Prozent sich als «hart im Nehmen» bezeichneten,
- nur 11 Prozent einer schweren körperlichen und 29 Prozent einer stehenden Tätigkeit mit stärkerer Belastung nachgingen.

Die Ergebnisse, so Eichler, lassen «eine starke Einseitigkeit, insbesondere für den Bereich der Leistung», erkennen. Auffallend auch der schwache Bezug zur körperlichen Belastung, der auch in vielen anderen Untersuchungen festgestellt wurde. Dagegen werden vornehmlich Arbeiten im Sitzen und Tätigkeiten mit Haltungskonstanz in ungünstiger Position aufgeführt.

Der bei Eichler gezeigte Zusammenhang zeichnet ein Bild des von Rückenschmerzen geplagten modernen Arbeitsmenschen, welches gekennzeichnet ist von übermäßigem Arbeitseifer, Ruhelosigkeit, ständigem Aktivsein, mangelnder Genußfähigkeit, Unsicherheit, Angewiesenheit auf Lob und Anerkennung usw.

Offensichtlich sind es die psychischen Belastungen, häufig zum Stichwort «Streß» zusammengefaßt, die in einem mittelbaren Zusammenhang zum Vorhandensein von Rückenschmerzen stehen. Im psychischen Bereich sind sie gekennzeichnet von Faktoren wie Leistungs- und Erfolgsdruck, Angst vor Fehlern und Versagen bis hin zu existenziellen Bedrohungen; aber auch sozialen Spannungen, Konflikten oder Konkurrenzsituationen am Arbeitsplatz. Der negative Dauerstreß führt oftmals zu einer sukzessiven Veränderung der Persönlichkeit, die gekennzeichnet ist von Ängsten und Depressionen.

Vor allem depressive Neigungen gehen in hohem Maße mit Krankheiten und Beschwerden im Bereich der oberen Wirbelsäule einher. Von allen beteiligten Muskelgruppen reagiert offensichtlich der Trapezmuskel am stärksten auf psychische Zustände. Er wird als einer der wichtigsten «psychischen Erfolgsmuskeln» bezeichnet. Gebärden des Schauderns, Kopfeinziehens, Achselzuckens usw. unterliegen seiner Funktion.

Auch Herzangstgefühle, so die Verfasser, welche sich häufig in Beklemmungsgefühlen in der Brust äußern, weisen auf schmerzhafte Ausstrahlungen in der Brust hin. Häufige Blockierungen in den zwei Halswirbeln weisen darauf hin. Bereits im Kindesalter können psychische Leistungsbeanspruchungen zu Spannungskopfschmerzen führen: Über die Hälfte der 16 Sänger eines Wiener Knabenchores litt unter dem genannten Syndrom, vergleichsweise zu nur einem Betroffenen einer Vergleichsgruppe. Nicht das Leistungsstreben der Kinder, sondern auch der Ehrgeiz der Eltern, verschärft durch ein strenges Auslesesystem, werden dafür verantwortlich gemacht.

Überforderung

Wie aber läßt sich eine unmittelbare Verbindung von Psyche und lokalen, physiologisch nachweisbaren Schmerzen herstellen?
Eine Deutung ergibt sich aus den verschiedenen Wirkungen außergewöhnlicher Spannungszustände der Muskulatur, die aufgrund psychischer Belastung entstehen:
«Durch die ständigen inneren Spannungen und Verkrampfungen (‹sich zurücknehmen›, ‹keine Schwäche zeigen›) kann von einem chronischen Ruhetonus der Muskulatur ausgegangen werden, der zu einem erhöhten Druck auf die Bandscheiben führt und somit als Disposition für das Bandscheibenleiden angesehen werden kann», so Eichler.

Genauer betrachtet sind es verschiedene Auswirkungen des Dauerdrucks, die sich in ihrer Gesamtheit sowohl in leichteren Schmerzen summieren als auch für die massiven Erkrankungen verantwortlich gemacht werden können:
1. eine mangelnde Durchblutung aufgrund der erhöhten Spannungszustände der Rückenmuskulatur und, daraus abgeleitet,

2. Müdigkeits- und Schwächezustände, die zu einem diffusen, oft andauernden Unwohlsein im Rücken führen,

3. besondere muskuläre Verhärtungen im Übergangsbereich zwischen Lenden- und Kreuzbeinwirbel, die leicht Schmerzen hervorrufen,

4. Einschränkungen der osmotischen Stoffwechselversorgung der Bandscheibe durch Dauerdruck und damit die Gefahr der Verengung der Zwischenwirbelräume bzw. des Einquetschens von Nervensträngen, die seitlich aus den Wirbeln austreten (Ischiasbeschwerden).

Die auch bei Ischiasbeschwerden häufig zu beobachtenden Begleiterscheinungen wie abnorme Ermüdbarkeit, Schweregefühl, Durchblutungsstörungen und Störungen der Hauttemperatur werden unter anderem auf die «intime» Verbindung des sympathischen Grenzstrangs mit dem dorsalen Spinalnerv im Rückenmark zurückgeführt. Der Sympathikus ist bekanntermaßen für die Aktivierungs- und Hemmungsvorgänge annähernd aller inneren Organe zuständig. Sein «Sitz» ist im Rückenmark, wobei die einzelnen Nervenstränge jeweils zwischen den Wirbeln austreten. Er wird auch der Leistungsnerv genannt, da er für die rasche Mobilisierung von Energie im Körper sorgt, wenn eine entsprechende Aufgabe ansteht bzw. Situation zu bewältigen ist: beispielsweise durch Freisetzen der Streßhormone Adrenalin und Noradrenalin, die wiederum Einfluß auf muskuläre Spannungs- und Entspannungszustände haben.

Unterforderung

Doch nicht nur ein Übermaß an Spannung und Druck führt zu schmerzhaften oder degenerativen Veränderungen im Bereich der Wirbelsäule, sondern auch das entsprechende Untermaß. Auch die Ursachen können in denselben gesellschaftlichen Veränderungen bzw. in den täglichen Anforderungen des Arbeits- und Privatlebens gesucht werden. Dort etwa, wo Angst und Druck nicht Auflehnung und Aggression erzeugt, sondern Hemmung, Resignation oder Regression. Auf die Gefühls- oder vegetative Ebene übertragen, dominiert bei jenem Menschentyp eine regressive Grundhaltung, die gekennzeichnet ist von Passivität und damit Spannungslosigkeit. Kein Wunder, wird er doch ohnehin von unserer technisierten Umwelt mehr und mehr in dieses Verhaltensmuster gedrängt. Im Bewegungsbereich ist dies nahezu perfekt: Beinahe jede körperliche Arbeit wird von der Maschine, jeder Weg zu Fuß vom Auto, jedes Treppensteigen vom Fahrstuhl abgenommen. Die daraus entstehenden gesundheitlichen Risiken sind bei weitem nicht geringer geworden – im Gegenteil! Sie benötigen schlechtestenfalls mehr Zeit, um sich in den Organismus einzuschleichen, ihn zunächst zu schwächen, um dann die eigentliche Attacke der Zerstörung zu beginnen. Am Rücken wird es deutlich, denn auch eine zu geringe Spannung, ein zu schwacher Druck

– führt zu einer schwachen Durchblutung der gesamten Muskulatur,
– läßt die Muskeln ermüden und erschlaffen,
– destabilisiert die physiologisch richtige Schwingung des Rückgrates, führt damit zu Fehlstellungen der Wirbelkörper und deren Folgeerkrankungen,
– verhindert das für die Versorgung der Bandscheibe notwendige «schwammartige» Zusammenpressen.

Im schlimmsten Fall greifen Überforderung und Unterforderung ineinander: hier die psychische Überreiztheit, da der völlige Bewegungsmangel. Sie befruchten sich wechselseitig. Die verschiedenen Gefühle und Stimmungsbilder, die daraus entspringen, werden typischerweise mit Betäubungsstrategien bekämpft. Vermehrtes Essen und Trinken, Nikotin und Alkohol tun dann ein übriges, um die Belastung auf den Körper und den Rücken durch Übergewicht zu vermehren.

Rückenschmerz –
ein ganzheitliches Problem

Unterschiedliche Veröffentlichungen sprechen von unterschiedlichen Zahlen. Ob es jedoch 15 oder 20 Millionen Erwachsene sind, die unter Rückenschmerzen leiden, ist von sekundärer Bedeutung. Tatsache ist, daß wir gut beraten sind, sie als Symptom für eine ganze Verkettung von Mißverhältnissen zu begreifen: Der Rücken ist die Schwachstelle, die uns am frühesten und auch am nachhaltigsten auf die Störungen in unserer Verhaltenskette aufmerksam macht! Durch Schmerzen, die anfangs als unbequem, dann verstärkt störend und schließlich als stark belastend empfunden werden.

Der Rücken prägt die Haltung eines Menschen. Doch Haltung ist mehr als eine statische Größe. Sie ist der wahrnehmbare Ausdruck des Inneren eines Menschen. Haltung ist das Ergebnis eines vitalen Gesamtprogrammes, welchem die Aufgabe zukommt, den gesamten Organismus aufrecht zu erhalten, im physischen und psychischen Sinne. Ihr obliegt einer Haltefunktion, in der sie nicht nur auf die Festigkeit der Knochen-, Sehnen- und Muskelstruktur, sondern auch auf die innere Spannungsfähigkeit und das Selbstbewußtsein des Menschen angewiesen ist. Wie schwer ist es oft für ihn, sich trotz existentieller Sorgen aufrecht, offen und optimistisch zu halten oder sich nach Schicksalsschlägen wieder aufzurichten. Ihr obliegt auch eine Ausgleichsfunktion, in der sie elastische Eigenschaften benötigt, um Unebenheiten zu schlucken und mit Beweglichkeit den Anforderungen des Alltags zu begegnen.

In dem polaren Wechselbezug von Stütze und Ausgleich spiegelt sich das Regelprinzip der biologischen Dynamik wider: Spannung und Entspannung wechseln sich ab wie Belastung und Entlastung, Anstrengung und Erholung – immer im engen Kontakt mit den Anforderungen von außen und den Möglichkeiten des Innern, diesen Wechsel aufrechtzuerhalten. Der Rücken signalisiert uns in seiner Haltung die Antwort, ob er bereit ist, den Befehlen zu gehorchen oder sie zu verweigern, ob er sich mit Angst, mit Widerwillen oder bereitwillig beugt, ob er sich auflehnt oder verweigert.

Wie wir ihn dabei am pfleglichsten zu behandeln haben, läßt sich am eindrucksvollsten an der Versorgungs- und Zustandslage der Bandscheibe bemessen. Denn gerade sie verdeutlicht das dynamische Regelprinzip und seine Grenzen. Wird sie unter zu starken oder Dauerdruck gestellt, so bricht sie, ermüdet oder zeigt Verschleiß. Bleibt sie aber in einem ausgewogenen Wechselverhältnis von Druck und Entlastung, so ist sie in der Lage, dem Rücken und somit dem ganzen Menschen Festigkeit und Beweglichkeit zugleich zu erhalten – bis ins hohe Alter hinein.

Bewegung und Entspannung

Bewegungsarmut und körperliche Trägheit auf der einen, psychische Überreiztheit auf der anderen Seite wurden als die beiden zentralen Ursachen für das symptomatische Entstehen der Rückenschmerzen genannt. Sie sind die beiden Pole im Teufelskreis, der sich über die Zeit hinweg zur Teufelsspirale entwickeln kann. Wenn wir nach Möglichkeiten suchen, Rückenschmerzen zu mildern oder gar zu beseitigen, so kommt es in erster Linie darauf an, den Kreislauf zu unterbrechen. Die traditionellen Methoden: Krankengymnastik auf der Bewegungs-, autogenes Training auf der Entspannungsseite. Gelegentlich auch Massagen, Einreibemittel, Spritzen und Tabletten. Meist wendet man sich einer Methode oder einer Spezialbehandlung zu. Dort, wo definitive Krankheitsbilder vorliegen, sollte der Weg zum Arzt und zur Heilbehandlung beschritten werden. Dort aber, wo der Mensch sich noch im Stadium relativ harmloser Beschwerden befindet, können die eigenen, natürlichen Ressourcen genutzt werden, zumindest um Schlimmeres zu verhindern.

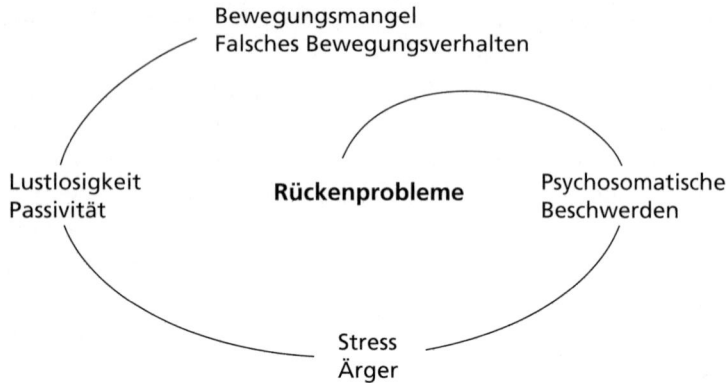

Bewegungsmangel
Falsches Bewegungsverhalten

Lustlosigkeit   **Rückenprobleme**   Psychosomatische
Passivität   Beschwerden

Stress
Ärger

Beispiel: Entwicklungsspirale «Rückenschmerz»

Unser methodischer Ansatz bezieht sich auf diesen Grundansatz. Um den Teufelskreis zu unterbrechen, greift er daher auf Verhaltensweisen zurück, welche

1. die Energien des Organismus selbst mobilisieren und neu regulieren (nicht von außen zugeführt),
2. die Selbstverantwortung und damit das eigene Verhalten und Üben in den Vordergrund stellen,
3. einen möglichst ganzheitlichen Ansatz verfolgen, auch innerhalb der Teilbereiche (Bewegung, Entspannung) möglichst den ganzen Menschen ansprechen – mit Gefühl und Verstand, individuell und in der Gruppe usw.,
4. immer die Verbindung zur Außenwelt, sprich: tägliche Anwendbarkeit des Geübten, berücksichtigen.

Für die Gestaltung eines Bewegungsangebotes muß dies zur Folge haben, daß Übungen danach ausgewählt sind, von dem Betroffenen selbständig und möglichst zu Hause oder in anderen «Alltagssituationen» angewendet werden zu können.

Neben den zentralen Funktionen der Übungen, z. B. Kräftigung oder Dehnung bestimmter Muskelgruppen, sollten sie Elemente enthalten, die den Menschen «öffnen» für andere Bereiche seines Körpers (Arme, Beine), z. B. über neue Bewegungsarten (Sport), über seine natürliche Umgebung (Natur, Wasser) oder über andere Menschen (Gymnastikgruppe). Sie sollten neue oder längst verschüttete sensorische Erlebnisse und Wahrnehmungen erwecken, die zur Verbesserung der gesamten vitalen Grundstimmung führen – etwa über Bewegungsspiele in der Rückenschule, die meist mit viel Lachen, Zurufen und spontanen Äußerungen einhergehen.

Für den Entspannungsteil entstehen Konsequenzen, die verdeutlichen, daß mit Entspannung mehr zu erreichen ist als die Rückenmuskulatur zu entkrampfen und zu lösen.

Zum ersten verfügen wir über sehr unterschiedliche organische Zugänge, uns zu entspannen:

In der Rückenschule sollten stets die muskulären Zugänge bzw. Ansätze im Vordergrund stehen. Daneben aber lassen sich beispielsweise die Sinnesorgane in exzellenter Weise miteinbeziehen: das Gehör durch Entspannungsmusik, die taktilen Empfindungen durch Bewegungsmassagen (Tennisball, Klopfmassagen), das Auge durch eine beruhigende farbliche Umgebung usw. Auch die entspannende Atmung kann eigenständig eingesetzt werden oder eine muskuläre Entspannung vertiefend ergänzen.

Zum zweiten sollte die Entspannung zur Veränderung einer inneren Grundhaltung führen. Dazu muß sie zunächst Erlebnisse in der Rückenschule vermitteln, die wir im Sinne eines vertieften Entspannungszustands verstehen wollen. Es hat zum Ziel, nicht nur den Körper, sondern auch das Denken und Fühlen in ruhige Bahnen zu lenken. Es soll eine andere Qualität beinhalten, die aus dem Körper ins Erleben und dann ins Bewußtsein dringt (und von dort wieder zurück): Ruhe als Inbegriff eines ganzheitlichen, d. h. körperlichen und seelischen Wohlbefindens in der Phase der Entspannung. Die Bereitschaft zu Verhaltenskonsequenzen erhöht sich in dem Maße, wie diese Situationen dazu anregen, das tägliche, oft von Aktivismus und Streß geprägte Verhalten auf seine gesundheitlichen Konsequenzen zu überdenken und zu überprüfen. Die Entspannungssituation bietet aber nicht nur Anlaß und Anregung, sie bietet auch den praktischen Vergleich zwischen der gewohnten Anspannung und der möglichen Entspannung.

In der realen Anwendung versprechen beide Konzepte, Bewegung und Entspannung, Erfolg.

In der WAGUS-Konzeption jedoch, deren Idee bei der Entwicklung der Karlsruher Rückenschule mit berücksichtigt wurde, kommen sie gemeinsam zur Anwendung – analog der Polarität von Bewegungsmangel und psychischer Überreiztheit, die für die Entstehung von Rückenschmerzen verantwortlich gemacht wird.

Für den Aufbau des Programms bedeutet dies, daß Bewegung und Entspannung in eine komplementäre Beziehung gesetzt werden. Jedes Element besitzt seine funktionale Eigenständigkeit, ergänzt aber jeweils den Gegenpol zum übergeordneten Ganzen.

Gehen wir modellhaft von einer verspannten Muskulatur aus, so läßt sich das Prinzip leicht erklären: Ein verspannter Muskel ist gekennzeichnet von einem hohen Dauertonus. Das heißt, er wird durch ständige Nervenimpulse daran gehindert, sich zu lösen (d. h. zu strecken). Mit andere Worten: Der Bewegungsspielraum ist eingeschränkt, die Bewegungsamplituden sind entsprechend flach.

Das Prinzip der Dynamisierung durch Bewegung und Entspannung beruht auf dem Ziel, den Dauertonus «aufzubrechen». In der Bewegungspraxis kann dies beispielsweise erfolgen, indem ein Muskel erst kontrahiert und dann gedehnt bzw. gestreckt wird (Stretching nach Anderson). Auch bei einem Bewegungsschwung (Bein- oder Armschwingen) wird dieses Prinzip deutlich.

Da ein Dauertonus aber auch von psychische Zuständen, z. B. Angst, oder psychosomatischen Beschwerden, z. B. Schmerzen, abhängig ist, liegt es nahe, auch im psychischen Bereich der Entspannung anzusetzen. Jede Form geistiger Entspannung zeigt daher auch muskuläre Auswirkungen (s. autogenes Training).

Das ganzheitlich angelegte Bewegungs- und Entspannungskonzept zeigt zudem synergetische Effekte, denn durch Spaß und Spiel im Bewegungsprogramm werden ebenso Verkrampfungen und Verspannungen gelöst wie durch Rhythmus und Schwung. Dabei werden Ängste und Hemmungen im Umgang mit dem eigenen Körper und anderen Personen ab- und Selbstbewußtsein aufgebaut.

Das Umgehen
mit Rückenschmerzen

Wer unter Rückenschmerzen leidet, erinnert sich oftmals recht deutlich an die Zeit, als zum erstenmal ein deutliches Ziehen, ein dumpfer oder konkreter Schmerz im Kreuz auftrat. Oft steht dieses Ereignis auch im Zusammenhang mit einer bestimmten körperlichen Betätigung: bei der Gartenarbeit, beim Hausbau oder einem Umzug. Schmerzen im Nacken werden häufig zuerst als Kopfschmerzen identifiziert, bis die genaue Quelle lokalisiert wird. Man könnte in solchen Fällen von einem Initialerlebnis reden. Doch selten entsteht daraus eine Initialzündung, die zum Handeln führt.

Eine gängige Ursache findet sich in der Einstellung, daß Rückenschmerzen heute als eine gängige Begleiterscheinung, als ein notwendiges Übel im Alltag betrachtet und toleriert werden. Eine zweite geht auf die Ansicht zurück, daß die Schmerzbehandlung eine medizinische Aufgabe sei, die spätestens mit dem Arztbesuch einsetzt. Eine dritte ist zweifellos die menschliche Schwäche der Bequemlichkeit. Und letztlich spielt auch das mangelnde Wissen über die komplexen Wechselbeziehungen von Rückenschmerzen und Alltags- bzw. Berufsverhalten sowie die praktischen Möglichkeiten, ihnen entgegenzusteuern, eine Rolle.

Sind die Voraussetzungen gegeben, an einer Rückenschule teilzunehmen, so kommt es in erster Linie darauf an, den ersten Schritt zu tun. In der Regel ist er der entscheidende, der zweite und die nachfolgenden Schritte ergeben sich dann beinahe zwangsläufig.

Wir empfehlen dem/der Betroffenen als Starthilfe, sich mit jemandem zusammenzutun und gemeinsam einen Kurs zu besuchen. Für viele Rückenkursteilnehmer ist der Besuch einer Rückenschule nach langer Zeit wieder der erste Kontakt mit einem Bewegungsprogramm. Nicht selten ist der Kontakt zu den Empfindungen des eigenen Körpers bis auf ein klägliches Maß zurückgeschrumpft. Er wurde vernachlässigt, da er scheinbar kaum mehr nötig war, um die wichtigsten Anforderungen im Beruf und Alltag zu erfüllen.

Gerade für diesen Personenkreis bietet das Körpererleben in Rückenschulen die Chance, zu einer Einstellungsänderung zu kommen. Sie wird in dem Maße realistisch, wie sich mit dem äußeren Erleben auch im Inneren etwas bewegt; wie empfunden wird, daß der ganze Körper, nicht nur das Kreuz, mit Wohlbefinden reagiert, daß sich auch innere Verkrampfungen beim Spiel und der Entspannung lösen, daß dabei neue Kontakte zu anderen Teilnehmern geknüpft, Gefühle und Gedanken um ein gemeinsames Thema ausgetauscht werden usw. Eine Rückenschule kann – in Einklang mit den Zielen der Karlsruher Rückenschule – gerade für diejenigen die Türen öffnen, deren Erfahrungen und Erlebnisse zu weiteren Verhaltensänderungern führen.

Da das Gesundheitsbewußtsein auch im außermedizinischen Bereich in breite Bevölkerungsschichten eingedrungen ist, kann der Funke von der Teilnahme an einer Rückenschule rascher auf andere Angebote, z. B. durch den Sport oder andere Freizeitbeschäftigungen, überspringen. Wenn es um die Gesundheit geht, sind Spaß und Freude, zielgerichtetes Engagement, offene und freie Gefühle sowie das Erleben von Geselligkeit und Gemeinsamkeit die wichtigsten Motive zur Erhaltung der gesundheitlichen Stabilität – vorausgesetzt, wir stützen uns auf ein ganzheitliches Gesundheitsverständnis.

Körperwahrnehmung als Grundlage zur Verhaltensänderung

Körperbewußtsein setzt die Wahrnehmung von Raum-, Zeit- und Spannungszuständen des eigenen Körpers in Ruhe und in Bewegung voraus. Meßfühler (Propriorezeptoren) in der Muskulatur, in den Sehnen, Bändern und Gelenken sowie innerhalb des Gleichgewichtsorganes geben Aufschluß über Spannungszustände der Muskulatur und der räumlichen Lage der Körperteile zueinander.

Das Ziel der Körperschulung ist es, ein bewußtes Hineinhorchen in den Körper zu initiieren, die Sensibilität für funktionelle Abläufe im Organismus zu steigern, um dadurch neue und intensivere Erfahrungen mit dem eigenen Körper zu ermöglichen. Das Erfühlen und Ertasten, Erkennen und richtige Interpretieren, Annehmen und Reagieren sind dabei Lernprozesse und Funktionsweisen des neuen Körperbewußtseins.

Bewußtheit durch Bewegung ist eines der Ziele, die Moshe Feldenkrais mit seiner Arbeit erreichen wollte. Handeln ist gleich Bewegung, und eine Handlung wird bewußter, wenn die Bewegung bewußter wird. Für Feldenkrais (1968, 90) sind Alltagsbewegungen deshalb wichtig, da sich gerade hier aus vielerlei Gründen unökonomische oder sogar schädliche Verhaltensweisen einschleichen: «Um gewohnheitsmäßig falsche Haltung oder Bewegung berichtigen zu können, gilt es zunächst, den Fehler zu erkennen und wie er sich in Tätigkeiten äußert; danach, die Erkenntnis so anwenden zu können, daß die Bewegung ihr und nicht der Gewohnheit gemäß ausgeführt werden kann. Wenn man Gewohnheiten ändern möchte, so kann man sich also auf das Gefühl allein nicht verlassen. Bewußte Arbeit ist notwendig, bis die richtige Haltung sich als normal anfühlt und selber zur neuen Gewohnheit wird.»

Die Wahrnehmung der Bewegungszusammenhänge im Körper ermöglicht Ihnen wichtige Erfahrungen. Diese Erfahrungen bieten Ihnen die Grundlage, Ihre Verhaltensweisen qualitativ zu verbessern und sie einer gesunden Lebenweise anzupassen.

Übungen zur Körperwahrnehmung

Die nachfolgenden praktischen Übungen haben die Intention, Ihnen beim Entdecken und Kennenlernen Ihrer eigenen Haltung sowie körperlicher Zustände behilflich zu sein. Sie werden später erkennen, daß sich bestimmte Bewegungsformen und Haltungen (z. B. die Stellung der Beine, des Beckens, des Schultergürtels usw.) in Ihrem gesamten Alltagsverhalten ständig wiederfinden.

Üben Sie zu Anfang in einem ruhigen, gut belüfteten und etwas abgedunkelten Raum. Ähnlich wie bei der Entspannung sind Störungen weitgehendst zu vermeiden, da die Übungen Ihre ganze Aufmerksamkeit erfordern. Lassen Sie sich Zeit beim Üben und versuchen Sie auch Übungen, die Ihnen zunächst lächerlich oder banal erscheinen mögen, aufmerksam durchzuführen. Probieren Sie die Übungen auch im Alltag aus.

Führen Sie die einzelnen Übungen mehrmals durch und beobachten Sie die dabei auftretenden Reaktionen. Legen Sie immer eine kurze Pause ein, bevor Sie mit einer neuen Übung beginnen. Horchen Sie bewußt in sich hinein.

Ertasten der Wirbelsäule

Versuchen Sie, die Wirbelsäule und die angrenzenden Körperteile wie die Dornfortsätze (die knöchernen Vorsprünge am Rücken), die Beckenkämme (oberer Rand des Beckens), die Sitzbeinhöcker, den Brustkorb und den Schultergürtel zu ertasten. Spüren Sie beispielsweise, worauf Sie sitzen? Rollen Sie über die Sitzbeinhöcker nach vorne und hinten und beobachten Sie die Veränderungen an Ihrer Wirbelsäule.

Rückenspiele mit dem Partner

Ein Partner legt sich auf den Bauch (ggf. mit einem Kissen den Bauch unterlagern). Schreiben Sie mit einem Finger einen Buchstaben (Wort) auf den Rücken, den die liegende Person zu erraten versucht.

In einer Variante drücken Sie mit den Fingern (max. 10) auf den Rücken. Ihr Partner versucht zu erfühlen, um wie viele Finger (Druckpunkte) es sich handelt.

Versuchen Sie mit Ihren Händen auf dem Rücken Ihres Partner das Wetter darzustellen, z. B. Schnee durch sanftes Berühren mit den Fingern, Regen durch festes, schnelleres Berühren mit den Fingern, Sonne durch Ausstreichen usw. Sie können auch wieder ein Ratespiel daraus machen.

Ertasten der Wirbelsäule beim Partner

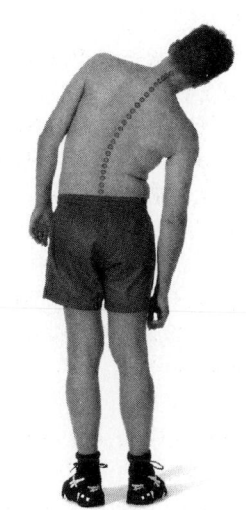

Versuchen sie als nächstes, die Dornfortsätze Ihres Partners zu ertasten. Einfach geht's, wenn sich der Partner im Sitzen oder Stehen etwas nach vorne beugt. Kennzeichnen Sie die Dornfortsätze mit Klebepunkten oder mit einem wasserlöslichen Stift.

Schauen Sie sich den Rücken und die Wirbelsäulenform einfach einmal an. Es ist interessant, zu beobachten, wie sich die Punkte verändern, wenn sich der Partner bewegt.

Modell stehen

Eine Person nimmt eine beliebige Haltung ein. Die andere Person versucht mit geschlossenen Augen, die Haltung und besonders die Form der Wirbelsäule zu ertasten und die Haltung möglichst genau nachzuahmen. Danach wird verglichen.

Wahrnehmung der Wirbelsäule

Sie liegen entspannt in bequemer Rückenlage und erfühlen nacheinander, an welchen Stellen die Wirbelsäule am Boden aufliegt und wo Hohlräume existieren. Überprüfen Sie Ihr Gefühl, indem Sie mit einer Hand an bzw. unter die Wirbelsäule fassen.

Sie liegen entspannt in der Rückenlage und fassen sich mit einer Hand unter das «Kreuz». Spüren Sie die Wölbung im Bereich der Lendenwirbelsäule? Es ist die sogenannte Lendenlordose, die gemeinsam mit den weiteren Schwingungen der Wirbelsäule eine Belastungsreduzierung und einen Schutz vor Stößen bewirkt. Wenn Sie eine gestreckte Rückenlage als schmerzhaft oder unangenehm empfinden, liegt es meist daran, daß in dieser Position eine verkürzte Hüftbeugemuskulatur das Becken nach vorne kippt und die Wirbelsäule in ein «Hohlkreuz» zieht.

Umfassen Sie nun den Oberschenkel eines Beins mit beiden Händen und ziehen Sie ihn langsam an den Rumpf heran. Beobachten Sie dabei, wie sich die Auflagefläche im Bereich der Lendenwirbelsäule verändert. Beugen Sie jetzt beide Beine und führen Sie sie langsam zum Oberkörper. Sie spüren, wie es durch die Bewegung der Beine zur einer veränderten Beckenstellung (Beckenaufrichtung), zu einer veränderten Wirbelsäulenstellung (Streckung) und zu einem verstärkten Kontakt der Lendenwirbelsäule zum Boden kommt.

Führen Sie in Rückenlage die gestreckten Arme über den Kopf nach hinten. Je nach Schulterbeweglichkeit wird jetzt der Brustkorb mehr oder weniger nach oben gezogen, was wiederum zu einem Hohlkreuz führt.

Die Beckenkippung ist die Grundlage für eine aufrechte Haltung.
Die nachfolgenden Übungen sollen Ihnen die Wahrnehmung der
Beckenkippung erleichtern und bei der Einnahme einer physiologi-
schen Wirbelsäulenstellung helfen.

Beckenkippung im Liegen

Legen Sie sich bequem auf
den Rücken und winkeln
Sie beide Beine leicht an, so
daß der untere Teil des Rükkens auf dem Boden auf-
liegt. Stellen Sie sich nun
eine Uhr vor, die sich genau
in Ihrem Becken befindet.
Die Ziffer 12 ist am Steißbein, die Ziffer 6 an der
Lendenwirbelsäule, die Ziffern 3 und 9 befinden sich
jeweils an den Beckenseiten.
Bewegen Sie nun behutsam
das Becken von der Ziffer
12 zur 6 und zurück. Wie-
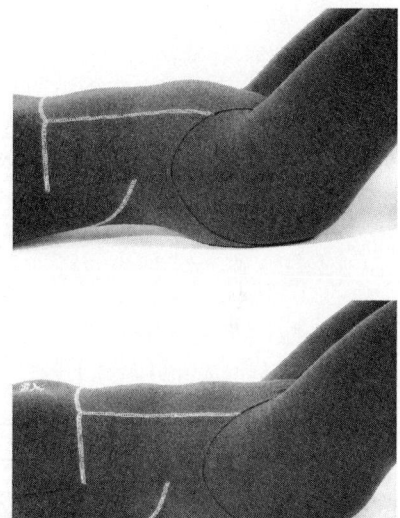
derholen Sie diese Bewegung mehrmals, wobei Sie die Bewegung
mit dem Atemrhythmus verbinden können – zur 12 einatmen, zur
6 ausatmen. Machen Sie sich diese Bewegung bewußt und nehmen
Sie wahr, wie sich die Stellung der Wirbelsäule bzw. der Beine verändert.
Erweitern Sie die Übung, indem Sie das Becken auch zwischen anderen Ziffern hin und her bewegen, z. B. zwischen den Ziffern 3
und 9, den Ziffern 4 und 11 usw. Zum Schluß lassen Sie den Uhr-
zeiger langsam kreisen. Atmen Sie Ihren eigenen Rhythmus. Danach nehmen Sie wahr, wie sich Ihr Becken jetzt anfühlt. Spüren Sie
eine Belebung?

Wenn Sie möchten, variieren Sie die Uhr auch in ihrer Größe (kleine Taschenuhr, Turmuhr), in der Schnelligkeit (Stunden-, Sekundenzeiger) und ihrer Gängigkeit (eingerostet, leichtgängig).

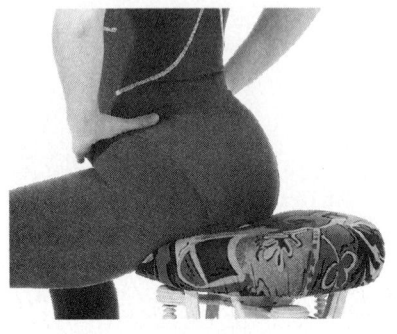

Beckenkippung im Sitzen
Setzen Sie sich auf die vordere Hälfte eines Stuhles und spreizen Sie leicht die Beine. Fassen Sie mit den Händen jeweils rechts und links an den Beckenkamm und kippen Sie das Becken nach vorne (mit der Vorstellung, ein Wasserbecken aus-

zuschütten oder ein Hohlkreuz zu machen) und nach hinten (Wasserbecken volllaufen lassen).

Konnten Sie feststellen, daß sich Ihr Oberkörper beim Nachvornekippen des Beckens aufrichtet und daß Sie beim Zurückkippen des Beckens in sich zusammensinken?

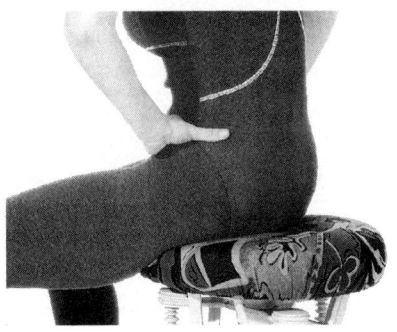

Sie können als Hilfsmittel auch Klebepunkte («Scheinwerfer») benutzen, die sie auf dem vorderen oberen Punkt der Beckens (Darmbeinstachel) ankleben. Die Scheinwerfer scheinen abwechselnd nach oben und nach unten. Drei weitere Übungen helfen Ihnen ebenfalls, die Beckenkippung einzuüben:

– Legen Sie die Hände in die Hüfte, klemmen Sie diese ein (Beckenkippung) und lösen Sie den Druck wieder (Beckenaufrichtung).

– Legen Sie die Hände auf die Knie und ziehen sich zu den Knien hin bzw. schieben sich von den Knien weg.
– Schieben Sie Ihren Bauch behutsam in die dort aufliegende Hand und führen Sie den Bauch wieder nach hinten.

Legen Sie nun eine Hand an den Unterbauch, die andere an den unteren Teil Ihrer Wirbelsäule (LWS-Kreuzbein, «Kreuz»). Kippen Sie das Becken abwechselnd nach vorne und hinten. Spüren Sie die Bewegung Ihrer Wirbelsäule? Beim Vorkippen des Beckens ist eine leichte Aushöhlung im 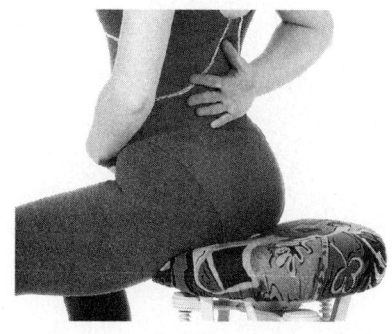 Kreuz zu spüren (Lordosierung), beim Zurückdrehen eine Strekkung bzw. Rundung der Lendenwirbelsäule (Kyphosierung). Besser spüren Sie die Veränderungen der Wirbelsäulenform bei einem Partner, indem Sie diesem eine Hand an die Lendenwirbelsäule legen.

Sollte Ihnen die Beckenkippung schwerfallen, können Sie sich folgendermaßen helfen:
• stärkeres Abspreizen der Beine oder eine erhöhte Sitzfläche (dadurch verbessert sich die Beweglichkeit im Hüftgelenk und die Kontraktionsfähigkeit der beckenkippenden Muskulatur),
• weiter vorne auf der Stuhlkante sitzen oder bei einer eckigen Sitzfläche über Eck sitzen (verbesserte Beckenbeweglichkeit durch verringerte Auflagefläche der Beine),
• auf einen Sitzkeil oder Sitzkissen setzen.

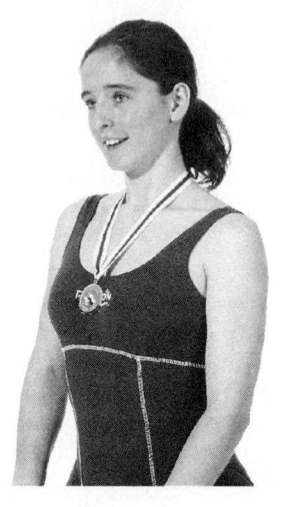

Wahrnehmung der Brustkorbhebung

Vielleicht konnten Sie wahrnehmen, daß sich bei der Beckenkippung nach vorne gleichzeitig der Brustkorb hebt. Machen Sie sich diesen Vorgang bewußter, indem Sie eine Hand auf den Unterbauch, die andere Hand auf das Brustbein legen und das Becken nach vorne und hinten kippen. Können Sie beobachten, wie sich der Abstand zwischen beiden Händen ändert?

Achten Sie aber darauf, daß Sie die Brustkorbhebung nicht durch die Einatmung oder durch Luftanhalten bewirken. Stellen Sie sich beim Heben des Brustkorbs vor, es ziehe jemand an einem seidenen Faden das Brustbein nach vorne oben, oder heben Sie die Brust stolz, als wollten Sie eine gewonnene Medaille zeigen.

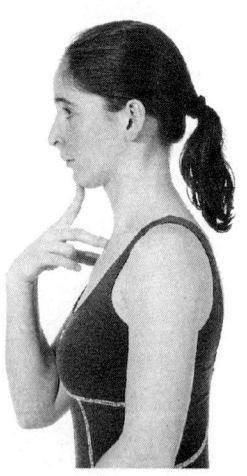

Wahrnehmung der Halswirbelsäulenstreckung

Schieben Sie den (Hinter-)Kopf leicht nach oben und ziehen Sie Ihr Kinn heran (oder drücken Sie mit einem Finger dagegen). Stellen Sie sich dabei vor, Sie machen ein Doppelkinn, strecken Ihren Nacken in die Länge, möchten ein Parfüm riechen, das sich auf Ihrem Hals befindet, oder tragen ein Buch auf Ihrem Kopf.

Wahrnehmung des Schultergürtels

Ziehen Sie in aufrechter Haltung Ihre Schultern in Richtung Ohren, halten Sie dort einen Moment die Spannung und lassen die Schultern wieder nach unten sinken. Ziehen Sie danach Ihre Schulterblätter nach hinten unten, Richtung Kreuzbein, und lösen Sie wieder die Spannung. Wiederholen Sie die Übungen, bis Sie spüren, wie Ihre Schultern locker und entspannt in mittlerer Position auf dem Brustkorb aufliegen.

Bewegungsabläufe der Wirbelsäule

Beugung (Flexion) und Streckung (Extension)

«Katzenbuckel – Pferderücken»: Stellen Sie sich in den Vierfüßlerstand. Die Ellbogen sind ein wenig gebeugt, die Knie schulterbreit geöffnet und unter der Hüfte. Der Kopf wird in Verlängerung der Wirbelsäule gehalten. Runden Sie nun ohne Kraftanstrengung langsam die Wirbelsäule «Wirbel für Wirbel» nach oben (Katzenbuckel). Lenken Sie bewußt Ihre ganze Aufmerksamkeit auf diese Bewegung. Anschließend senken Sie die Wirbelsäule wieder nach unten bis zur Waagerechten. Solange Ihnen die Übung keine Schmerzen bereitet, lassen Sie die Wirbesäule weiter absinken (Pferderücken).

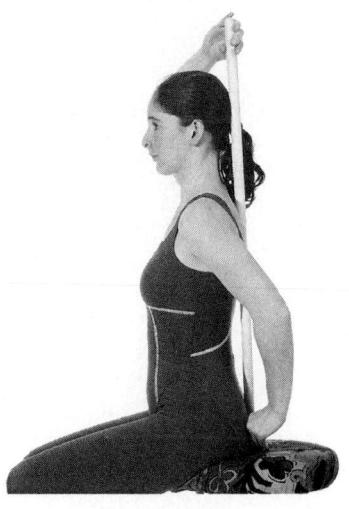

Um ein Gefühl für die Schwingungen Ihrer Wirbelsäule im Sitzen zu erhalten, setzen Sie sich ganz dicht an eine Wand oder halten Sie einen Besenstiel an den Rücken. Bei der Beckenbewegung spüren Sie Veränderungen in der Wirbelsäulenstellung sehr gut durch den veränderten Druck (taktiler Reiz) unterschiedlicher Anteile der Wirbelsäule an der Wand oder am Stab.

Rollen Sie im Stand langsam Ihre Wirbelsäule, mit dem Kopf beginnend, «Wirbel für Wirbel» nach unten ab. Ihr Partner gibt Ihnen den Zeitpunkt bzw. den Ort des Abrollens an, indem er, oben beginnend, die Dornfortsätze nacheinander mit dem Finger berührt. Versuchen Sie, nur den berührten Bereich bewußt zu bewegen.

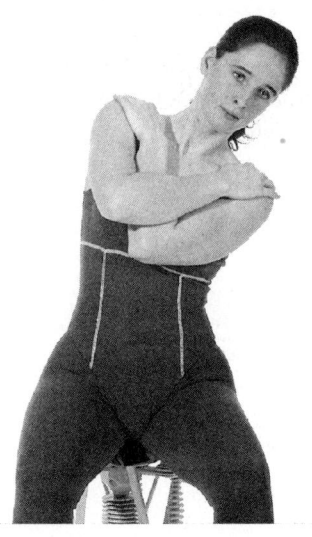

Die Seitneigung der Wirbelsäule läßt sich sehr schön im Sitzen üben. Neigen Sie aus dem aufrechten Sitz zuerst den Oberkörper (Brust- und Lendenwirbelsäule) abwechselnd nach rechts und nach links, ohne dabei das Gesäß anzuheben und den Oberkörper zu verdrehen.

Verlagern Sie als nächstes die Seitneigung mehr in den Bereich der Halswirbelsäule, indem Sie behutsam den Kopf nach rechts und links neigen. Schauen Sie dabei immer geradeaus!

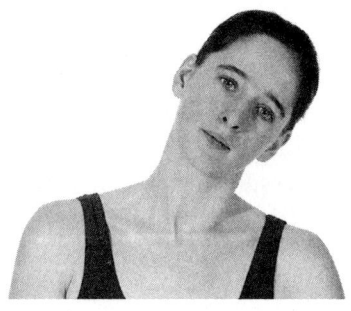

Drehung (Rotation)

Drehen Sie, ausgehend vom aufrechten Sitz, den gesamten Oberkörper (Brust- und Lendenwirbelsäule) behutsam nach rechts und nach links, ohne das Becken zu verdrehen.

Mobilisieren Sie nun Ihre Halswirbelsäule mehr, indem Sie den Kopf behutsam über die rechte und linke Schulter zur Seite drehen.

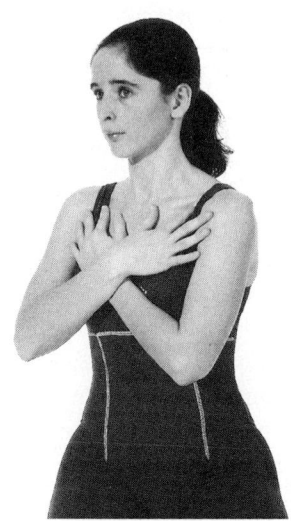

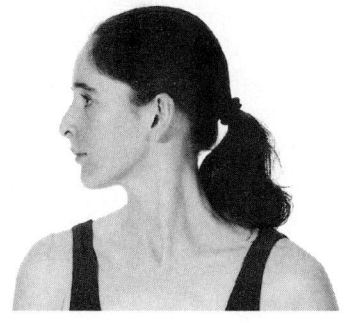

Blicken Sie voraus und bewegen Sie die Schultern nicht mit (die Augen führen die Bewegung an!).

Wahrnehmung des Atems

Richtiges Atmen ist Voraussetzung für einen stabilen Gesundheitszustand und allgemeines Wohlbefinden. Die Atmung sorgt dafür, daß der für alle energieliefernden Verbrennungsvorgänge im Organismus wichtige Sauerstoff eingeatmet und das dabei entstehende Kohlendioxid abgeatmet wird. Die «normalen» Atembewegungen geschehen weitgehend durch Kontraktion der sogenannten Atemmuskeln. Zu einer Vergrößerung des Brustraumes kommt es bei der Brustatmung durch Anheben des Brustkorbes mittels der Zwischenrippenmuskulatur. Bei der Bauchatmung bewegt sich das kuppelförmig gewölbte Zwerchfell nach unten, wodurch auf Magen, Leber und Eingeweide ein sanfter Druck ausgeübt wird und der Bauch sich infolgedessen leicht vorwölbt. Die Bauchatmung macht in Ruhe etwa zwei Drittel der Atembewegungen aus.

Die nachfolgenden Atemübungen zielen darauf ab, daß Sie sich etwas intensiver mit einem lebensnotwendigen Vorgang beschäftigen, der die meiste Zeit unseres Lebens unbewußt abläuft.

Vor Durchführung der Atemübungen beachten Sie bitte noch folgende Hinweise:

- Es geht bei den folgenden Übungen darum, den Atem bewußt wahrzunehmen, ohne ihn zu steuern. «Machen» Sie nicht Ihren Atem, sondern lassen Sie ihn machen. Das ist zu Beginn nicht ganz einfach. Richtet man seine Aufmerksamkeit bewußt auf die Atmung, hat man oft das Gefühl, richtig atmen zu müssen. Lösen Sie sich von diesem Gefühl, denn bisher haben Sie auch geatmet, ohne den Atem bewußt zu kontrollieren.
- Lauschen Sie Ihrem Atem. Suchen Sie nicht krampfhaft nach Reaktionen, denn es kommt häufig vor, daß bei einer Übung bisher empfundene Reaktionen ausbleiben, wenn sich Ihr Atem positiv verändert.

– Stehen Sie auf und strecken und räkeln Sie sich. Setzen Sie sich aufrecht auf einen Stuhl und beobachten Sie ganz zwanglos Ihren Atem. Beobachten Sie, wie der Atem ganz von selbst in einem natürlichen Rhythmus in Sie hineinströmt und wieder aus Ihnen herausfließt. Legen Sie eine Hand auf den Bauch, die andere Hand auf die Brust. Spüren Sie mit Ihren Händen, wohin die eingeatmete Luft strömt? Können Sie spüren, wie sich beim Einatmen das Zwerchfell nach unten spannt und sich dabei die Bauchdecke hebt? In der Ausatmung entspannt die Muskulatur nach und nach, das Zwerchfell kehrt in seine ursprüngliche Lage zurück, und die Bauchdecke senkt sich wieder. Versuchen

Sie nicht, die Atmung bewußt zu unterstützen, sondern überlassen Sie den Atem während des Übens völlig sich selbst.

– Pendeln Sie leicht mit dem Rumpf über die Sitzbeinhöcker nach vorne und hinten, nach rechts und links und gehen Sie schließlich in eine leichte Kreisbewegung über. Beobachten Sie, ob Veränderungen im Bereich des Beckens auftreten. Spüren Sie dort eine Atemanregung?

– Setzen Sie sich bequem auf den Stuhl und stellen Sie sich vor, Sie seien eine Marionette. An einem Faden (Haarbüschel), der an Ihrem Hinterkopf befestigt ist, ziehen Sie sich nun langsam nach oben. Spüren Sie, wie Sie Ihrem Atem Platz machen?

– Schließen Sie in bequemer Sitzhaltung die Augen und atmen Sie durch die Nase ein. Versuchen Sie, mit der Vorstellung auszuatmen, daß der Atem zum Beckenboden hinausströmt. Beobachten Sie, ob sich der Atem verlagert. Versuchen Sie nach einer Weile, den Atem auch durch dieses «Atemloch» einströmen zu lassen.

– Nehmen Sie eine bequeme Sitzhaltung ein und beginnen Sie, Ihren Nacken und Ihre Schultern zu reiben und zu massieren. Streichen Sie abschließend dreimal langsam mit einer Hand von der Schulter bis zur anderen Hand. Wie fühlen sich Schulter und Nacken an? Beobachten Sie den Atem. Spüren Sie, ob sich die Entspannung ausbreitet. Nach einer Weile massieren Sie langsam das Gesicht. Streichen Sie über die Stirn und über die Wangen und genießen Sie die Entspannung.

Wahrnehmung von muskulärer Anspannung und Entspannung (Kinästhetische Wahrnehmung)

Spannungs-Thermometer

Um ein Gefühl für muskuläre Anspannung und Entspannung zu bekommen, stellen Sie sich ein sog. Spannungsthermometer vor, das von «0 Grad» bis «100 Grad» reicht. 0 Grad bedeutet maximale Entspannung der Muskulatur, 100 Grad maximale Anspannung und Muskelkontraktion. Ein Körperteil, das sich besonders gut anspannen und entspannen läßt, ist die dominante Hand, d.h. für Rechtshänder die rechte Hand, für Linkshänder die linke Hand. Lenken Sie Ihre ganze Aufmerksamkeit auf Ihre dominante Hand. Beginnen Sie mit den beiden Extrembereichen. Lassen Sie Ihre Hand entspannt liegen, mit der Vorstellung, sie sinke nach unten in den Boden. Diesem Gefühl ordnen Sie die Zahl 0 zu. Ballen Sie jetzt Ihre Hand so fest es geht zusammen, ohne zu verkrampfen, etwa mit der Vorstellung, einen Gegenstand zu zerdrücken. Diesem Spannungsgefühl ordnen Sie die Zahl 100 zu. Lassen Sie die Spannung aus Ihrer Hand herausfließen. Spannen Sie Ihre Hand nun so stark an, wie es den Zahlen 80, 60, 40 und 20 entspricht, und nehmen Sie bewußt den jeweiligen Spannungszustand wahr. Spannen Sie abschließend die Hand kontinuierlich von 0 Grad bis 100 Grad an. Lassen Sie dann die Spannung aus Ihrer Hand herausfließen und nehmen Sie bewußt das Gefühl der Entspannung wahr. Wenn Sie wollen, können Sie dieselbe Übung auch mit anderen Körperteilen durchführen.

Wahrnehmung der Bauchspannung

Legen Sie in Rückenlage ein Lendenkissen (zusammengerolltes Handtuch) unter den «Hohlraum» des Rückens (LWS), und winkeln Sie die Beine leicht an. Versuchen Sie, mit der Vorstellung, jemand möchte Ihnen das Lendenkissen wegziehen, dieses am Boden festzuhalten. Spüren Sie, daß sich Ihr Bauch hart anfühlt?

Schaufensterpuppe

Stellen Sie sich vor, Sie seien eine Schaufensterpuppe und lägen in Rückenlage am Boden. An den einzelnen Körperteilen sind imaginäre Fäden befestigt, mit deren Hilfe die Dekorateurin die Puppe einrichten kann. Die Puppe (Sie) versucht, die Körperteile in der jeweiligen Position zu halten.

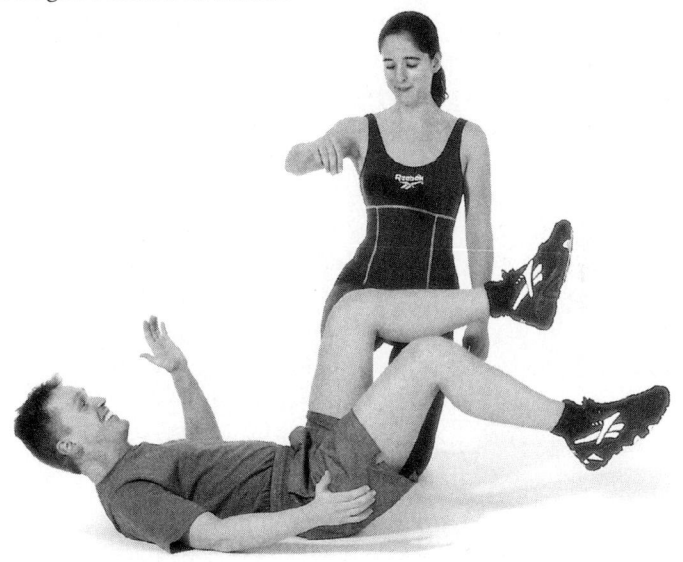

Wahrnehmung der Ganzkörperspannung

Legen Sie in der Rückenlage die Arme, mit dem Handrücken nach unten, seitlich neben den Körper. Machen Sie den Nacken lang und ziehen Sie die Schulterblätter nach unten, in Richtung Kreuzbein. Ziehen Sie die Zehen heran, und drücken Sie die Fersen gegen die Unterlage. Achten Sie darauf, daß Ihr Becken nicht vom Boden abhebt. Danach geben Sie mit Ihren Armen Druck gegen die Unterlage. Halten Sie die Spannung etwa 10 bis 15 Sekunden und entspannen Sie wieder.

Wahrnehmung von Dehnungseffekten

Legen Sie sich auf die rechte Seite. Winkeln Sie das linke Bein an, und halten Sie das Knie mit der rechten Hand am Boden. Schauen Sie nach links, und drehen Sie den Oberkörper in dieselbe Richtung. Senken Sie behutsam den gestreckten linken Arm so weit wie möglich auf den Boden, bis Sie deutlich eine Dehnung an der linken Brustoberseite spüren. Durch bewußtes Ausatmen in die gedehnte Region können Sie die Dehnung positiv unterstützen. Bleiben Sie 20 Sekunden in dieser Dehnposition. Nehmen Sie anschließend in der Rückenlage wahr, wie sich die gedehnten Körperpartien im Vergleich zu den ungedehnten anfühlen.

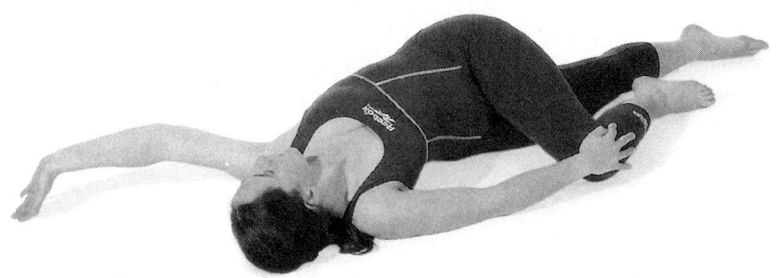

Setzen Sie sich, wenn möglich, auf die Fersen, und beugen Sie langsam den Oberkörper, bis der Kopf vor den Knien liegt. Nehmen Sie bewußt die Dehnung innerhalb des Rückens wahr. Heben Sie das Gesäß, und beobachten Sie, wohin die Spannung wandert.

Richten Sie sich wieder langsam, Wirbel für Wirbel, auf. Diese «Päckchenlage» eignet sich sehr gut zur Entspannung und als Ausgleichslage nach der Rückenkräftigung.

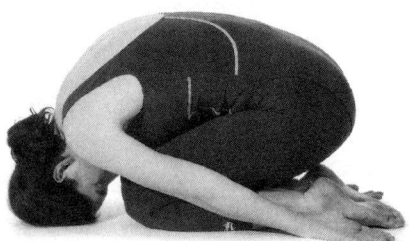

Rückenfreundliches Verhalten im Alltag

Was nützt es, durch ein Übungsprogramm wöchentlich oder selbst täglich einige Minuten den Rücken zu trainieren, wenn während des ganzen Tagesablaufs die Gesetze eines gesunden, rückenfreundlichen Alltagsverhaltens mißachtet werden? Dabei ist es in der Tat ganz einfach, den Rücken auch während der täglichen Arbeiten zu entlasten. Das «Gewußt wie» zeigen Ihnen die anschließenden Seiten. Es liegt nun an Ihnen, ob Sie gewillt sind, Ihr Alltagsleben auf rückenschädliches Verhalten hin zu analysieren und zu korrigieren.

Bewegung ist Leben – Leben ist Bewegung
Der Mensch ist zur Bewegung geboren, sein gesamter Organismus ist auf Bewegung ausgerichtet. Die moderne Technik im Alltag und am Arbeitsplatz erleichtert uns zwar viele Tätigkeiten, nimmt uns jedoch auch nahezu alle körperliche Aktivität ab.
Es gibt viele Freiräume und Möglichkeiten, sich zu Hause, am Arbeitsplatz, unterwegs oder in der Freizeit zu bewegen.
So sind es meist die kleinen Bewegungspausen (Mini-Pausen), die dem Körper zwischendurch guttun und uns geistig wieder frischmachen.
Nutzen Sie als Dauersitzer jede Möglichkeit, aufzustehen und sich zu bewegen. Gehen Sie zu Fuß zu Ihrer Arbeitsstätte, oder benutzen Sie das Fahrrad. Bevorzugen Sie die Treppe, statt mit dem Fahrstuhl zu fahren. Führen Sie kleine Botengänge selbst durch. Nutzen Sie das Telefonieren, um aufzustehen, oder führen Sie eine

Besprechung mal im Stehen durch. Verbinden Sie Ihre Mittagspause mit einem kurzen Spaziergang.

Unser Freizeitverhalten sollte den geänderten Arbeitsbedingungen Rechnung tragen. Ausgleich zur Arbeit heißt nicht nur Ruhe und Erholung, sondern auch Aktivität. Oft ist es auch nicht entscheidend, was man tut, sondern daß man etwas tut. Wählen Sie insbesondere die Sportarten und Übungen aus, die Ihnen Spaß machen und die Ihr Wohlbefinden steigern. Planen Sie beispielsweise abends einige Minuten für einen kurzen Spaziergang ein, oder nutzen Sie die Werbung beim Fernsehen, um aufzustehen und einige kleine Bewegungsübungen durchzuführen. Achten Sie allgemein auf den dynamischen Wechsel von Anspannung und Entspannung, von Bewegung und Erholung.

Sitzen Sie richtig?

Gehören Sie auch zu den Menschen, die eine sitzende Tätigkeit ausüben? Dann teilen Sie dieses Los mit weiteren 18 Millionen Bundesdeutschen. Nach Schätzungen werden im Jahr 2000 rund 80 Prozent aller Erwerbstätigen im Dienstleistungsbereich ihre «Brötchen verdienen» und dort ihre Arbeitszeit auf der «Po-Ebene» verbringen. Das sind dann allein rund 80 000 Stunden bis zur Pensionierung. Für die meisten Menschen bleibt dieser Sitzmarathon nicht ohne Folgen, wie statistische Zahlen belegen. Aber nicht nur Erwachsene sind von der genannten Problematik betroffen. Bereits Kindergartenkinder sitzen täglich schon zwischen 5 bis 6 Stunden, acht- bis zehnjährige Schulkinder zwischen 8 bis 9,5 Stunden. Eine Folge des Bewegungsmangels ist die zunehmende Zahl von Haltungsschwächen und -schäden.

Sitzen gilt als die schlechteste Haltung für den menschlichen Körper. Nachteile von langandauerndem «krummem» Sitzen sind:
– Erschlaffung und Verkürzung der Hüftbeuge-, Bauch- und Brustmuskulatur,
– Entwicklung eines Rundrückens (mit überdehnter Rückenmuskulatur),
– ungünstige Beeinflussung (Beengung) innerer Organe, insbesondere der Atmungs- und Verdauungsorgane,
– unphysiologische Belastung der Wirbelsäule,
– Verursachung von Kopfschmerz (Schulkopfschmerz) bei vornübergeneigter Schreib- und Lesehaltung,
– Behinderung des venösen Blutstroms und somit eine zusätzliche Belastung der Blutgefäße in den Beinen (Krampfadernprobleme bei Erwachsenen),
– schlechtere Wahrnehmung, Müdigkeit und Konzentrationsschwäche.

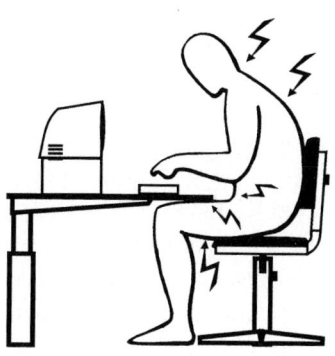

Nachteile von langandauerndem krummen Sitzen

Dennoch sind wir häufig froh, uns nach längerem Stehen und Gehen setzen zu können. Sitzen bietet dann einen Entlastungseffekt und führt häufig auch zur Minderung tiefer Kreuzschmerzen nach längerem Stehen. Der Grund liegt im Übergang von einer typischen Hohlkreuzstellung beim entspannten Stehen in eine Streckstellung oder Kyphosierung der Lendenwirbelsäule beim Sitzen. Dabei kommt es zu einer Entlastung der unteren Wirbelsäulensegmente und zu einer Erweiterung der Zwischenwirbellöcher.
Allgemein ist im Sitzen die Rumpfstabilität verbessert, da im Vergleich zum Stehen der Körperschwerpunkt näher an der Unterstüt-

zungsfläche liegt. Die Hüftgelenke und die Beine werden entlastet, weil das Rumpfgewicht über die Sitzbeinhöcker auf die Sitzunterlage übertragen wird und nicht wie beim Stehen über die Hüftgelenke auf die Beine.

Untersuchungen aus den 70er Jahren haben gezeigt, daß das Sitzen ohne Stütze eine größere mechanische Belastung für die Bandscheiben darstellt als das Stehen. Die Belastung auf die Bandscheiben ist bei ungestütztem Sitzen dann am geringsten, wenn sich die Wirbelsäule in ihrer physiologischen Form befindet, man also «gerade» sitzt. Das Abweichen von der individuellen physiologischen Wirbelsäulenform führt zu einer Erhöhung der Druckbelastung der unteren Lendenbandscheiben. Bei einer entspannten, zurückgeneigten Sitzposition ist der Bandscheibeninnendruck am niedrigsten. Eine Rückenneigung von ca. 120 Grad (gegen die Horizontale), verbunden mit der Benutzung eines Lendenkissens (Lendenbausch von 5 cm), ist für den Bandscheibeninnendruck am günstigsten. Man sollte sich vor Augen halten, daß im Grunde nicht die Druckbelastung beim Sitzen das Problem für die Bandscheiben ist, sondern die Zwangshaltung über Stunden, die den für die Bandscheibe unerläßlichen Pumpmechanismus behindert.

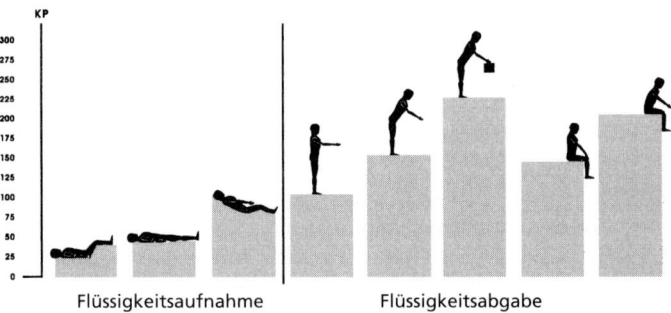

KP
300
275
250
225
200
175
150
125
100
75
50
25
0

Flüssigkeitsaufnahme   Flüssigkeitsabgabe

Ungefähre Belastung der Lendenbandscheiben bei verschiedenen Körperpositionen

Daraus ergeben sich einige *praktische Konsequenzen* für das individuelle Sitz- und Alltagsverhalten:

- *im Alltag viel bewegen* («Bewegung als Lebensprinzip»),
- *stundenlanges Sitzen reduzieren* («Sitze sowenig wie möglich»),
- auf einen *dynamischen Wechsel von Sitzen, Stehen und Gehen* achten,
- *«richtiges» Sitzen einüben* und Körperbewußtsein schulen,
- dynamisch sitzen,
- *alternative Sitzpositionen* und *alternative Sitzgelegenheiten* nutzen,
- den Körper zwischendurch durch Abstützen *entlasten*,
- gezielte *Ausgleichsgymnastik* durchführen.

Biomechanische Aspekte des Sitzens

Verantwortlich für die Druckbelastung auf die Bandscheiben ist zum einen das über der jeweiligen Bandscheibe liegende Gewicht des Oberkörpers, zum anderen die Kraft, mit der sich die benachbarten Rückenmuskeln zusammenziehen.

Diese läßt sich näherungsweise mit Hilfe des Hebelgesetzes (Kraft x Kraftarm = Last x Lastarm) berechnen. Der Kraftarm reicht vom Bandscheibenkern bis zum Ansatz der Rückenmuskeln am Dornfortsatz (etwa 5 cm), der Lastarm als horizontale Linie vom Bandscheibenkern bis zum Schwerpunkt des Oberkörper-Kopf-Arme-Traktes. Im Stehen verläuft die Lotlinie etwa 5 cm vor dem Zentrum der Bandscheibe L3, beim üblichen Sitzen mit nach hinten gedrehtem Becken etwa 15 cm davor.

Als Konsequenz ergibt sich daraus, daß die Belastung für ein Bewegungssegment um so geringer ist, je mehr der Körper lotrecht gestreckt ist, d.h je näher die Schwerpunktlinie sich beim Achsenorgan und über dem Mittelpunkt der Unterstützungfläche befindet.

Im Sitzen liegen im Unterschied zum Stehen grundlegend veränderte biomechanische Bedingungen vor. Im Stehen erfolgen die Bewegungen des Beckens von der Hüfte aus, im Sitzen wandert die Drehachse zur Berührungsfläche zwischen Gesäß und Auflagefläche. Das Becken rollt nunmehr auf der Sitzunterlage (Sitzbeinknochen) nach vorne und hinten. Das hat Konsequenzen auf den Lastarm (Kreuzbein-Drehachse), der sich verlängert, was wiederum bedeutet, daß in einer krummen Sitzhaltung größere Muskelkräfte als im Stehen erforderlich sind, um das Becken zu kippen. Durch Verschieben des Körpergewichts hinter die als Drehachse wirksamen Sitzbeinknochen, z. B. beim Hinsetzen, treten Kräfte (Drehmomente) auf, durch die das Becken rückwärts gerollt wird. In der Fachsprache spricht man hier von einer Aufrichtung des Beckens, obwohl der gesamte Körper bei dieser Bewegung eher in sich zusammensinkt. Das Vorwärtsrollen und Kippen des Beckens ist ausschließlich durch den Einsatz von Muskelkräften möglich. Das ist auch ein Grund dafür, warum man so leicht in eine krumme Sitzhaltung verfällt und aus dieser nur schwerlich wieder herauskommt.

Die Lotlinie verläuft beim aufrecht sitzenden Menschen vom Ohr durch den Schwerpunkt des Oberkörpers (ca. Mitte Brustkorb) und die Sitzbeinknochen. Optisch ergibt sich dadurch eine leicht vorgeneigte Oberkörperlängsachse. Mit ökonomischer Muskelarbeit gelingt es dem Menschen, den Oberkörper im Lot zu halten und ihn darum zu bewegen.

Sitze dynamisch

Die Sitzhaltung ist dann am ästhetischsten und zugleich am ökonomischsten, wenn sich die Wirbelsäule in ihrer physiologischen Form befindet. Das Becken ist dabei leicht nach vorne gekippt, der Brustkorb gehoben und die Halswirbelsäule (HWS) gestreckt. In dieser Stellung wird die Wirbelsäule, besonders die anfälligen

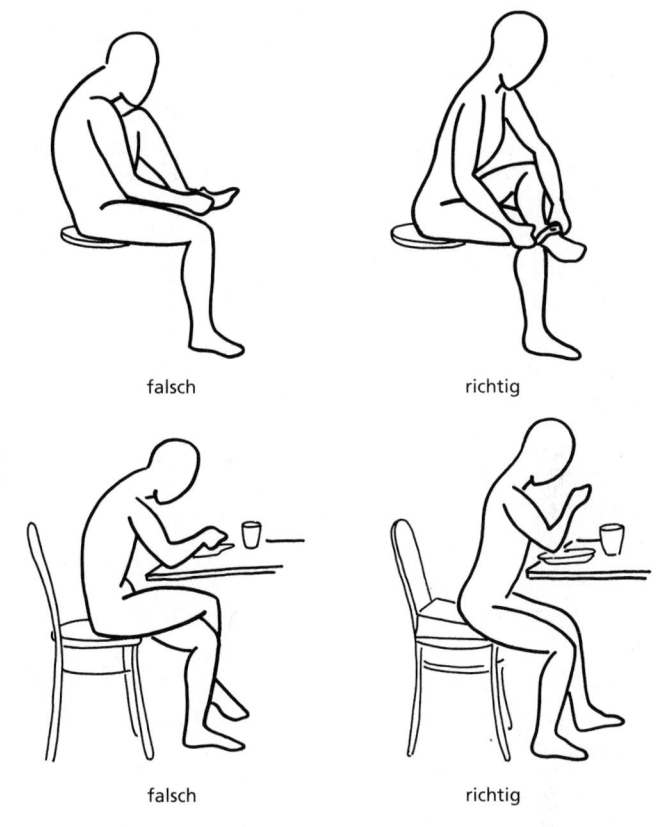

falsch   richtig

falsch   richtig

Sitzende Tätigkeiten im Alltag

Übergangsbereiche, optimal belastet. Jede Zwangshaltung stellt über längere Zeit eine Haltungskonstanz mit einer unphysiologischen Belastung für Bandscheiben, Bandstrukturen und Muskulatur dar. Vermeiden kann man die Haltungskonstanz im Sitzen durch Beckenbewegungen auf der Sitzfläche, Wechsel der Sitzposi-

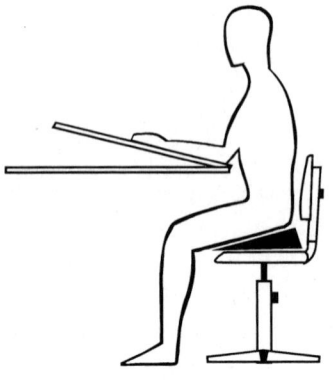

Die schräge Sitzfläche des Sitzkeils unterstützt die Muskulatur bei der Beckenkippung und erleichtert somit die aufrechte Haltung

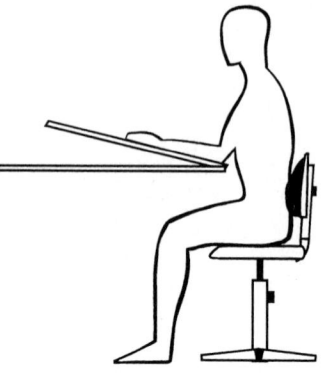

Das Lendenkissen unterstützt durch Unterlegung die physiologische Lendenlordose

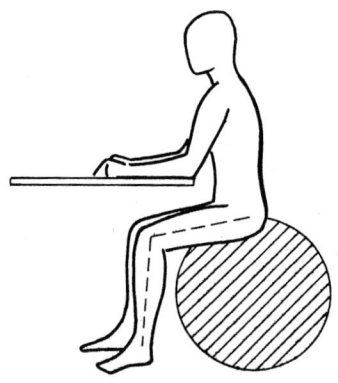

Mit seiner labilen Auflagefläche fördert der Sitz-Ball wie kein anderes Gerät in idealer Weise das dynamische Sitzen

tionen, Einnahme von Entlastungshaltungen oder durch einfache Bewegungsübungen. Dieses dynamische Sitzen erfordert die Balance des Beckens auf den Sitzbeinhöckern. Die Wirbelsäule wird harmonisch aufgerichtet und der Rumpf in natürlicher Wirbelsäulenstellung um das Körperlot herumbewegt. Die Bewegung des Rumpfes läßt sich sehr schön mit der Bewegung eines Stehaufmännchens vergleichen.

Eine Beugung des Rumpfes nach vorne oder nach hinten erfolgt in den Hüftgelenken und nicht durch Krümmung der Wirbelsäule. Das bewegte und aktive Sitzen beansprucht die Muskulatur in ökonomischer Weise, verteilt den Druck gleichmäßig und abwechselnd auf die gesamte Fläche der Bandscheiben und fördert durch die ständige Be- und Entlastung deren Ernährung. Ideal sitzen heißt dynamisch sitzen!

Zum dynamischen Sitzen gehört auch die Dynamik der Beinstellung. Es scheint so zu sein, daß sich die Fuß- und Beinstellung stabilisierend auf den Gesamtkörper auswirkt und sich durch gezielte Belastung und Bewegung bestimmter Fußzonen die Konzentration verbessert (Tietze 1990). So konnte man feststellen, daß Menschen, die konzentriert am Schreibtisch arbeiten, im Schnitt alle fünf Minuten ihre Fußpositionen wechseln. Die Parallelstellung der Beine spielte in nur 12 Prozent aller Beobachtungen eine Rolle. Bei 56 Prozent der Fußpositionen waren die Füße gekreuzt oder parallel unterhalb des Sitzes abgestellt oder verklemmt. Achten Sie also darauf, daß Sie immer genügend Beinfreiheit besitzen.

Die Freiheit des Sitzens

Sitzen auf Stühlen ist für unsere Zivilisation eine Selbstverständlichkeit. Die Anlage zum Sitzen ist genetisch vorprogrammiert, aber nicht diejenige, permanent auf Stühlen zu sitzen. Das können wir sehr schön bei der Entwicklung eines Kleinkindes beobachten, das spontan die unterschiedlichsten Sitzvarianten am Boden ausprobiert. Viele davon finden sich in einer Aufzeichnung wieder, die der Anthropologe Hewes schon im Jahre 1957 veröffentlichte. Er zeigt darin 1000 verschiedene Positionen, die Menschen aus 480 unterschiedlichen Kulturen über einige Zeit bequem einnehmen können oder konnten. Unser Sitzverhalten ist sehr stark von kulturellen Normen geprägt. Schon im Kindergarten, aber vor allem in der Schule, müssen die Kinder lernen, über längere Zeit still zu sitzen, obwohl der kindliche Organismus für seine Entwicklung Bewegungsreize benötigt und das Kind seinen natürlichen Bewegungsdrang ausleben möchte. Der schulische Sitzzwang findet seinen nahtlosen Übergang im Studium und dann am Arbeitsplatz. Dynamisches Sitzen setzt voraus, daß Sie sich selbst erlauben, mit ihrem Verhalten zu experimentieren. Warum sollten Sie sich nicht öfter auf den Boden setzen, knien oder legen, auf dem Stuhl die verschiedensten Sitzhaltungen ausprobieren oder auch im Stehen mit diversen Haltungen experimentieren?

Beispielsweise gibt es in Österreich und in der Schweiz schon heute Schulen, in denen Kinder nicht nur auf alternativen Sitzmöbeln sitzen, sondern auch im Stehen, im Liegen oder in der Bewegung lernen. Auch am Arbeitsplatz werden alternative Haltungen zunehmend gefördert.

So hat die Firma Philips «Denkflure» eingerichtet, auf denen heutige Spitzenkräfte wandeln wie seinerzeit die griechischen Philosophen. Der Grund liegt in der verbesserten Durchblutung und Sauerstoffversorgung des Gehirns bei körperlicher Aktivität und einer dadurch vermutlich verbesserten Denkfähigkeit.

Die Ergebnisse einer amerikanischen Studie zeigen bis zu 20 Prozent schnellere Reaktionszeiten, wenn die Versuchspersonen stehen statt zu sitzen.

Der Weg zum dynamischen Sitzen – die Sitzschule

Das Ziel der Sitzschule ist die Wahrnehmung und das Kennenlernen Ihrer persönlichen Sitzhaltung. Setzen Sie sich, wenn möglich, vor einen Spiegel, damit Sie sich selbst beim Üben beobachten und Ihre Wahrnehmung mit der tatsächlichen Haltung und Bewegung verbinden können.

Beobachten Sie Ihre Sitzhaltung

Setzen Sie sich auf einen Stuhl (Hocker) und schließen Sie Ihre Augen. Dadurch können Sie Ihre Aufmerksamkeit besser nach innen lenken und sich in Gedanken beobachten. Versuchen Sie nun, Ihre momentane Sitzhaltung wahrzunehmen, ohne sie noch zu verändern. Durchleuchten Sie Ihren Körper von unten nach oben. Wie stehen Ihre Füße auf dem Boden, und wo spüren Sie Druck auf den Fußsohlen? Wie stehen Ober- und Unterschenkel zueinander? Beobachten Sie, wie Sie mit Ihrem Gesäß auf der Sitzfläche sitzen! Wie ist der Rücken im Bereich der Lendenwirbelsäule (LWS) geformt, wie im Bereich der Brustwirbelsäule (BWS) und des Halses (HWS)? Hängen Ihre Schultern nach vorne? Versuchen Sie, ihren Körper im Ganzen wahrzunehmen. Spüren Sie irgendwo mehr Spannungen als woanders?

Ziel dieser Übung ist es, die aktuelle Sitzhaltung wahrzunehmen und sich selbst zu beobachten. Die Selbstbeobachtung ist eine ganz wichtige Maßnahme, die Ihnen den Weg zur Verhaltensänderung erleichtert. (Benutzen Sie dazu den Selbstbeobachtungsbogen Sitzen auf S. 46.)

Versuchen Sie beispielsweise, folgende Fragen zu beantworten:

- Wie viele Stunden sitze ich am Tag?
- Bei welchen Gelegenheiten und auf welchen Sitzmöbeln sitze ich?
- In welchen Situationen fällt mir mein Sitzverhalten auf, und welche Folgen stelle ich fest?

Sie werden erstaunt sein, wie viele Stunden Sie sitzend verbringen. 10 bis 14 Stunden sind keine Seltenheit, eher schon Durchschnitt.

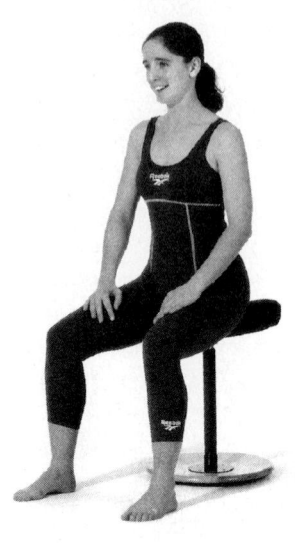

Ausgangsstellung «Sitzen»

Setzen Sie sich auf den vorderen Teil Ihres Stuhls und öffnen Sie die Beine hüftbreit (leicht gespreizt). Beide Fußsohlen stehen voll auf dem Boden, die Fußspitzen zeigen in Richtung der Oberschenkel. Ihre Unter- und Oberschenkel bilden etwa einen rechten Winkel zueinander und liegen zusammen mit dem Fuß auf der sogenannten Beinachse. Die Belastung wirkt bei dieser Stellung gleichmäßig auf die jeweiligen Gelenke.

Die Knie sollten nicht höher als die Hüfte sein, eher sollten die Oberschenkel leicht nach unten abfallen.

Suchen der physiologischen Sitzposition

Kippen Sie dazu Ihr Becken bis zum Bewegungsende nach vorne und nach hinten. Nehmen Sie wahr, wie sich der Druck auf die Sitzbeinhöcker beim Kippen des Beckens verändert. In den beiden Endstellungen spüren Sie kaum Druck auf Ihren Sitzbeinhöckern. Suchen Sie sich nun Ihre (optimale) Sitzposition, bei der sich Ihre Wirbelsäule in ihrer physiologischen Form (leichte Hohlkreuzstellung) befindet.

Dazu bewegen Sie Ihr Becken aus der Hohlkreuzstellung bis zu dem Punkt nach hinten, an welchem der Druck auf die Sitzbeinhöcker spürbar zunimmt. Sie finden diese Position auch, wenn Sie umgekehrt vom Punkt der höchsten Druckbelastung Ihr Becken leicht nach vorne bewegen, so daß die Belastung vor den Sitzbeinhöckern auf die Sitzfläche wirkt.

Schieben Sie Ihr Brustbein nach vorne oben, neigen Sie den Oberkörper leicht (!) nach vorne und schieben Sie den (Hinter-)Kopf leicht nach oben. Der Blick ist nach vorne gerichtet, die Arme hängen locker herunter und der Schultergürtel befindet sich in der mittleren Position in Balance.

Die Marionette

In einer bequemen Sitzhaltung fassen Sie nun einen imaginären Faden, der aus der Mitte Ihres Kopfes herausragt. Wie bei einer Marionette ziehen Sie sich nun an dem Faden nach oben und beobachten, was mit Ihrem Körper passiert. Sie können auch in einer krummen Sitzhaltung einen Finger auf Ihren Kopf legen und langsam dagegen Druck aufbauen (auch mit Bohnensäckchen möglich). Wie verändert sich Ihre Sitzhaltung?

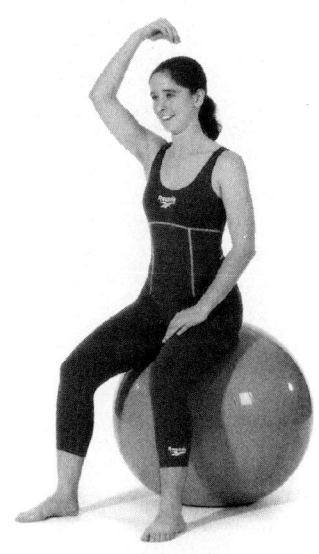

Konnten Sie feststellen, daß sich dabei Ihr Oberkörper von selbst aufrichtet, d. h. das Becken nach vorne kippt, das Brustbein nach vorne oben zieht und die Halswirbelsäule sich streckt?

Sitzen Sie im Lot?

In der physiologischen Sitzposition schließen Sie nun Ihre Augen und bewegen Ihren aufrechten Oberkörper zusammen mit dem Becken langsam nach vorne und nach hinten, nach rechts und nach links. Die aufgestellten, leicht abgespreizten Beine bilden dabei einen V-förmigen Bewegungssektor. Versuchen Sie, die Bewegungen des Rumpfes immer in diesem Sektor durchzuführen, um für die

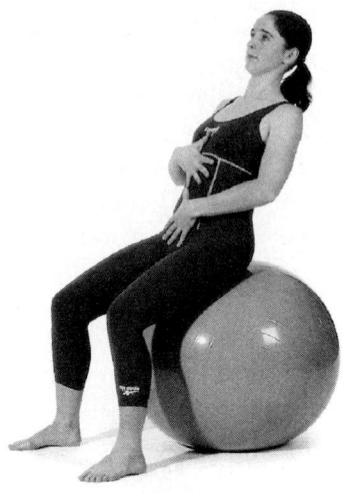

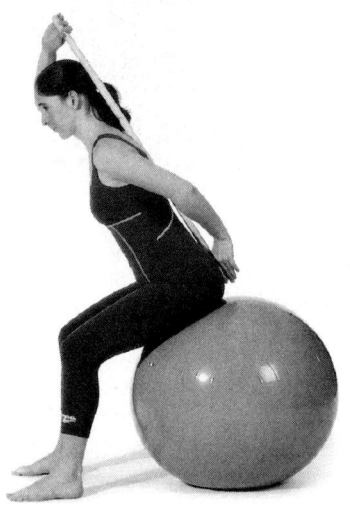

Wirbelsäule besonders belastende Verdrehungen zu vermeiden. Die Bewegungen des Oberkörpers erfolgen von den Hüftgelenken aus. Damit Ihr Oberkörper gerade bleibt, benutzen Sie als Kontrolle entweder

• beide Hände, die sie mit gespreizten Fingern unterhalb des Bauches und an die Brust legen, so daß sie sich gerade berühren (werden Sie krumm, verstärkt sich der Druck auf die Finger, kippen Sie das Bekken nach vorne, lösen sich die Hände voneinander),

• eine gespannte Schnur, die Sie zwischen Hals und Hosenbund klemmen oder

• einen Besenstiel, den Sie längs der Wirbelsäule halten.

Spüren Sie auftretende Muskelspannungen beim Vorneigen bzw. beim Zurückneigen des Oberkörpers?

Suchen Sie eine Körperposition, in der das Spannungsgefühl von Bauch- und Rückenmuskulatur ausgeglichen ist.

Möchten Sie aus der Sitzposition Gegenstände greifen, die sich hinter oder neben dem Körper befinden, drehen Sie zuerst den Körper (Bewegungssektor) in die entsprechende Richtung und neigen Sie dann erst den Oberkörper. Bewegen Sie ihren Rumpf möglichst immer innerhalb des Bewegungssektors. Durch die Benutzung labiler Sitzgelegenheiten, z. B. Pezzi-Ball, Move etc., werden rückenfreundliche Bewegungen des Rumpfes nach vorne oder nach unten erleichtert (Greifen oder Aufheben eines Gegenstandes, Schuhbinden usw.).

Grundspannung «Sitzen»

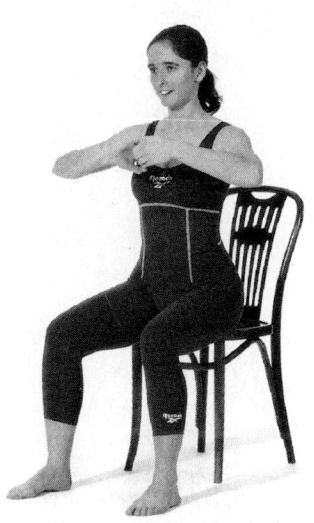

Viele Menschen empfinden die aufrechte Sitzposition als ungewohnt und daher als anstrengend. Nehmen Sie Ihre physiologische Sitzposition ein und beurteilen Sie, wie anstrengend Sie das Beibehalten dieser Position empfinden. Stellen Sie sich nun vor, Ihre Füße seien am Boden festklebt. Ziehen Sie Ihre Füße ohne eine Bewegung zu sich heran und gleichzeitig die ineinandergehakten Finger vor dem Brustbein auseinander. Halten Sie diese Ganzkörperspannung einige Sekunden und atmen Sie dabei gleichmäßig. Reduzieren Sie die Spannung, ohne das Becken nach hinten drehen zu lassen, und spüren Sie nach. Lassen Sie sich Zeit, die aufrechte Haltung wahrzunehmen. Fällt Ihnen nun im Vergleich zu vorher die aufrechte Sitzposition leichter?

Das dynamische Sitzen

Belasten Sie im Wechsel die rechte und die linke Gesäßhälfte. Lassen Sie danach Ihr Becken kreisen und «massieren» Sie damit Ihre Bandscheiben. Bewegen Sie Ihren Oberkörper in kleinen Kreisen um Ihr Körperlot. Experimentieren Sie bewußt mit Ihrer Sitzhaltung. Versuchen Sie einmal, verschiedene Sitzhaltungen zu finden. Denken Sie daran, daß Ihr Körper um so weniger Muskelspannung benötigt, je mehr Körperteile abgestützt sind:

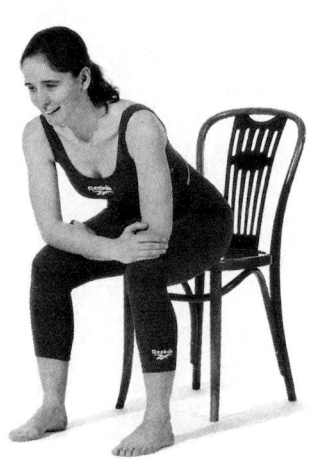

- Stützen Sie sich mit den Armen auf den Oberschenkeln ab.
- Stüzen Sie sich mit den Händen auf einem Tisch / Pult ab.
- Drehen Sie den Stuhl um und stützen Sie sich auf der Lehne ab – «Reitersitz».

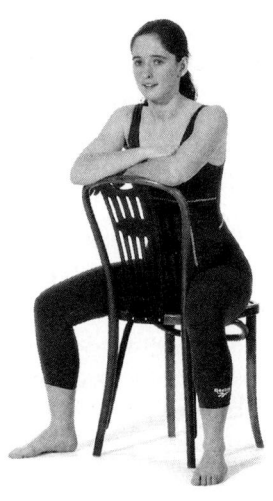

Aufstehen und Hinsetzen

Setzen Sie sich einige Male auf den Stuhl bzw. stehen Sie wieder auf, und beobachten Sie aufmerksam, wie Sie diese Bewegung durchführen. Führen Sie die Bewegung in Zeitlupe aus. Konnten Sie feststellen, daß sich Ihr Becken beim Hinsetzen nach hinten dreht?

Welche Bedeutung hat das Hinsetzen für die Sitzhaltung?

Die aufrechte Sitzposition stellt ein labiles Gleichgewicht dar, da die Drehkräfte nur erlöschen, wenn das Gewicht des Oberkörpers infolge einer bestimmten Kippstellung des Beckens senkrecht über den Sitzbeinknochen liegt. Allerdings ergeben sich schon beim Hinsetzen teilweise erhebliche Schwierigkeiten, diese labile Gleichgewichtsposition direkt einzunehmen. Beim Sich-Setzen wird das Becken auf den Sitzbeinhöckern aufgesetzt und dreht über diese nach hinten, bis der Rücken entweder die Stuhllehne oder die Steißbeinspitze die Sitzfläche berührt (sog. 3-Punkte-Sitz). Durch die Verbindung mit dem Becken macht die untere Lendenwirbelsäule diese Rückwärtsbewegung mit. Kompensiert wird diese Stellung durch eine großbogige Rundung (Kyphose) der oberen Lenden- und gesamten Brustwirbelsäule sowie eine übermäßige Höhlung der Halswirbelsäule. Es entsteht das typische Bild des Rundrückens. Der Schwerpunkt des Rumpfes wird so wieder über die Sitzbeinhöcker gebracht. Diese Sitzposition ist zwar stabiler, aber die kyphotische Krümmung der Wirbelsäule hat unphysiologische, pathogene Biegespannungen in der Wirbelsäule und ihrem Bandapparat zur Folge. Zusätzlich führt diese Sitzhaltung zu einer Verkürzung der gesamten ventralen Rumpfwand. Meist wird der Kopf zum Ausgleich in den Nacken genommen, was zu einer vermehrten Krümmung (Lordosierung) der Halswirbelsäule führt. Der Kopf kann nur unter hohem Arbeitsaufwand der Nackenmuskulatur gehalten werden. Um zu verhindern, daß das Becken schon gleich beim Sich-Setzen nach hinten dreht, ist bewußt der Bewegungsablauf zu beobachten und der Aufrichtung des Beckens aktiv entgegenzuwirken.

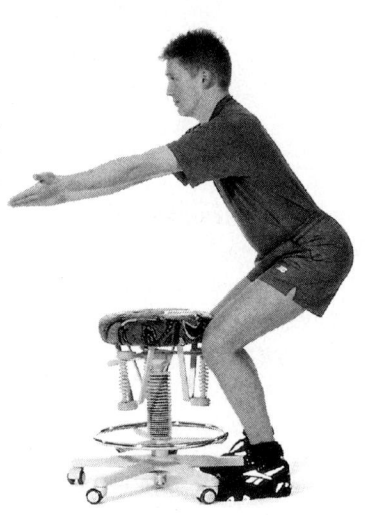

Übungen zum Aufstehen und Hinsetzen

Schwerpunktverlagerung im Stand

Stellen Sie sich mit leicht gebeugten Beinen vor einen Stuhl und berühren Sie mit den Knien die Stuhlkante. Senken Sie langsam das Gesäß nach unten. Wie verändert sich der Stand? Haben Sie Schwierigkeiten, das Gleichgewicht zu halten, und welche Gegenmaßnahmen haben Sie ergriffen?

Versuchen Sie nun, wieder langsam das Gesäß zu senken und dabei die Arme nach vorne zu nehmen bzw. den «geraden» Oberkörper nach vorne zu beugen. Dadurch wandert der Schwerpunkt wieder über die Standfläche, und Sie stehen stabiler. Stoppen Sie während des Tiefgehens die Bewegung, und beobachten Sie Ihre Haltung und auftretende Spannungen, insbesondere in der Beinmuskulatur.

Vom Stand zum Sitz

Senken Sie im Stand (rücklings zum Stuhl) langsam das Gesäß bis zur Stuhlfläche ab. Das Absenken erfolgt dabei fast ausschließlich durch Beugung der Fuß-, Knie- und Hüftgelenke.

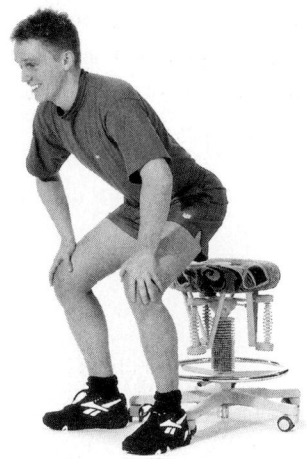

Versuchen Sie auch eine andere Technik: Stehen Sie rücklings mit einem Abstand von etwa einem halben Schritt zum Stuhl. Stellen Sie einen Fuß nach hinten zwischen die Stuhlbeine (Schrittstellung), nehmen Sie ihren «geraden» Oberkörper wieder leicht nach vorne und beugen Sie Ihre Beine.

Durch die Veränderung der Oberkörperneigung können Sie die Belastung auf die Beine unterschiedlich verteilen.

Beim Beugen der Knie müssen die Knie über die Füße wandern und dürfen nicht nach außen oder innen ausweichen (Beinachse).

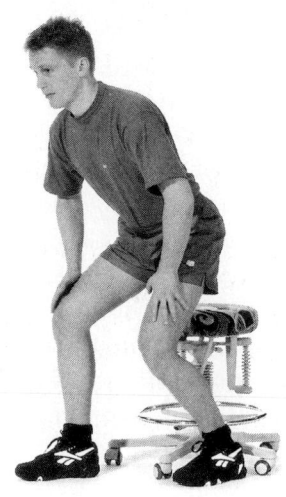

Das Becken darf im Moment des Hinsetzens nicht nach hinten drehen!

kommen Sie durch die umgekehrte Bewegungsabfolge. Verlagern Sie den Oberkörper nach vorne, so wandert auch Ihr Schwerpunkt vorwärts, bis er über den Füßen liegt. Sie können deutlich spüren, wie sich die Muskeln Ihrer Beine anspannen, um sie fast unwillkürlich, einem Bedürfnis gleich, aufstehen zu lassen.

Versuchen Sie es zuerst mit einer langsamen, anschließend mit einer schnelleren Vorwärtsbewegung des Oberkörpers. Einfacher wird es jetzt noch, wenn Sie Ihre Beine etwas an den Stuhl heranziehen und die Füße parallel oder versetzt auf den Boden stellen. Wenn Sie die Hände an den Oberschenkeln (Armlehnen oder Tisch) auflegen, können Sie beim Erheben die Aufwärts- bzw. beim Setzen die Abwärtsbewegung aktiv unterstützen. Stellen Sie sich diese Bewegung vor, als ziehe Sie jemand an einem Faden nach vorne oben. Unterstützen Sie Ihr Aufstehen durch ein bewußtes Ausatmen.

Versuchen Sie, den Moment des Aufstehens/Hinsetzens bewußt wahrzunehmen, d.h. beugen und strecken Sie langsam Ihre Knie. Wechseln Sie wegen der unterschiedlichen Kraftanstrengungen der Beinmuskulatur zwischendurch die Schrittstellung.

Bewahren Sie Ihre Wirbelsäule vor unnötigen Belastungen durch ruckhaftes Aufstehen oder Hinsetzen («Plumpsen»). Sie benötigen dabei übrigens auch wesentlich mehr Energie. Gerade bei älteren Personen kommt es beim Aufstehen häufig vor, daß die Füße schon auf den Boden drücken, bevor der Schwerpunkt nach vorne verlagert ist. Sie kippen zurück in Ihre Ausgangslage, es wird unmöglich aufzustehen.

Die Übungen zum Aufstehen bieten sich ideal zur Kräftigung der Beinmuskulatur an.

Stehen –
Die konstante Suche nach der Balance

Die Wirbelsäulenform, die Stellung des Beckens als Basis der Wirbelsäule und letztlich auch die Haltung sind eine individuelle Gegebenheit. Die Beurteilung der Haltung darf nicht nur aufgrund einer isolierten Betrachtung der Wirbelsäulen-Form erfolgen, sondern muß immer die Beurteilung der Gesamtpersönlichkeit miteinbeziehen. Im allgemeinen ist die aufrechte Haltung die beste Haltung. Die Wirbelsäule richtet sich hier harmonisch in ihrer Doppel-S-Form an der Schwerelinie auf, die Haltemuskulatur arbeitet am ökonomischsten und die passiven Strukturen des Bewegungsapparates werden ausgewogen belastet. Die Hauptfunktion des Bewegungsapparates besteht darin, den aufrecht stehenden oder sitzenden Körper gegen die Schwerkraft im Gleichgewicht zu halten. Die Lage des Körperschwerpunktes ist individuell verschieden und abhängig von der Konstitution, dem Alter und dem Geschlecht. Er befindet sich in aufrechter Haltung etwas unterhalb des Bauchnabels nahe der Wirbelsäule. Da die Körperstandfläche relativ klein ist und der Körperschwerpunkt recht hoch liegt, bezeichnet man den Stand als eine physikalisch «labile» Gleichgewichtslage. Man kann sich den Körper bildlich aus Klötzchen zusammengesetzt vorstellen. Beim ökonomischen Stand sind die Klötzchen so übereinander angeordnet, daß Sie einen harmonisch aufrechten Turm ergeben. Sobald sich z. B. durch Vorneigen ein Körperabschnitt (Klötzchen) aus dem Lot bewegt, greift an dessen Schwerpunkt sofort die Erdanziehungskraft an und zieht ihn nach unten. Verläßt also die Schwerpunktlinie des Körpers die Unterstützungsfläche der Füße, kippt der Körper um, wenn nicht die Muskulatur innere Kräfte erzeugt, welche die äußeren Kräfte kompensieren.

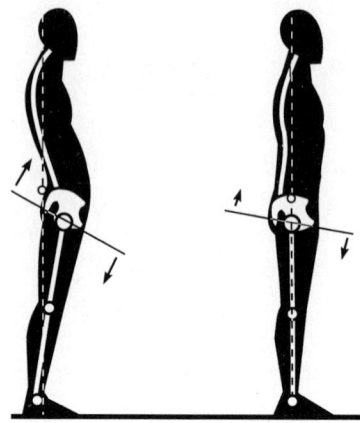

Beckenstellung in der passiven und aktiven Haltung

Die aktive und die passive Haltung

Die aufrechte Haltung kann aktiv durch Muskelkraft erhalten werden, aber auch passiv durch den Bandapparat, indem man sich «in die Bänder fallen» läßt. Nehmen Sie verschiedene Formen des lässigen Stehens ein (krumme Haltung). Versuchen Sie einmal entspannt, bequem und locker zu stehen und sich selbst dabei zu beobachten. In der am häufigsten zu beobachtenden Ruhehaltung überstrecken die Kniegelenke, das Becken wird nach vorne geschoben, der Rumpf neigt sich nach hinten und die Schultern fallen nach vorne. Die passive Haltung wird in der Regel als die bequemere empfunden, die Beanspruchung der Gewebe des Stützapparates ist aber größer und unphysiologischer als bei der aktiven Haltung. Beschwerden entstehen meist erst aus einem Mißverhältnis von zu großer Belastung, z. B. durch Fehlhaltung, und zu geringer Belastbarkeit. Die Bänder allein sind auf Dauer der Beanspruchung nicht gewachsen, die Muskulatur wird überstreckt und schwindet (atrophiert), die Bandscheiben und die Wirbelgelenke werden unphysiologisch beansprucht, was ihren Verschleiß (Degeneration) beschleunigt. Schon eine aktive, aufrechte Haltung kann deshalb als Prophylaxe gegen Rückenbeschwerden angesehen werden.

Der Lotlinientest

Die Beurteilung der Haltung und der Körperstatik erfolgt üblicherweise über einen (gedachten) Lotlinientest, den Sie selbst durchführen können, in dem Sie an das untere Ende eines Seiles einen schweren Gegenstand binden und das Seil an das Ohrläppchen halten:

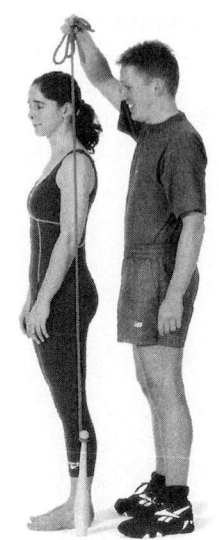

- Von der Seite gesehen verläuft das Seil vom Ohr über das Schultergelenk die Wirbelsäule (Mitte Brustkorb) entlang nach unten, vor dem Hüftgelenk und vor dem Kniegelenk bis leicht vor das Sprunggelenk in die Mitte der Stützfläche Fuß.
- In der Frontalebene verläuft die Lotlinie von der Mitte des Kopfes bis in die Mitte des Steißbeins. Das Becken steht horizontal, ebenso der obere Rand der Schulterblätter.

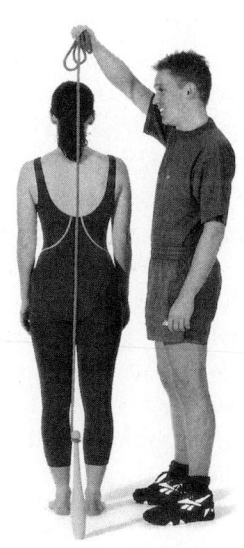

Die Balance des Kopfes

Eine der Entdeckungen des Engländers F. M. Alexander ist, daß wir das leichteste und gesündeste Leben haben, wenn unser Kopf richtig auf dem Hals aufsitzt. In der Balance trägt sich der Kopf, der immerhin 4 bis 5 kg wiegt, mühelos von selbst. Er sitzt im Gleichgewicht frei beweglich auf dem obersten Halswirbel, dem Atlas. Gehalten wird der Kopf von der Halsmuskulatur, die durch falsches Verhalten häufig überbeansprucht wird, was wiederum muskuläre Verspannungen, degenerative Halswirbelsäulen-Beschwerden oder Kopfschmerzen zur Folge hat. Man geht davon aus, daß 65 Prozent aller Kopfschmerzen ihre Ursache in Verspannungen der Halsmuskulatur haben. So bedarf gerade die Halsmuskulatur besonderer Muskelpflege.

Der Stand als labiles Gleichgewicht

Das aufrechte Stehen wird ermöglicht durch die Aktivität von Muskeln, Bändern und Sehnen. Die wichtigsten Muskelgruppen (Streckerschlinge) sind die Wadenmuskulatur zur Stabilisation des Sprunggelenks, die vordere Oberschenkelmuskulatur zur Stabilisation des Kniegelenks, die Gesäßmuskulatur zur Stabilisation des Hüftgelenks sowie die Rücken- und Bauchmuskulatur zur Stabilisation der Wirbelsäule. Die Erhaltung des Körpergleichgewichtes ist die Grundbedingung aller menschlichen Bewegungen. Der aufrechte Stand gelingt nur durch eine stabile Stützhaltung und eine geregelte Balance des Körperschwerpunktes senkrecht über den Füßen. Daß es sich dabei um einen aktiven Vorgang, um eine motorische Leistung handelt, ist einfach zu verstehen, wenn man bei geschlossenen Augen auf die Balancierbewegungen des Körpers achtet. Probieren Sie es einmal aus. Stellen Sie sich auf ein Bein, und schließen Sie die Augen. Versuchen Sie, den Stand zu halten.

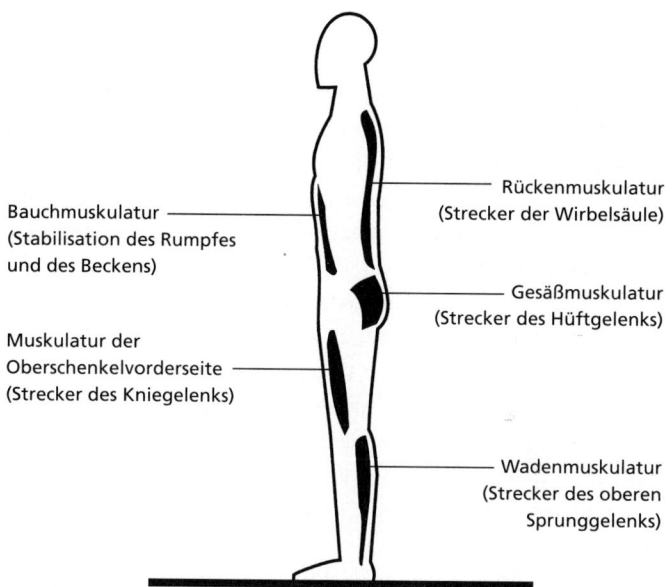

Bauchmuskulatur
(Stabilisation des Rumpfes
und des Beckens)

Muskulatur der
Oberschenkelvorderseite
(Strecker des Kniegelenks)

Rückenmuskulatur
(Strecker der Wirbelsäule)

Gesäßmuskulatur
(Strecker des Hüftgelenks)

Wadenmuskulatur
(Strecker des oberen
Sprunggelenks)

Die wichtigsten Muskeln, die aufrechtes Stehen ermöglichen

Sie werden vielleicht spüren, daß Ihr Körper minimale Korrektur-bewegungen durchführt. Diese Schwankungen sind charakteristisch für die aufrechte Körperhaltung und erfolgen durchschnittlich alle 30 Sekunden. Der Körper löst diese sehr komplexe Aufgabe durch eine Reihe ineinandergreifender Regelkreise. Als Meßfühler für die Gleichgewichtsregulierung im Stand dienen vorwiegend sog. Propriozeptoren (Rezeptoren in Muskeln, Sehnen und Gelenken), das Gleichgewichtsorgan im Innenohr und das Auge. *Stehen ist ein labiles Gleichgewicht. Man hat es nicht, sondern muß es immer wieder neu finden!*

Der Fuß als Fundament des Körpers

Der Fuß stellt die Verbindung unseres Körpers zum Boden dar. In einem durchschnittlichen Menschenleben haben die Füße etwa 10 Millionen mal Kontakt zum Boden. Wann wurde Ihnen das letzte Mal bewußt, daß unter unseren Füßen etwas ist? Vermutlich dann, als Sie barfuß über heißen Asphalt, Sand oder eine stachelige Wiese gegangen sind.

Körperorientierte Methoden wie die Eutonie, die Alexander-Technik oder die Feldenkrais-Arbeit verwendet viel Zeit darauf, das Stehen bewußt zu erfahren. Zu unseren Füßen haben wir in der Regel kein besonderes Verhältnis. Die Füße werden schon frühzeitig in «schlecht durchlüftete Gefängnisse aus Leder und Gummi eingesperrt» (Milz 1992, 126) und haben durch die Empfindlichkeit der vielen Schweißdrüsen die Eigenschaft, häufig nicht sehr angenehm zu riechen.

Dabei kommt den Füßen eine wichtige Aufgabe zu. Sie tragen nicht nur die gesamte Körperlast, sondern dienen beim Gehen auch als Stoßdämpfer, als Stütze und als Antriebsorgan. Die Füße und der gesamte Organismus reagieren sehr sensibel auf die von der Fußsohle vermittelten Informationen, was sich die chinesische Akupunktur oder auch die Fußreflexzonenmassage zunutze machen.

Um den Füßen gerecht zu werden, ist eine systematische Schulung der Aufmerksamkeit, Beweglichkeit und der Muskulatur durch Wahrnehmungs-, Greif- und Bewegungsübungen notwendig. Oder versuchen Sie ganz einfach, häufiger barfuß zu gehen.

Stehen unter physiologischen Gesichtspunkten

Langandauerndes Stehen am Ort ist aufgrund der statischen Muskelarbeit, des erhöhten hydrostatischen Druckes in den Beinvenen und der allmählichen Stauung der Gewebsflüssigkeit ermüdend und beschwerlich. Durch einen häufigen Wechsel der Körperhaltung, aktive und passive Pausen und die Benutzung entlastender Arbeitsmittel (Stehhilfe, Fußstütze) läßt sich diesen Übeln sinnvoll entgegenwirken.

Eine schlechte Kondition der Muskulatur durch ungenügendes Training und muskuläre Dysbalancen wirken sich negativ auf die Koordination und das Regelsystem der Statik aus, was Störungen der Haltungsbalance zur Folge hat. Die Förderung der Leistungsfähigkeit des Halteapparates ist deshalb eine wichtige Komponente der Haltungsschulung. Bei menschlichen Gleichgewichtsreaktionen wird die Körpermuskulatur vorwiegend in ihrer Ausdauer beansprucht. Zu deren Training sind besonders spielerische Gleichgewichtsübungen wie Gehen auf Zehen und Fersen, Gehen und Laufen auf weichen Unterlagen oder Balancieren auf schmalen, labilen oder beweglichen Unterlagen geeignet (Senn 1990).

Das «richtige» Stehen – Übungen

Durchleuchten des Körpers mit geschlossenen Augen

Gehen Sie barfuß oder in Strümpfen umher. Bleiben Sie nach einem Moment stehen, schließen Sie die Augen und lenken die ganze Aufmerksamkeit auf Ihren Stand. Nehmen Sie den Kontakt der Füße zum Boden wahr. Welche Empfindungen können Sie wahrnehmen: Wärme, Kälte oder Druck?

Beobachten Sie, an welcher Stelle genau die Füße belastet sind. Sind mehr die Außenseiten oder mehr die Innenseiten belastet, mehr die Fersen oder die Ballen? Wie steht Ihr Körper? Ist er einseitig oder eher gleichmäßig belastet? Existieren Spannungen in Ihrem Körper, wenn ja, wo? Wenn Ihr Körper aus Klötzchen (Füße, Knie, Becken, Brustkorb, Kopf) aufgebaut wäre, wie stehen Sie übereinander? Steht ein Klötzchen mehr vorne oder hinten, mehr rechts oder links oder gar verdreht? Machen Sie bildlich ein «Photo» von Ihrem Stand.

Wenn Sie korrekt stehen, übernimmt ein Großteil des Gewichtes die Ferse (ca. 50 Prozent). Das übrige Gewicht wird etwa im Verhältnis 2:1 auf den inneren Stützpunkt (Großzehballen) und äußeren Stützpunkt (Kleinzehballen) verteilt.

Fußmassage mit dem Massage-Igel

Stellen Sie einen Fuß auf einen Massage-Igel (oder Tennisball), und wandern Sie damit über die ganze Fußsohle. Variieren Sie den Druck, und massieren Sie so Ihren Fuß. Sollten an manchen Stellen, z. B. im Fußgewölbe, Schmerzen auftreten, halten Sie den Ball an dieser Stelle und lassen die Schmerzen wie durch einen Blitzableiter abfließen. Nach einigen Minuten stellen Sie den massierten Fuß neben den nichtmassierten Fuß auf den Boden, schließen die Augen und fühlen nach. Spüren Sie Unterschiede? Massieren Sie jetzt auch den anderen Fuß. Nachdem beide Füße bearbeitet wurden, fühlen Sie, ob sich Ihr Stand verändert hat? Stehen Sie fester, großflächiger oder auch sicherer auf dem Boden?

Fußmassage mit der Hand

Sollten Sie keinen Massage-Igel zur Hand haben, suchen Sie sich einen bequemen Platz und nehmen einen nackten Fuß in Ihre Hände. Spüren Sie den Austausch von Wärme zwischen dem Fuß und den Händen. Beginnen Sie, den Fuß zu streicheln und behutsam zu massieren. Lassen Sie sich Zeit. Massieren Sie nacheinander die Zehen und die jeweiligen Zwischenräume der einzelnen Zehen. Streichen Sie die Fußoberseite vom Gelenk bis zu den Zehen aus. Nehmen Sie den ganzen Fuß in die Hand, und führen Sie kleine kreisende Bewegungen durch. Sie erreichen dadurch eine Durchblutungsförderung und eine wohltuende Entspannung, die sich auf den ganzen Organismus auswirkt.

Der Baum im Wind

Schließen Sie die Augen, und stellen Sie sich vor, Sie seien ein tief-
verwurzelter Baum, der sich im Wind in verschiedene Richtungen
bewegen kann. Ihre Beine seien der Stamm des Baumes, von dem
aus die Wurzeln langsam in den Boden wachsen und sich dort fest
mit dem Boden verbinden. Der Baum hat einen sicheren Halt und
kann jetzt jedem noch so starken Sturm standhalten. Bewegen Sie
Ihren Körper nach vorne, zur Seite und nach hinten. Achten Sie bei
dieser Übung darauf, daß die Fußsohlen immer Kontakt zum Boden haben und Sie die Verlagerung nicht durch ein Abknicken von
Kopf und Schultern bewirken. Spüren Sie bei dieser Übung, daß Sie
nur ein «stabiles» Gleichgewicht haben. Dort stehen Sie im Lot.
Sobald Sie dieses Lot verlassen, wozu es kaum Anstrengung bedarf, müssen Ihre Muskeln arbeiten, um einen Ausgleich zu der
angreifenden Gewichtskraft zu schaffen. Vielleicht konnten Sie
spüren, daß beim Vorpendeln die rückwärtige Muskelkette arbeitet, beim Rückpendeln die vordere Muskelkette. Beenden Sie nach
einer Weile die Übung, indem Sie die Wurzeln langsam einziehen
und sich wieder bewegen.

Ausgangsstellung «Stehen»

Stehen Sie etwa hüftbreit, die Fußspitzen zeigen leicht nach außen,
und beugen Sie leicht die Knie. Sie stehen mit lockeren Kniegelen-
ken, die Beinachsen sind ausgerichtet, d.h. Hüftgelenk, Kniegelenk
und Sprunggelenk liegen senkrecht übereinander. Versuchen Sie im
Stand einige Wahrnehmungsübungen. Probieren Sie einmal, die
Ferse (Fersenbein) leicht nach innen und dann wieder nach außen
zu kippen. Vielleicht spüren Sie, daß sich das Fußgewölbe platt-
drückt, die Knie zueinander wandern und sich die Neigung zum
Hohlkreuz verstärkt, wenn die Ferse nach innen knickt. Dadurch
wird die aufrichtende Kraft blockiert. Ihr Fersenbein sollte also
senkrecht stehen, die Knie locker und auseinander sein.
Eine Partnerübung macht Ihnen die Wirkung der leichten Kniebeu-

gung deutlich. Stehen Sie mit durchgedrückten Knien einem Partner gegenüber, der Sie leicht «schubst». Beugen Sie die Knie, und wiederholen Sie die Übung. Spüren Sie den deutlichen Stabilitätsgewinn? Variieren Sie auch einmal die Standfläche, indem Sie die Füße unterschiedlich weit auseinandersetzen. Sie werden vielleicht merken, daß sich die Standfestigkeit erhöht, wenn Sie die Füße weiter auseinander aufsetzen. Übrigens eine Erfahrung, die man sich in schnell fahrenden Bussen und Zügen oder schwankenden Schiffen meist unbewußt zunutze macht.

Der aufrechte Stand
Führen Sie aus der Ausgangsstellung nacheinander die Ihnen schon bekannten Bewegungsformen durch. Bringen Sie das Becken in eine Position, in der sich die Wirbelsäule in ihrer physiologischen Form befindet, d. h. kippen Sie ein aufgerichtetes Becken nach vorne (Beckenkippung) und ein stark nach vorne gekipptes Becken (starkes Hohlkreuz) etwas nach hinten (Beckenaufrichtung).

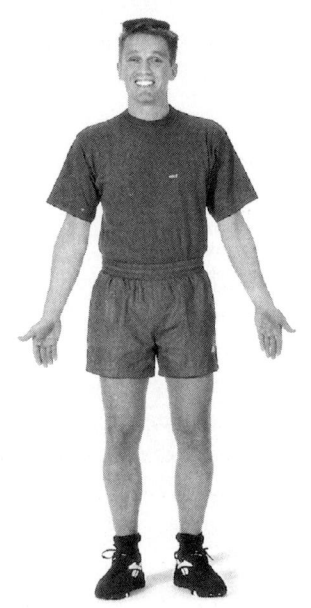

Richten Sie Ihren Brustkorb auf (Brustkorbhebung), halten Sie den Kopf in Verlängerung der Wirbelsäule (Nacken lang), und achten Sie darauf, daß der Schultergürtel entspannt in der mittleren Position auf dem Brustkorb ruht. Schauen Sie in einen Spiegel, ob das Gesicht senkrecht steht. Nehmen Sie ggf. das «Gesicht» zurück, bis im Nacken eine leichte Dehnung entsteht.

138

Stellen Sie sich nun vor, Sie balancieren auf Ihrem Kopf einen Wasserkrug. In dieser Haltung ist der Kopf ausbalanciert und lastet mit seinem Gewicht direkt auf der Wirbelsäule. Legen Sie sich ein Buch oder ein Bohnensäckchen auf den Kopf, und probieren Sie es auszubalancieren.

Ein anderes schönes Bild, das die Körperaufrichtung im Stand unterstützt, ist die Vorstellung, sich gleichzeitig mit den Füßen gegen «einen sich hebenden Boden» und mit dem Kopf gegen «eine sich senkende Decke» zu stemmen.

Machen Sie in Gedanken wieder ein «Photo», und vergleichen Sie es es mit dem «Photo» zu Beginn. Stellen Sie Unterschiede fest?

Pendeln im Stand
Pendeln Sie mit dem Körper so, daß sich der Kopf auf einer Kreislinie bewegt. Der Körper beschreibt dabei die Figur eines auf den Kopf gestellten Kegels. Führen Sie diese Bewegung mehrmals durch, so daß Sie nach einer Weile das Gefühl haben, sie wird allein von den Füßen gesteuert.

Grundspannung «Stand»
Spannen Sie im aufrechten Stand leicht Ihre Gesäß- und Bauchmuskulatur an und stabilisieren den Schultergürtel. Die Grundspannung dient als Ausgangsstellung für Stabilisationsübungen und viele Tätigkeiten im Alltag (Schieben, Ziehen usw.). Stehen Sie im aufrechten Stand, und führen Sie langsam Ihre gestreckten Arme nach vorne oben. Beobachten Sie dabei die Bewegungen des Brustkorbs, des Beckens und der Wirbelsäule. Vielleicht bemerken Sie, daß sich ab einer gewissen Armhöhe zunehmend der Brustkorb hebt und die Lendenwirbelsäule in eine Hohlkreuzstellung ausweicht. Schuld daran ist meist eine eingeschränkte Schulterbeweglichkeit aufgrund einer verkürzten Brustmuskulatur. Damit es zu keinen Ausweichbewegungen kommt, nehmen Sie zuvor die Grundspannung ein und heben dann die Arme nach vorne oben.

Bei Überkopfarbeiten besteht die Gefahr, die Schultern hochzuziehen oder nach vorne hängen zu lassen. Führen Sie deshalb einige imaginäre «Wischbewegungen» durch, und achten Sie auf einen stabilen Schultergürtel.

Bei Bewegungen wie Fegen, Staubsaugen, Schneeschaufeln oder Harken im Garten achten Sie auf einen aufrechten Oberkörper und eine entsprechende Schulterspannung.

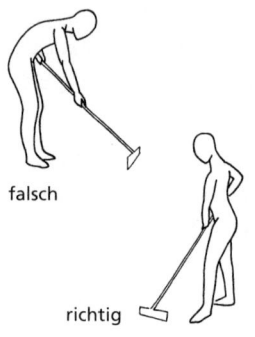

falsch

richtig

Tips für den Alltag

Kehren, Wischen, Staubsaugen: Diese Bewegungen finden in einer Kombination von stehen, gehen und bücken statt. Achten Sie immer auf eine ausreichende Rumpf- und Schulterspannung, vor allem bei Bewegungen, die einen höheren Kraftaufwand erfordern, z. B. Fegen, Schrubben usw.

Arbeiten Sie verstärkt aus Ihren Beinen heraus. Verwenden Sie nur solche Hausgeräte, bei denen Sie aufgrund eines langen Stiels bequem mit aufrechtem Oberkörper stehen können.

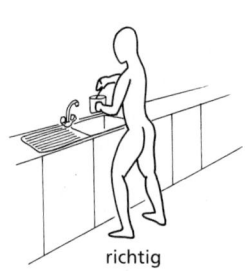

richtig

Geschirrspülen: Bei einer zu niedrigen Spüle ist es am günstigsten, wenn Sie in den Knien beugen und sich mit den Knien an den Unterschränken sowie mit den Oberschenkeln oder mit der Hüfte am Arbeitsplattenrand abstützen.

Stellen Sie dazu die Beine etwas breiter auseinander und achten Sie beim Beugen auf die korrekte Beinachsenstellung.

Zähneputzen, Waschen: Auch das Waschbecken ist häufig zu niedrig angebracht,
so daß Sie hier eine ähnliche Haltung einnehmen können wie beim Geschirrspülen.
Durch den größeren Bewegungsraum unter dem Waschbecken ist das Beugen der
Beine leichter.

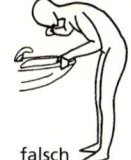 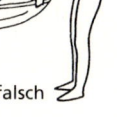

falsch

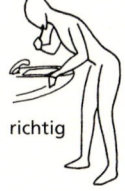

richtig

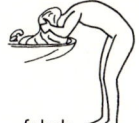 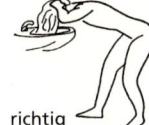

falsch   richtig

Anziehen: Warum sollten Sie nicht Ihren
Rücken entlasten, indem Sie sich an einer
Wand angelehnt die Hose anziehen?

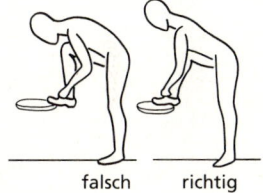

falsch   richtig

Wäsche aufhängen: Stellen Sie den Wäschekorb auf einen Hocker möglichst nah
an die Wäscheleine, dann können Sie bequem die Wäschestücke
greifen, ohne sich bücken oder drehen zu müssen. Die Wäscheleine
bringen Sie so an, daß Sie mit Ihren Armen bequem hochgreifen
können, ohne dazu die Schultern heben zu müssen.

Wäsche bügeln: Stellen Sie Ihr Bügelbrett richtig ein (10 bis 15 cm
unter Ellbogenhöhe). Der Wäschekorb steht auf einem Hocker.
Wechseln Sie zwischendurch das Standbein oder nehmen Sie eine

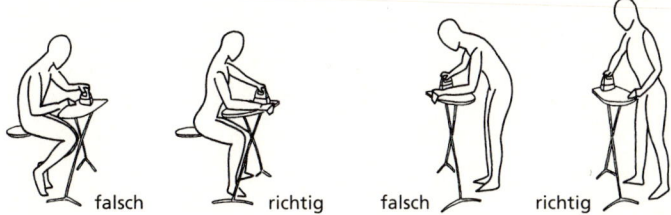

falsch   richtig   falsch   richtig

andere Position ein, z. B. Sitzen. Stellen Sie einen Fuß zwischendurch auf einen Schemel oder eine Fußstütze (10 bis 15 cm hoch). Dadurch ist die Beckenstellung stabiler. Unterbrechen Sie das Bügeln regelmäßig für andere Arbeiten.

Überkopfarbeiten gehen meist mit einer Hohlkreuzbildung einher. Durch Benutzung einer Leiter oder einer Trittstufe können Sie für die richtige Arbeitshöhe und einen ausreichenden Arbeitsabstand sorgen.

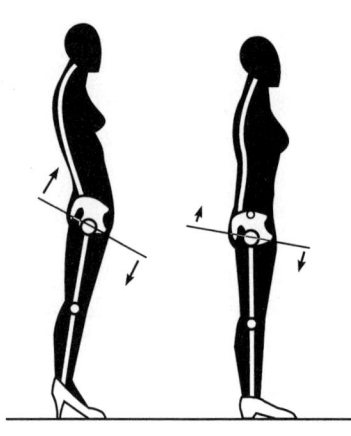

Hochhackige Schule führen zu einer vermehrten Hohlkreuzhaltung

Hochhackige Schuhe belasten nicht nur vermehrt Sprunggelenk und Kniescheibe, sondern fördern auch eine passive Hohlkreuzhaltung und führen bei längerer Benutzung zur Verkürzung der Wadenmuskulatur, was das normale Stehen und Gehen schmerzhaft oder gar unmöglich macht.

Tragen Sie also, wann immer möglich, bequeme Schuhe und bequeme Kleidung.

Übergewicht ist ein «Rückenkil-ler». Durch Übergewicht verlagert sich der Oberkörperschwerpunkt nach vorne, was zu einer Hebelarmverlängerung und damit zu einer zusätzlichen Belastung für die Rückenmuskulatur führt.

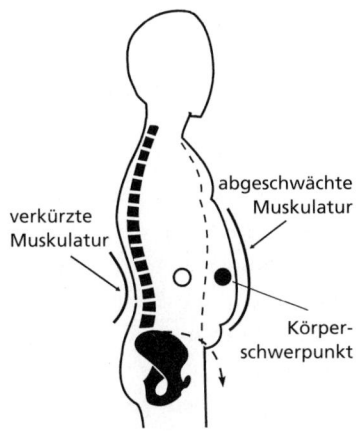

verkürzte Muskulatur

abgeschwächte Muskulatur

Körper-schwerpunkt

Übergewicht bedeutet eine zusätz-liche Belastung für den Rücken

Gehen

Gehen Sie einige Schritte, und lenken Sie Ihre ganze Aufmerksamkeit darauf. Das Standbein wird belastet, indem das Körpergewicht auf das Standbein verlagert wird. Das Bewegungsbein wird gebeugt, mit einem Schritt nach vorne geführt und anschließend belastet. Das entlastete Standbein wird jetzt nach vorne geschwungen. Die Fußspitzen zeigen beim Gehen leicht nach außen, und der dem Schwungbein gegenüberliegende Arm wird im Lauftakt mit nach vorne geschwungen.

Um die verschiedenen Phasen des Gehens bewußt wahrzunehmen, gehen Sie mit geschlossenen Augen langsam vorwärts, und beobachten Sie Ihren Gang.

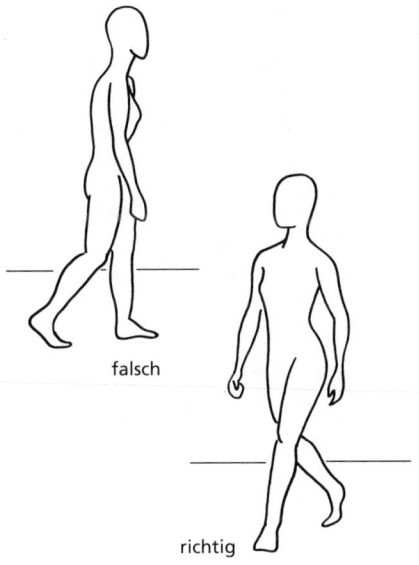

falsch

richtig

Gehen im Alltag

Das Gehen ist für den Menschen eine elementare Bewegungsform, setzt aber mit der notwendigen Gleichgewichtsregulierung eine über Jahre erlernte Muskelkoordination voraus. Es basiert auf der Fähigkeit, sich aufrecht von einem Ort zum anderen bewegen zu können, ohne das Gleichgewicht zu verlieren. Wie schwierig das ist, sehen wir nicht nur bei unseren Kleinkindern, sondern auch bei Erwachsenen, die nach einer größeren Operation erstmals wieder auf den Beinen stehen. Beim Gehen muß jedes Bein einzeln imstande sein, das Körpergewicht wenigstens für kurze Zeit voll zu tragen (Einbeinstand), bis das andere Bein nachgezogen wird. Um einen Schritt tun zu können, besonders zum Überwinden einer Stufe, muß das Bein angehoben, also gebeugt werden. Dazu dienen, vereinfacht gesagt, die Beugemuskeln der großen Gelenke des Beines sowie Muskelgruppen, die das Becken auf der Schwungbeinseite anheben. Beim Gehen bleibt immer ein Fuß am Boden, der andere wird vorgeschwungen, während beim raschen Laufen beide Füße abgehoben werden.

Beim Gehen ermöglicht die Wadenmuskulatur das Abrollen und Abstoßen am Ende der Standphase, der Fußheber das Heben der Fußspitze zu Beginn der Schwungphase (und damit das Aufsetzen auf der Ferse). Die drei wichtigsten Muskelgruppen für das Laufen sind die Wadenmuskulatur, die Knie- und die Hüftstreckmuskulatur.

Der menschliche Gang ist eine einzigartige Mischung aus willkürlichen, automatischen und halbautomatischen Bewegungen. Sein Effekt ist die Fortbewegung mit geringem Energieaufwand unter Erhaltung des Gleichgewichts. Die mit dem Gehen verbundenen symmetrisch rechts-links pendelnden Bewegungen wirken insbesondere kräftigend auf die Rückenmuskulatur. Gleichzeitig fördern sie den für die Bandscheibe wichtigen Pumpmechanismus. Für Junghanns (1986) erzielt allein das Gehen die beste koordinierende Tätigkeit der Rumpfmuskulatur. Rhythmisch-dynamisches Gehen und Laufen, wie es an vielen Reha-Kliniken schon mit

Bandscheibenpatienten durchgeführt wird, setzt am gesamten aktiven und passiven Bewegungsapparat wichtige Reize. So führt die ständige An- und Entspannung zu einer gleichmäßgen Kräftigung der rumpfstabilisierenden Muskulatur.

Ein Großstadtmensch macht bis zu 20 000 Schritte täglich. Somit ist er auch Vibrationen und Stoßbelastungen ausgesetzt, die über den Fuß, die Knie, die Hüften auf die Wirbelsäule übertragen werden. Um diese zu reduzieren, empfehlen sich Schuhe mit gedämpften Sohlen und Absätzen.

Im Gehen spiegelt sich wie bei keiner anderen alltäglichen Bewegung das eigene Befinden wider. Das Tempo, die Schrittlänge und die Körperhaltung sind stark von unserem aktuellen Zustand beeinflußt. In einer Bewegungsübung, die Sie sich am besten vorlesen lassen, können Sie jetzt verschiedene Gangqualitäten und die Kopplung von Bewegung und Empfinden einmal ausprobieren: «Es wird also GEGANGEN – und so und so – und anders – und wieder anders – und schnell – und langsam – und anders langsam – und schneller langsam – und laut – und noch lauter – und leise – und noch leiser – und schnell – und schnell und leise – und auf den Händen und Füßen – und langsam und kräftig – und schlendernd – und trödelnd – und humpelnd – und stolzierend – und hinkend – und prahlend – und watschelnd – und tänzelnd – und sich fortstehlend – und hüftwackelnd – und schlurfend – und marschierend – und verliebt – und ängstlich – und hektisch – und müde – und nachdenklich – und würdig wie ein Pfarrer – und als ob Sie eine Prüfung bestanden haben – und neugierig – und als ob Sie einen Sechser im Lotto gewonnen haben» (nach Gimber 1994)

Schieben und Ziehen

Schieben und Ziehen sind häufig vorkommende Alltagsbewegungen, welche die Lendenwirbelsäule bei fehlerhafter Ausführung stark belasten. Ziehen wir eine Last zu uns heran, entsteht als Folge der horizontal ziehenden Kraft an den Wirbeln ein Drehmoment in Beugerichtung, welchem die Rückenmuskulatur entgegenwirkt. Das führt zu einer Erhöhung des Bandscheibeninnendruckes.

Beim Schieben entsteht aufgrund der Masse (Trägheit) des zu versetzenden Gegenstandes auf die Wirbel ein Drehmoment in Streckrichtung (Extension). Die Bauchmuskeln wirken der Drehkraft entgegen. Da aber der Hebelarm der Bauchmuskeln vergleichsweise größer ist als der Hebelarm der Rückenmuskeln, müssen die Bauchmuskeln beim Schieben eine geringere Kraft zur Stabilisierung der Wirbelsäule entwickeln als die Rückenmuskeln beim Ziehen. Ein weiterer Vorteil des Schiebens besteht darin, daß das Körpergewicht besser eingesetzt werden kann.

Halten Sie beim Schieben Ihre Hände auf Schulterhöhe, ihre Füße stehen in Schrittstellung. Verlagern Sie Ihr Gewicht in die Schieberichtung, und achten Sie auf einen stabilisierten Rumpf und eine gleichmäßige Atmung.

Bücken, Heben und Tragen

Daß Heben und Tragen eine vermehrte mechanische Belastung für die Wirbelsäule darstellen, ist allgemein unbestritten. Das zeigen viele biomechanische Berechnungen und Messungen der Druckbelastung auf die Bandscheiben. Epidemiologische Studien lassen vermuten, daß bei Personen, deren Berufe durch häufiges Tragen von schweren Lasten gekennzeichnet sind und die die Wirbelsäule stark belasten, etwa 2mal so oft chronische Wirbelsäulenerkrankungen vorkommen wie bei der Allgemeinbevölkerung.

Die Druckbelastungen der Bandscheiben beim Heben

Wir wollen uns als nächstes einen Überblick über die beim Heben auftretenden Druckbelastungen der Bandscheiben beschaffen. Betrachten wir zunächst unterschiedliche Rumpfstellungen. Dazu benutzen wir das beim Thema «Sitzen» angeführte Hebelgesetz (Kraft x Länge des Kraftarms = Last x Länge des Lastarms). Man kann den hebenden Menschen mit einem Lastkran vergleichen, wenn auch mit weitaus ungünstigeren Hebelbedingungen.

Wenn wir davon ausgehen, daß bei horizontal vorgeneigtem Oberkörper der Lastarm 40 Zentimeter beträgt, muß die Kraft der Rückenmuskeln im Verhältnis zur Hebelarmlänge (40 cm : 5 cm) etwa 8mal so groß sein wie die Last (Gewicht des zu hebenden Gegenstands und Gewicht des Oberkörpers). Beträgt die Gesamtlast 500 N oder 50 kg (Gegenstand: 10 kg, Oberkörper: 40 kg), müssen die Rückenmuskeln eine Kraft von 4000 N aufbringen. Die Druckbelastung der Bandscheibe ergibt sich aus dem über der Bandscheibe liegenden Gewicht und der Kraft der Rückenmuskeln, in unse-

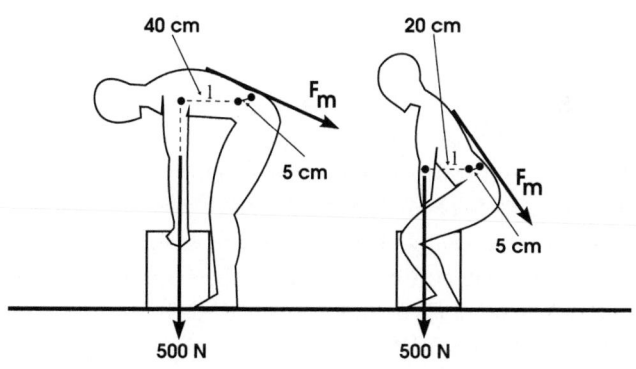

Eine Verkürzung des Lastarms um 20 cm bedeutet einen um 2000 N geringeren Kraftaufwand der Rückenmuskulatur (F_m)

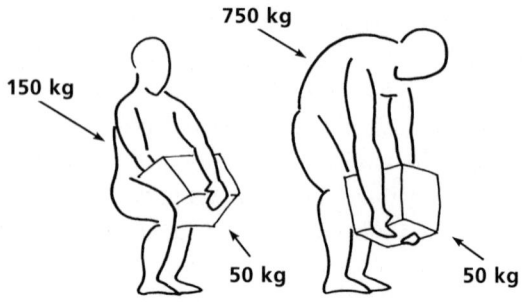

Richtiges Heben reduziert die Belastung auf die Bandscheiben beträchtlich

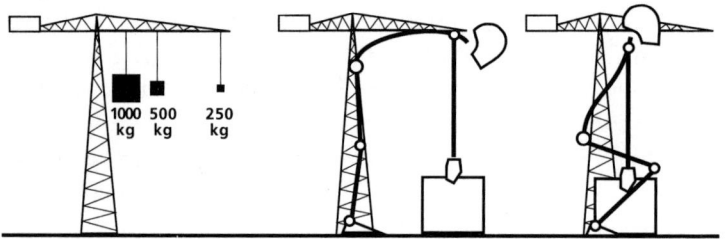

Die Wirkung des Hebelgesetzes beim Heben läßt sich sehr schön mit dem Kranmodell veranschaulichen

rem Beispiel also 4400 N (440 kg). Ist der Oberkörper weniger stark geneigt, reduziert sich der Lastarm, und die von der Rückenmuskulatur aufzubringende Kraft wird geringer. Schon durch dieses sehr vereinfachte Rechenbeispiel sehen Sie, daß beim Heben und Tragen eines schweren Gegenstandes bis zu mehreren hundert Kilogramm auf den unteren Lendenbandscheiben lasten, beim Heben eines 50 kg schweren Gewichtes so viel wie das Gewicht eines Kleinwagens.

Machen Sie dazu einen kleinen Versuch, um die Auswirkung eines unterschiedlich langen Lastarms zu spüren. Halten Sie einen Besenstiel, an dessen anderem Ende Sie ein Gewicht befestigen. Verkürzen Sie den Abstand zu dem Gewicht. Sie spüren deutlich, daß Sie weniger Kraft zum Halten benötigen.

Aus den Berechnungen läßt sich allgemein festhalten, daß die *Belastung beim Halten und Tragen von Lasten um so geringer ist, je näher sich der Schwerpunkt von Oberkörper und Last über dem Mittelpunkt der Standfläche befindet, d.h. der Rumpf weniger vorgeneigt und dadurch der Lastarm verkleinert wird.*

Das Heben mit flachem Rücken

Als nächstes widmen wir uns dem Unterschied zwischen einem «flachen» und «gebeugten» Rücken. Beim Heben mit «flachem» Rücken wird das Becken gekippt und die Wirbelsäule in leicht lordotischer Stellung unter Einsatz der Rücken-, Hüftbeuge- und Bauchmuskeln fixiert.

Die Aufrichtung des vorgeneigten Rumpfes erfolgt im Hüftgelenk, so daß die Wirbelsäule eine tragende Funktion hat und nicht als Gelenk dient (Münchinger 1960).

Die richtige Hebetechnik, wie Sie sie bei jedem Gewichtheber sehen, hat einige Vorteile:

- *Die Belastung wird gleichmäßig auf die Bandscheiben verteilt*, und die Wirbelsäule wird *nur auf Druck* beansprucht. Beim Heben mit krummen Rücken wird die Wirbelsäulenvorderkante punktuell belastet, was zu einer Erhöhung des Flächendrucks um den Faktor 10 führen kann.
- *Die Bandscheibenbelastung wird wesentlich herabgesetzt.* Der Grund liegt zum einen in einer größeren Länge des Kraftarms, da die Bandscheibe sich mehr im Zentrum befindet und der Angriffspunkt der Rückenmuskulatur besser ist. Zum anderen bildet das gekippte Becken einen Teil des Lastarms, was bedeutet, daß bei gleicher Oberkörperneigung der wirksame Lastarm

größer wird, oder umgekehrt, daß der Oberkörper weniger stark gebeugt werden muß, um den gleichen Lastarm zu erreichen.

- Die Rückenmuskeln dienen zum Fixieren der Wirbelsäule und nicht zum Heben, wie es bei gebeugtem Rücken der Fall ist. Das Heben aus den Gelenken setzt allerdings eine gewisse Beweglichkeit voraus.

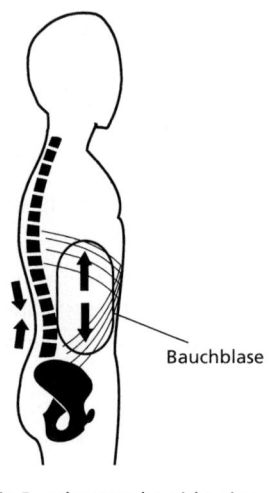

Bauchblase

Die Bauchpresse bewirkt eine Entlastung der Wirbelsäule um bis zu 50 Prozent

Zu einer wesentlichen Entlastung der Bandscheiben kommt es beim Heben schwerer Gegenstände durch das instinktive Anspannen der Bauchmuskulatur und des Zwerchfells («Bauchpresse»).

Berechnungen weisen darauf hin, daß der Druckanstieg des Bauchraumes und des Thorax den Lastdruck in der Lendenwirbelsäule um 50 Prozent, in der unteren Brustwirbelsäule um 30 Prozent verringert.

Das Heben und das Absetzen von Lasten mit gekrümmtem Rücken unter gleichzeitigem Drehen der Wirbelsäule sind häufig bei Freizeitbeschäftigungen und Haushaltstätigkeiten zu beobachten. Sie stellen die größten Belastungen für die Bandscheiben dar und sollten in jedem Fall vermieden werden. *Heben und drehen Sie niemals gleichzeitig.*

Beanspruchungsgrenzen –
Wann ist eine Last zu schwer?

Welches Gewicht stellt die Grenzlast für Sie dar? Raten Sie und vergleichen Sie das geratene Gewicht mit den angegebenen Werten. Zur Beantwortung dieser Frage muß man natürlich individuelle Faktoren wie Alter, Größe, Geschlecht, Gewicht, Anlage, Erfahrung und Trainingszustand berücksichtigen, andererseits sind aber auch arbeitsspezifische Faktoren wie Gewicht und Handhabung der Last, die Entfernung, über die die Last umgesetzt werden muß, die anzuhebende Höhe, die Häufigkeit des Anhebens und Umsetzens, die Dauer und Schnelligkeit der Arbeitsausführung und die Arbeitsorganisation mit einzubeziehen.

Primär wird die Fähigkeit zur Handhabung von Lasten durch die Leistungsfähigkeit der Muskulatur und des Herz-Kreislaufsystems bestimmt. Überlastungsschäden treten vorwiegend im Bereich der Wirbelsäule und bei Frauen im Bereich des Beckenbodens (weiblicher Genitalbereich) auf (Hettinger 1991).

Zumutbare Last in kg

| | Häufigkeit des Hebens und Tragens | | | |
| | gelegentlich | | häufiger | |
Lebensalter Jahre	Frauen	Männer	Frauen	Männer
15–18	13	35	9	25
19–45	15	55	10	30
ab 45	13	40	9	25

Grenzwerte für das Heben und Tragen von Lasten unter Optimalbedingungen, d.h. mit geradem Rücken und unter Einsatz der Maximalkraft (nach Hettinger 1991)

Bei der Preßatmung handelt es sich um ein genauso häufig anzutreffendes wie gefährliches Phänomen, welches unwillkürlich bei körperlichen Aktivitäten mit hohem Kraftaufwand entsteht oder auch willkürlich (z. B. Valsalva-Phänomen) erzeugt werden kann. Bei der Preßatmung wird die eingeatmete Luft durch Kontraktion der Rumpfmuskulatur komprimiert und gegen die geschlossene Stimmritze gedrückt. Der erhöhte Druck im Innenraum des Brustkorbs bewirkt eine erhebliche Beeinträchtigung des venösen Rückstroms des Blutes aus der Körperperipherie zum Herzen. Es kommt zu einem Abfall des Herzminutenvolumens. Kollapserscheinungen können als Folge auftreten. Preßatmung kann bei Personen mit Bluthochdruck zu Gefäßschäden führen. Vermeiden können Sie die Preßatmung, wenn Sie in der Phase größerer Anstrengung leicht ausatmen.

Testen Sie einmal die Schwere alltäglicher Gegenstände? Sie werden verblüfft sein, wie häufig Sie im Alltag und bei der Arbeit die auf Seite 151 genannten Werte überschreiten, ohne sich Gedanken zu machen.

Man sollte sich immer überlegen, ob die Last überhaupt gehoben, umgesetzt oder getragen werden muß. Kann die Last nicht auch geschoben bzw. gezogen werden, ist der Einsatz von Arbeitshilfen oder helfenden Personen möglich oder können die Ausgangsstellungen optimiert werden? *Heben Sie nie unnötig.*

Das Heben von Lasten – Die wichtigsten Regeln

- Anheben eines Gewichtes:
- Stellen Sie sich *möglichst nah* an die Last.
- Suchen Sie sich eine *stabile Ausgangsposition,* d.h. stellen Sie die Füße mindestens hüftbreit mit der ganzen Fußsohle auf.
- Halten Sie die *Wirbelsäule in ihrer physiologischen Form.*

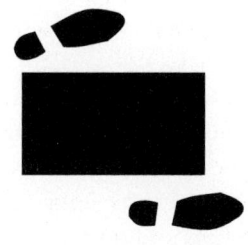

Stellen Sie sich nah an die Last

- Beugen Sie Ihre Beine (bis max. 90 Grad, da tiefere Kniebeugen mit zusätzlicher Belastung ein Risiko für Knorpelabnutzung darstellen).
- *Neigen Sie den geraden Oberkörper* durch Kippen des Beckens so weit nach vorne, bis die Hände der gestreckten Arme die Last umfassen können. Wie stark in den Hüftgelenken gebeugt werden muß, hängt von den Körperproportionen und der Höhe des zu hebenden Gegenstandes ab. Der *Oberkörper bleibt möglichst steil* aufgerichtet.
- *Prüfen Sie zuerst, ob die Last überhaupt gehoben werden kann* oder ob sie möglicherweise an die Grenze der Belastungsfähigkeit geht. Überschätzen Sie niemals Ihre Kräfte! Versuchen Sie ggf. das Gewicht zu stückeln, oder lassen Sie sich helfen, wenn Sie nicht ganz sicher sind, daß Sie den Gegenstand alleine anheben können.
- Nehmen Sie *in Gedanken den Hebevorgang* vorweg. Damit bringen Sie ihre Muskulatur in einen Vorstartzustand.
- Stabilisieren Sie durch *Anspannen der Rumpfmuskulatur* die Wirbelsäule.
- *Heben Sie die Last wie ein Gewichtheber aus den Beinen* heraus. Bewegen Sie das Brustbein nach vorne oben, und strecken Sie gleichmäßig Hüft-, Knie- und Sprunggelenk.

– Achten Sie darauf, daß Sie den Atem nicht anhalten (*keine Preß-atmung*)! Unterstützen Sie den Hebevorgang durch bewußtes Ausatmen und atmen Sie danach gleichmäßig weiter.

• Das Absetzen einer Last geschieht in umgekehrter Reihenfolge. Auch wenn das Absetzen leichter erscheint, sind die Risiken für die Wirbelsäule ebenso groß.

• Sperrige oder unhandliche Gegenstände sollten Sie zu zweit anheben und tragen.

• Die Lasten sollten immer nahe am Körper angehoben werden können. Ist ausreichend Bewegungsfreiraum vorhanden, ist nach dem Anheben der Körper zuerst in Absetzrichtung zu drehen, bevor das Gewicht abgestellt wird. Gegenstände sind in Regalen möglichst weit vorne zu lagern bzw. vor dem Anheben zurechtzurücken. Die geeignete Lastaufnahme- bzw. Absatzhöhe liegt zwischen 70 bis 110 cm.

Das Tragen von Lasten – die wichtigsten Regeln

• Verwenden Sie wenn möglich einen Wagen oder Karren, um einen Gegenstand zu transportieren.

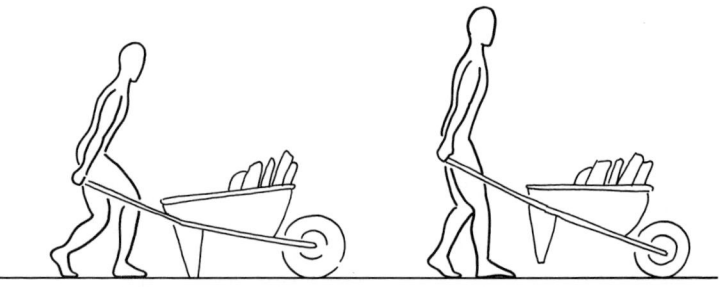

Heben und tragen Sie nicht unnötig

- Halten Sie beim Tragen bewußt den Körper aufrecht, und vermeiden Sie eine «gefährliche» Hohlkreuzstellung. Tragen Sie Gegenstände nahe am Körper, auf den Schultern oder dem Rücken (Rucksäcke).

Gewichte sollten Sie möglichst symmetrisch verteilen, z. B. teilbare Getränkekiste.

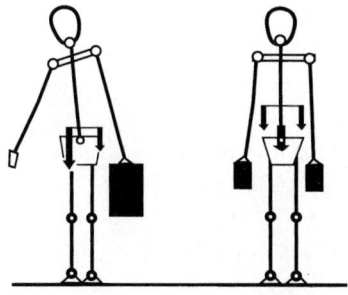

- Legen Sie beim Tragen häufiger Pausen ein.

Asymmetrisches Heben bewirkt durch die unterschiedlich langen Hebelarme eine starke Druckzunahme

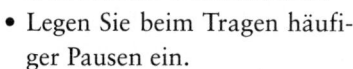

- Die Sicht auf den Transportweg sollte immer frei bleiben, d.h. tragen Sie Gegenstände nicht vor dem Gesicht.

- Werden größere Lasten von mehreren Personen getragen, sollten Sie darauf achten, daß die Last auf Kommando gleichzeitig angehoben und abgesetzt wird. Es sind immer soviel Träger einzusetzen, daß bei einem Ausfall die anderen nicht überlastet werden. Und noch ein Tip: Stimmen Sie vor dem Hebe- und Tragevorgang den Ablauf kurz ab, so vermeiden sie unnötige Behinderungen und Mißverständnisse (Hettinger, 1990).

Die Hebe- und Trageschule

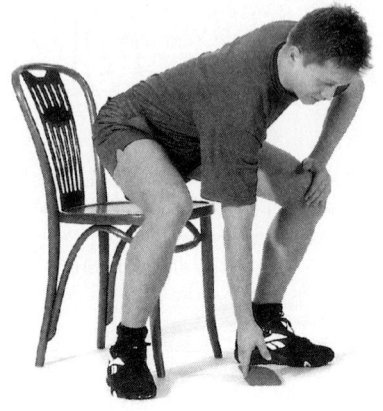

Heben eines leichten Gegenstandes aus dem Sitz

Setzen Sie sich auf den vorderen Teil des Stuhls und beugen Sie den «geraden» Oberkörper ausgehend vom Hüftgelenk nach unten. Greifen Sie den Gegenstand und richten Sie Ihren Oberkörper auf. Greifen Sie anschließend nochmals den Gegenstand, heben Sie leicht Ihr Gesäß an, richten Sie Ihren Oberkörper auf, und strecken Sie die Beine.

Anschließend üben Sie ohne Stuhl. Zum Heben eines Blattes Papier oder eines Kugelschreibers bücken Sie sich in Schrittstellung und belasten dabei das vordere Bein. Stützen Sie sich mit einer Hand am Oberschenkel, einem Tisch oder einem Stuhl ab. Beugen Sie den Oberkörper nur so weit wie nötig.

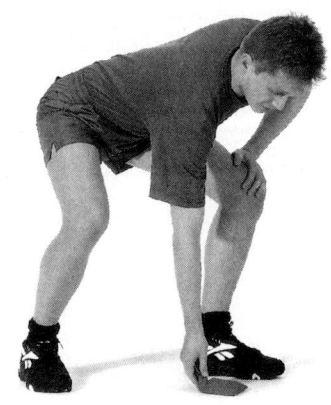

Bei Arbeiten am Boden (Putzen, Wischen) bücken Sie sich aus der Schrittstellung nach unten, stützen sich mit einer Hand auf dem Oberschenkel des vorderen Beines ab und knien auf dem hinteren Bein (Kniestand, Kanadierstand, ggf. auf einem Polster). Der Oberkörper wird aufrecht gehalten (Schulterblätter nach hinten unten ziehen), die Rumpfbewegungen finden wieder im Bewegungssektor statt.

Das Bücken und das Heben leichter Gegenstände kann auch in leichter Grätschstellung erfolgen. Achten Sie beim Bücken immer auf Ihre Beinachsen.

Das Heben aus dem Sitz

Setzen Sie sich auf den vorderen Teil des Stuhls, und beugen Sie den «geraden» Oberkörper ausgehend vom Hüftgelenk nach unten. Jetzt umfassen Sie den Gegenstand mit beiden Händen. Heben Sie nun den Gegenstand an, indem Sie den geraden Oberkörper aufrichten (Brustbein nach vorne/oben bewegen) und Knie- und Hüftgelenke strecken. Der Vorteil dieser Ausführung ist die Ihnen schon bekannte stabile Ausgangsstellung. Dadurch können Sie Ihre Aufmerksamkeit besser auf den eigentlichen Hebevorgang lenken.

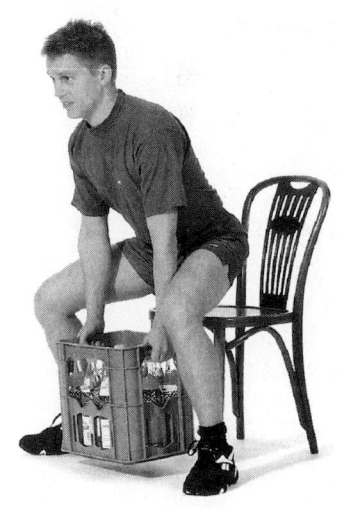

Beckenkippung im Stand

Für das Heben ist die richtige Einstellung der Wirbelsäule und damit die Beckenkippung sehr wichtig. Stellen Sie sich mit leicht gebeugten Beinen hinter einen Stuhl, halten Sie sich an der Lehne fest, und führen Sie die schon bekannte Beckenkippung durch. Stellen Sie sich nun vor den Stuhl, beugen Sie die Knie und stützen Sie sich mit den Händen auf die Sitzfläche. Kippen Sie abwechselnd Ihr Becken nach hinten und nach vorne.

Richten Sie den Brustkorb hierbei auf, und halten Sie den Kopf in Verlängerung der Wirbelsäule. Legen Sie sich zur Kontrolle der «richtigen» Oberkörperhaltung eine Hand in die Lendenwirbelsäule.

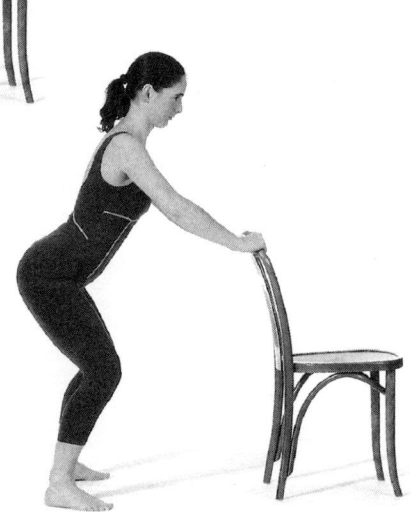

**Das Heben schwerer Gegen-
stände**

Sie wiederholen nun den Bewegungsablauf der ersten Hebe-
übung, diesmal jedoch ohne
Stuhl.

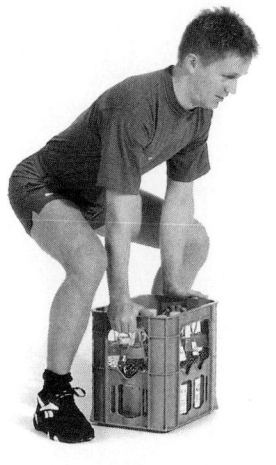

- Stellen Sie sich nahe an den
  Gegenstand heran.
- Beugen Sie die Beine.
- Neigen Sie den gestreckten
  Oberkörper nach vorne.
- Umfassen Sie die Last.
- Stabilisieren Sie Ihren Rumpf.
- Heben Sie nun den Gegen-
  stand wie ein Gewichtheber
  aus den Beinen heraus an.

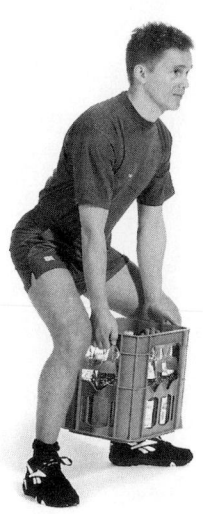

159

Verwenden Sie zum Heben unterschiedlich schwere und verschieden geformte Gegenstände, mit und ohne Griffe.
– Ist der Gegenstand etwas breiter, stellen Sie sich über den längs stehenden Gegenstand und umfassen ihn mit den Händen. Beim Anheben drehen Sie den Gegenstand in einer gleichmäßigen Bewegung zu sich hin, so daß Sie ihn wieder ganz normal halten.

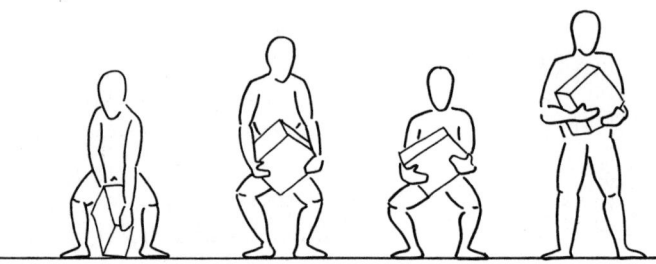

Anheben einer Kiste in die Trageposition

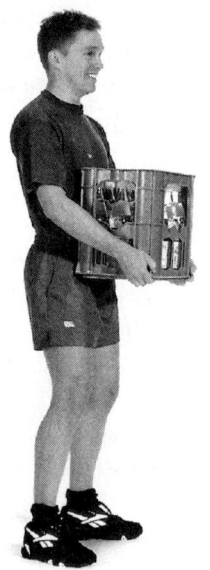

– Müssen Sie eine Kiste ohne Griffe heben, stellen Sie diese zuerst auf eine Kante und fassen mit den Händen zwei horizontal liegende Kanten.
– Um die Kiste jetzt tragen zu können oder abzustellen, stützen Sie die Kiste nach dem Anheben auf den noch angewinkelten Oberschenkeln ab. Umfassen Sie den Gegenstand von unten mit Ihren Armen, strecken Sie die Beine, und tragen Sie die Kiste nun bequem körpernah vor dem Bauch.

Bei vorhandener Kniearthrose ist ein Bücken zum Boden mit aufrechtem Oberkörper meist nur mit Schmerzen möglich. In diesem Fall ist es sinnvoll, den Gegenstand zuerst aus dem Kniestand (mit unterlagertem weichen Kissen) auf eine Erhöhung (Kiste, Stuhl) anzuheben, um ihn anschließend ohne eine tiefe Bückbewegung anheben und transportieren zu können. Häufig hilft auch ein Abstützen an einem Tisch, einem Stuhl oder einer Wand.

Das Heben und Tragen zweier Gegenstände

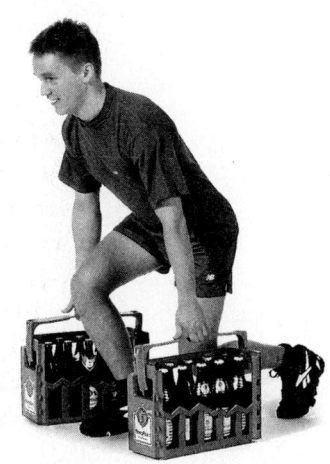

Stellen Sie zwei Gegenstände (Koffer, Eimer etc.) rechts und links neben den Stuhl. Neigen Sie aus dem Sitzen heraus den «geraden» Oberkörper so weit nach vorne, bis Sie die Griffe mit den Händen der gestreckten Arme umfassen können. Nehmen Sie den Kopf in seine physiologische Stellung zurück. Richten Sie nun den Oberkörper auf, und strekken Sie die Beine. Gehen Sie einige Schritte aufrecht mit leicht angespannter Bauchmuskulatur, und setzen Sie die Gegenstände wieder am Stuhl ab. Üben Sie anschließend das Anheben aus der Schrittstellung.

Bücken, Heben und Tragen in Alltag und Beruf

Bettenmachen: Sind die Betten zu niedrig und nicht von allen Seiten her zugänglich, geht das Bettenmachen häufig mit einer ungünstigen Bückhaltung einher. Rückenfreundlicher geht es, wenn ein Knie auf dem Bett aufgestützt wird und das andere Bein sich gebeugt am Bett abstützt.

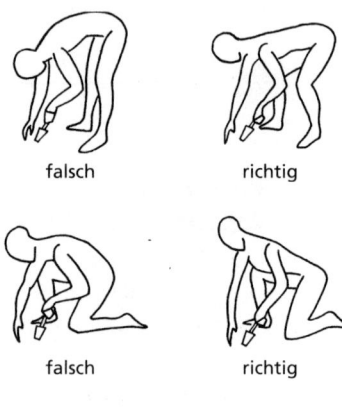

falsch   richtig

falsch   richtig

Wischen, Gartenarbeit, Fliesenlegen etc.: Gehen Sie in den halben Kniestand, d.h. bücken Sie sich aus der Schrittstellung nach unten, so daß Sie auf dem hinteren Bein knien. Benutzen Sie ggf. ein Polster oder einen Knieschoner. Während Sie in den Knie- und Hüftgelenken beugen, bleibt die natürliche aufrechte Oberkörperposition erhalten. Zur Stabilisation ziehen Sie die Schulterblätter nach hinten unten. Bewegen Sie Ihren Oberkörper bei den Arbeitsbewegungen im Bewegungssektor Ihrer Beine. Stützen Sie sich zwischendurch mit der anderen Hand am Boden ab, und wechseln Sie bei Bedarf die Position.

Hochheben einer Last auf den Schrank: Heben Sie die Last wie vorher beschrieben auf eine Ablage. Gehen Sie in die Knie und fassen die Last von unten. Ggf. müssen Sie einige Schritte bis zum Schrank gehen. Strecken Sie Beine und Arme gleichzeitig, und heben Sie die Last auf den Schrank.

Getränkekiste aus dem Kofferraum heben: Sollte Ihnen das Transportieren voller Getränkekisten Beschwerden bereiten, laden Sie die Flaschen in zwei Körbe um. Schwere Gegenstände sollten Sie

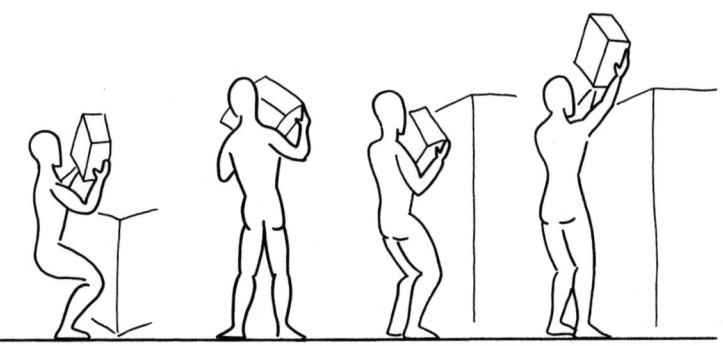

Anheben einer Kiste auf einen Schrank

im Kofferraum immer vorne abstellen. Ziehen ist besser Heben. Machen Sie sich ein kleines Brett, das Sie schräg an die Unterkante des Kofferraums stellen und ziehen Sie die Kiste in einer gleichmäßigen Bewegung aus dem Kofferraum heraus. Bei einem Kombi haben Sie es zwar einfacher, aber auch hier gilt es, Drehbewegungen mit gebeugtem Rücken zu vermeiden.

Um den Bewegungsablauf einzuschleifen, können Sie ihn auf wenige Anweisungen reduzieren, sich einprägen und dann laut vorsagen: Gegenstand heben – Gegenstand an den Körper heranholen – Körper drehen – Gegenstand weiterreichen oder abstellen!

Tragen einer Getränkekiste: Achten Sie auf die allgemeinen Regeln zum Tragen. Probieren Sie einmal unterschiedliche Tragetechniken aus. Bei einem längeren (nicht vermeidbaren) Transportweg können Sie diese Techniken dann wechseln: Stellen Sie die Kiste auf den am Hosenbund liegenden Gürtel, tragen Sie die Kiste in der Hüftbeuge, oder stellen Sie die Kiste auf den Oberschenkel, was allerdings das Gehen etwas behindert. Fassen Sie die Kiste von unten, und tragen Sie sie vor dem Körper oder gar auf den Schultern.

Tragen von Kleinkindern: Hier sollten Sie sich überlegen, ob das Kind tatsächlich immer gehoben und getragen werden muß! Oft sind es vermeintliche Zeitgründe, die Eltern dazu veranlassen, Kinder mehr als nötig zu tragen. Kann das Kind bereits stehen, ist eine höhere Ausgangsposition gegeben.

Das Kind ist ab dem zweiten Lebensjahr zudem in der Lage, den Hebevorgang zu unterstützen. Wechseln Sie beim Tragen häufiger die Positionen. Achten Sie beim Tragen an der Schulter darauf, nicht ins Hohlkreuz auszuweichen. Lehnen Sie sich zwischendurch an einer Wand an.

Tragen von Koffern und Reisetaschen: Benutzen Sie möglichst einen Koffer mit Rollen, den Sie ziehen können. Ein zusammenklappbares Wägelchen nimmt Ihnen das Tragen ab, übrigens eine tolle Sache auch zum Einkaufen. Verteilen Sie das Gewicht möglichst auf zwei Taschen (mit Schulterriemen). Tragen Sie ein einzelnes Gepäckstück abwechselnd in der rechten und linken Hand.

Schaufeln, Schneeschippen, Fegen: Die ganze Bewegung erfolgt durch Bewegung der Beine und der Hüfte, nicht durch eine Bewegung des Rückens. Stabilisieren Sie die Wirbelsäule durch Ihre Rumpfmuskulatur.

Heben und Tragen eines Sacks: Stellen Sie den Sack auf eine Kante. Heben Sie den Sack auf die Oberschenkel, und umfassen Sie ihn mit den Händen von unten, um ihn auf einer Erhöhung abzulegen. Dort können Sie den Sack bequem umgreifen und auf die Schultern legen. In einer anderen Technik umfassen Sie den längs am Boden liegenden Sack und ziehen ihn in der Aufrichtebewegung nach vorne oben, bis er auf den Schultern zu liegen kommt. Bei dieser Technik ist sehr stark auf die Fixierung der Wirbelsäule zu achten.

Liegen

Der Mensch verbringt etwa $^1/_3$ seines Lebens im Bett. So ist es nicht verwunderlich, daß eine Reihe von Beschwerden durch langanhaltende Schlafgewohnheiten verursacht oder verstärkt werden kann. Beispielsweise können das HWS-Syndrom oder Verspannungen der Nacken- und Schultermuskulatur in Beziehung zu einer unphysiologischen Kopfhaltung des Bauchschläfers stehen. Deshalb wird häufig auf die rückenfreundlichere Rücken- und Seitlage hingewiesen. Eine Umerziehung der Schlafposition fällt insofern schwer, als die Schlafbewegungen vorwiegend unbewußt erfolgen. Aus Untersuchungen der 30er Jahre ist bekannt, daß der typisch gesunde Schläfer zwischen 20- und 40mal in der Nacht deutlich seine Körperlage wechselt, wobei das Mindestintervall zwischen zwei Lagewechseln zweieinhalb Minuten beträgt. Etwa die Hälfte der Körperhaltungen in der Nacht wird für weniger als fünf Minuten eingenommen. Es zeigte sich auch, daß der Schläfer über ein Repertoire von mehr als einem Dutzend Körperhaltungen verfügt, die er alle mindestens einmal in der Nacht einnimmt, wenn das Bett ihn nicht daran hindert.

Liegen in Rückenlage: Strecken Sie Ihren Körper entspannt aus, und lagern Sie Ihren Kopf auf einem flachen Kissen oder einer Kopfstütze. Die Arme liegen neben Ihrem Körper, die Füße fallen im entspannten Zustand leicht nach außen. Sollte Ihnen diese Lage im Bereich der Lendenwirbelsäule Schmerzen verursachen, unterlagern Sie Ihre Knie mit einer Rolle. Dadurch kommt es zu einer vermehrten Streckung der Lendenwirbelsäule, und ein starkes Hohlkreuz wird vermieden.

Liegen in Stufenlagerung: Sie liegen in Rückenlage , legen aber Ihre Unterschenkel auf ein Kissen oder einen Schaumstoffwürfel, so daß Ihre Knie etwa 90 Grad gebeugt sind.

Liegen in Seitlage: Diese Position ist der Embryohaltung ähnlich. Ziehen Sie die Beine leicht an, und lagern Sie den Kopf auf einem flachen Kissen oder einer Kopfstütze. Die Bettdecke oder ein Kissen zwischen Ihren Knien stabilisiert die Seitlage und verhindert, daß sich das Becken verdreht.

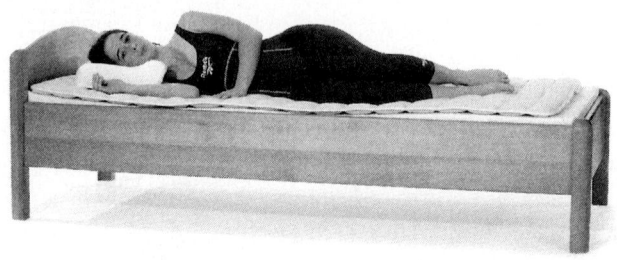

Liegen in Bauchlage: Die verstärkte Hohlkreuzstellung läßt sich durch die Unterlagerung mit einem Kissen unter dem Bauch mildern. Möchten Sie diese Lage ändern, empfiehlt es sich, das Fußende etwas hochzustellen.

Aufstehen und Hinlegen

Vielleicht denken Sie jetzt, daß es sich beim Aufstehen vom Boden oder beim Aussteigen aus dem Bett doch wirklich um so simple Bewegungen handelt, über die sich nicht nachzudenken lohnt.
Machen Sie einen Versuch! Legen Sie sich rücklings auf den Boden und stehen Sie auf. Legen Sie sich nochmals hin und beobachten Sie jetzt, wie Sie sich vom Boden erheben.
Erfahrungsgemäß erhebt sich die überwiegende Mehrzahl der Personen mit einem Ruck geradeaus nach vorne in die Sitzposition. War es auch bei Ihnen so? Durch dieses ruckhafte Aufstehen mit meist fehlender Fixierung des Beckens kommt es zu einer Fehlbelastung der Lendenwirbelsäule.

Das Aufstehen vom Boden

Wir möchten Ihnen zwei
Varianten vorstellen:
– Drehen Sie von
  der Rücken- in die
  Bauchlage. Einfach
  geht es, wenn Sie
  die angestellten Beine als
  Hebel benutzen und den

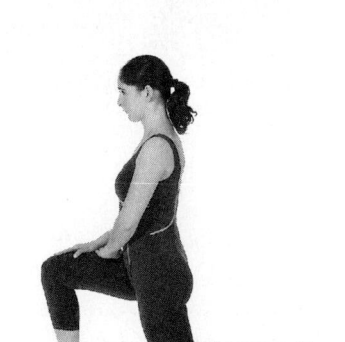

ganzen Körper «im Block»
drehen. Stabilisieren Sie nun
durch Bauchspannung Ihren
Rumpf, und wandern Sie mit
den Händen (ggf. auch mit
den Unterarmen) nach hinten.
Schieben Sie zuerst das Gesäß
nach hinten oben, und drük-
ken Sie sich so nach oben in
die Bankstellung bzw. über
den Fersensitz in den Kniestand. Stellen Sie ein Bein zum
halben Kniestand auf. Belasten Sie verstärkt das vordere
Bein, und drücken Sie sich
nach oben.

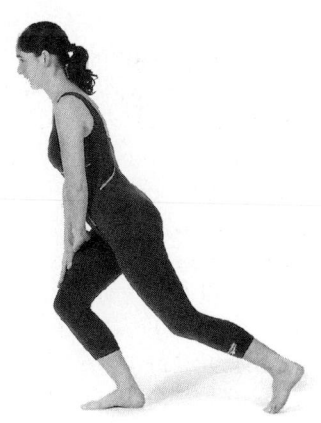

Zur Unterstützung können
Sie sich auch am vorderen
Knie abstützen. Stellen Sie
sich beim Aufrichten vor, Sie
werden wie eine Marionette
an einem Faden nach vorne
oben gezogen.

– Sie können sich aber auch über die Seite aufrichten. Winkeln Sie in der Rückenlage eines oder beide Beine an, und drehen Sie sich unter Benutzung dieser Hebel in die Seitlage.

Achten Sie bitte darauf, daß Schulter und Hüfte gleichzeitig drehen.

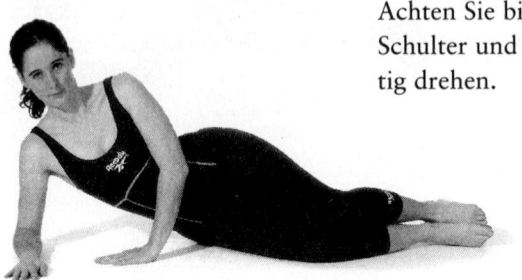

Richten Sie sich durch Unterstützung der Arme in den Seitsitz bzw. Fersensitz auf. Der untere Arm hilft durch Drücken mit Ober- und Unterarm, die obenliegende Hand ist nahe am Körper aufgesetzt.

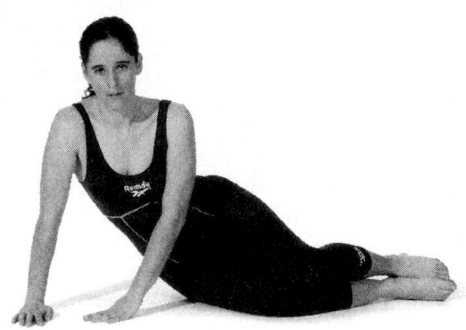

Das Aufstehen aus dem Bett

Drehen Sie sich aus der Rückenlage zunächst in die Seitlage dicht an die Bettkante. Winkeln Sie dazu einfach beide Beine an und drehen Sie den Rumpf «im Block» zur Seite. Richten Sie durch gleichzeitigen Druck des unteren Armes und der vor dem Rumpf aufgestützten oberen Hand ihren Oberkörper «wie einen Block» auf. Die Bewegung wird durch die Beine unterstützt, die zugleich nach unten zum Boden drehen.

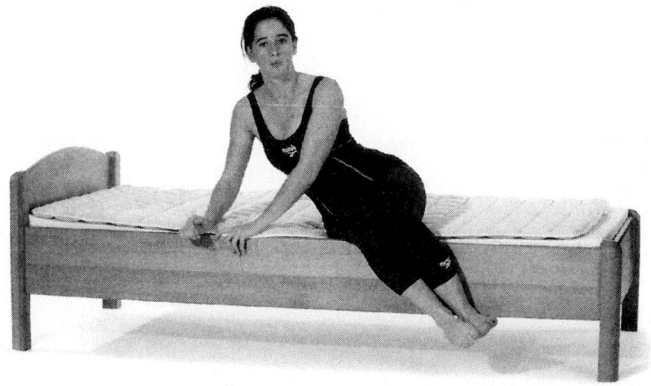

Und denken Sie daran: Positiv sollten Sie Ihren Tag beginnen. Dazu gehört auch, daß Sie sich ausreichend Zeit zum Aufstehen lassen, sich ausgiebig strecken und räkeln und nicht, wenn der Wecker klingelt, hochschrecken und fluchtartig das Bett verlassen. Das Räkeln und Strecken bringt Ihre Muskulatur wieder in Schwung und bereitet Sie auf den bevorstehenden Arbeitstag vor.

Die Rückentips

Wie Sie sicher feststellen konnten, haben sich einige Hinweise über rückengerechtes Verhalten häufig wiederholt. Wir möchten Ihnen abschließend die wichtigsten Rückentips mit auf den Weg geben.

▶ **Rückenfreundliches Verhalten läßt sich erlernen – Für die Rückenschule ist es nie zu früh und nie zu spät**
Schon im Kindergarten und in der Schule wird begonnen, durch erlebnisorientierte Bewegungsangebote und dynamisches Sitzmobiliar dem Problem «Bewegungsmangel» entgegenzuwirken. «Was Hänschen nicht lernt, lernt Hans nimmermehr», sagt ein Sprichwort. Zumindest ist es im kindlichen Alter einfacher, rückenfreundliche Bewegungsformen zu automatisieren. Trotzdem lohnt es sich in jedem Alter, mit der Rückenschule zu beginnen.

▶ **Bewege dich – Nutze Bewegungsmöglichkeiten im Alltag**
Ihr Körper, Ihre Muskeln und Ihre Bandscheiben leben von der Bewegung – starre Haltungen schaden. Legen Sie immer wieder einmal eine Bewegungspause ein, in der Sie sich strecken, räkeln, dehnen und kräftigen. Am besten gleich jetzt.

▶ **Korrigiere deine Haltung – Halte dich im Lot**
Achten Sie auf eine aufrechte Haltung, und vermeiden Sie ein Hohlkreuz ebenso wie einen Buckel.

▶ **Sitze dynamisch und wechsle häufig deine Haltung**
Langes Sitzen schadet Ihrem Rücken. Verändern Sie deshalb öfter Ihre Position, stehen Sie zwischendurch auf und erledigen Sie andere Arbeiten.

▶ Beuge beim Stehen leicht die Knie

Mit leicht geöffneten und gebeugten Beinen stehen Sie stabil auf der Erde, und nichts wirft Sie dann so schnell um.

▶ Gehe beim Bücken in die Hocke

Nutzen Sie beim Bücken die Kraft Ihrer Beine, und halten Sie den Rücken gerade. Bei Knieproblemen empfiehlt es sich, daß Sie sich an einem Stuhl oder der Wand abstützen oder Gegenstände von einer erhöhten Ebene anheben.

▶ Für das Heben gilt: einen gekrümmten Rücken vermeiden, nah am Körper heben und tragen, Gewichte sinnvoll verteilen

Benutzen Sie Gehirn, Arme und Beine, und schonen Sie Ihren Rük-ken. Prüfen Sie, ob Sie schwere Gegenstände überhaupt heben und tragen müssen. Nutzen Sie Hilfsmittel und organisieren Sie Hilfe. Wenn es sich nicht umgehen läßt, schwerere Gegenstände zu heben und zu tragen, dann tun Sie es so, daß am wenigsten Schaden angerichtet wird.

▶ Gönne dir Entspannungsphasen – entlaste deinen Rücken

Gönnen Sie sich und Ihrem Rücken zwischendurch eine Entlastungspause. Stützen Sie sich beim Sitzen oder Stehen am Stuhl, am Tisch oder an der Wand ab, oder legen Sie in der Rückenlage Ihre Beine nach oben.

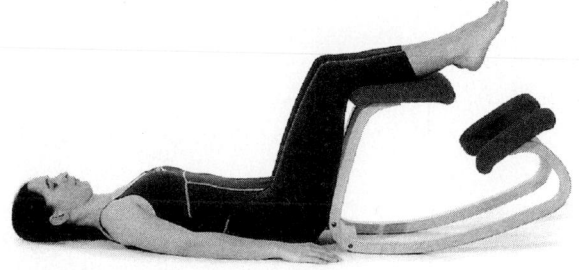

▶ Trainiere deine Muskeln und treibe regelmäßig Sport
Eine ausgeglichene, gut trainierte Rumpfmuskulatur stabilisiert die Wirbelsäule – denken Sie daran! Je ungeübter Sie aber sind, desto behutsamer sollten Sie sich an Ihre Belastbarkeit herantasten.

▶ Gestalte deine Umgebung und deinen Tagesablauf möglichst rückenfreundlich
Optimieren Sie bestehende Verhältnisse, und passen Sie sie Ihren Arbeitsbedingungen und Bedürfnissen an. Achten Sie beim Neukauf von Mobiliar verstärkt auf Rückenfreundlichkeit und die individuelle Anpassbarkeit. Nicht Sie sollten sich den Möbeln anpassen, sondern die Möbel an Sie.

Die rückengerechte Gestaltung der Umgebung

Gute Arbeitsbedingungen, eine optimale Arbeitsorganisation und gesundheitsfördernde Maßnahmen tragen wesentlich zu einer Verbesserung des körperlichen, geistigen und sozialen Wohlbefindens bei. Wenn wir uns im Rahmen einer Verhältnisprävention um die rückengerechte Gestaltung der Umgebung bemühen, benutzen wir dazu Erkenntnisse aus arbeitswissenschaftlichen Disziplinen wie z. B. der Ergonomie (griechisch: εργον (ergon) = Arbeit, νομοσ (nomos) = Regel, Gesetz). Ihr Ziel ist die Anpassung der Arbeitsbedingungen an die physiologischen und psychologischen Eigenschaften und Bedürfnisse des Menschen. Hierzu werden in einer ganzheitlichen Betrachtungsweise alle Faktoren berücksichtigt, die mehr oder minder auf den Menschen an seinem Arbeitsplatz einwirken und sein Befinden beeinflussen.

Der Haushalt – Deutschlands Arbeitsplatz Nr. 1

Bei 50 Prozent aller Haushalte mit mehr als drei Personen beträgt die wöchentliche Küchenarbeitszeit etwa 25 Stunden. Eine neue Studie des Statistischen Bundesamtes ergab, daß Kochen, Spülen und Putzen in den bundesdeutschen Haushalten $1/3$ aller unbezahlten Arbeit ausmachen. Das sind immerhin etwa 25 Milliarden Stunden, gegenüber insgesamt 47 Milliarden Stunden Erwerbstätigkeit.

Die Arbeitsfläche in der Küche

Bei sitzender wie bei stehender Arbeit ist eine Arbeitsebene für manuelle Tätigkeiten einige Zentimeter unter der Ellbogenhöhe (5 bis 15 cm) am günstigsten. Die Unterarme liegen auf einem waagerechten Tisch auf, ohne daß dafür die Schultern angehoben werden müssen.

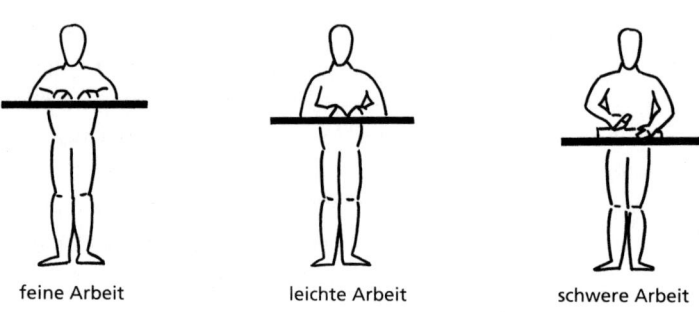

| feine Arbeit | leichte Arbeit | schwere Arbeit |

Die richtige Arbeitshöhe im Stehen für unterschiedliche Tätigkeiten

Körpergröße (cm)	Arbeitshöhe (cm)
145	72 – 90
155	76 – 96
165	80 – 100
175	86 – 111
185	90 – 111
195	96 – 111
200	96 – 111

Körpergröße und empfohlene Arbeitshöhe

Für Tätigkeiten, die einen hohen Kraftaufwand benötigen, z. B. Teigkneten, eignen sich auch geringere Arbeitshöhen (20 bis 30 cm unter Ellbogenhöhe), da neben der Kraft der Arme auch die des Oberkörpers eingesetzt werden kann.

In der Praxis prüft man zur Ermittlung der Arbeitsplattenhöhe zuerst, ob für alle in der Küche arbeitenden Personen eine günstige Arbeitshöhe gefunden werden kann. Ist das nicht der Fall, kann man verschieden hohe Arbeitsflächen vorsehen. Realisiert wird das durch unterschiedlich hohe, einzeln optimierte Funktionszentren oder einen hydraulisch höhenverstellbaren Arbeitstisch, der eine stufenlose Anpassung an diverse Tätigkeiten und Körpergrößen ermöglicht. Ist diese Lösung technisch oder finanziell nicht möglich, sollte sich die Höhe der durchgehenden Arbeitsplatte an der Person orientieren, die die meiste Zeit in der Küche verbringt. Sind zwei Personen mit sehr unterschiedlicher Körpergröße gleich häufig beschäftigt und ist eine Arbeitsteilung nicht möglich, orientiert man sich bei der Arbeitshöhe eher an der größeren Person. Ein rutschfestes Podest kann dann evtl. Abhilfe für die kleinere Person schaffen. Damit ein Wechsel zwischen stehender und sitzender Arbeitshaltung möglich ist, sollte im Unterschrank eine ausziehbare Platte oder ein zusätzlicher Tisch (evtl. Eßtisch) als Sitzarbeitsplatz mit eingeplant werden. Nachträglich bietet ein Holz- oder Coreanblock auf der Küchenzeile oder ein Hackklotz bei ausreichendem Platzangebot auch großgewachsenen Menschen eine aufrechte Körperhaltung.

Die Gestaltung der Kochzone

Die Kochzone ist tiefer zu konzipieren als der Hauptarbeitsplatz, dadurch wird die Handhabung mit höheren Töpfen und langstieligen Geräten erleichtert. Bei der Auswahl der Höhe sollte man sich an der Person orientieren, welche am häufigsten kocht. Kochstellen mit hintereinander angeordneten Kochfeldern haben den Nachteil, daß die kochende Person sich über die vordere Reihe beugen (Kopf über Abzugsbereich der Wrasen) oder die Töpfe mit gestreckten Armen anheben muß, was eine zusätzliche Bandscheibenbelastung bedeutet, oder auch mit dem Kopf an der Dunstabzugshaube anstößt. Bei häufiger Benutzung der Kochstelle bietet sich die lineare Anordnung der Kochfelder an. Schwere und hohe Töpfe sollten auf die vorderen Felder gestellt werden, für die hinteren Felder sollte man eher flacheres Kochgeschirr benutzen.

Der Spülenbereich (plus Geschirrspüler)

Tätigkeiten im Spülenbereich wie z. B. Spülen und Abwaschen, Be- und Entladen der Spülmaschine, Entnahme von Wasser, aber auch Vor- und Zubereitungen zählen zu den häufigsten Beschäftigungen im Küchenbereich. Gerade Spülen und Abwaschen sind gekennzeichnet durch eine hohe statische Haltearbeit, was zu Überbeanspruchung und Schmerzen führen kann. Grund ist häufig eine zu stark nach vorn gebeugte Haltung durch die um einige Zentimeter unter der Arbeitsplatte liegende effektive Arbeitshöhe. Durch die durchschnittliche Spülentiefe von 17 cm liegt die effektive Arbeitsebene tiefer, so daß es sinnvoll ist, den Spülenbereich etwas höher anzuordnen. Höhenverstellbare Küchenelemente wie hydraulische Spülen mit integriertem Geschirrspüler ermöglichen eine stufenlose Anpassung an diverse Körpergrößen. Die Spüle läßt sich durch das Auflegen einer größeren Waschschüssel leicht höher legen. Es ist auch günstig, das Spülbecken etwas breiter zu wählen, um unnatürlichen Arbeitshaltungen vorzubeugen. Das Be- und Entladen der Spülmaschine ist ebenfalls häufig mit gebeugter Arbeitshaltung verbunden, besonders wenn die Spülmaschine im Unterschrank eingebaut ist. Eine Möglichkeit ist hier, die Geschirrspülmaschine auf einem Sockel (ca. 20 cm) in Arbeitshöhe unterzubringen.

Die Schrankelemente

Empfehlenswert sind Unterschränke mit Auszügen, die einen guten Einblick ermöglichen und bei denen relativ einfach auf die verstauten Dinge zugegriffen werden kann. Hierzu zählt auch der ausreichend hohe Topfschrank unter der Kochmulde, der ein leichtes Herausnehmen von Töpfen und Pfannen gewährleistet. Besonders empfehlenswert sind Hochschränke, sog. Apothekerschränke, die meist zwei- oder dreifach unterteilt sind, mit Hilfe eines Auszuges herausgefahren werden können und somit einen übersichtlichen und gut erreichbaren Stauraum darstellen. Eine Alternative bietet ein Schrank mit Innenauszügen. Durch die geöffnete Schranktür ist der Zugang allerdings nicht so leicht wie bei dem Schrank mit Frontauszügen.

Die Bereiche oberhalb der Arbeitsplatte und im unteren Teil der Oberschränke sind optimale Arbeitsorte hinsichtlich Greifraum, Blickfeld und Körperhaltung, so daß hier der Einbau von Backofen und Mikrowellenherd empfehlenswert ist.

Wie man sich bettet, so schläft man

Wichtig für einen gesunden, erholsamen Schlaf ist neben der physiologischen Schlafhaltung auch die damit eng verbundene Frage nach der entsprechenden Unterlage.

Die Unterfederung, die stützende und tragende Eigenschaften haben muß, und die Matratze, die als Komfort- und Klimazone fungiert, bilden eine funktionale Einheit.

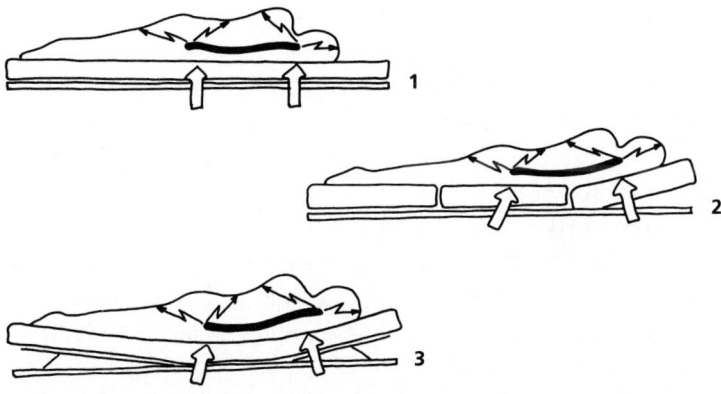

Falsches Liegen ist häufige Ursache von Rückenschmerzen:
(1) Brett im Bett – die Wirbelsäule wird geknickt
(2) Falsche Kopf- und Fußlagerung – die Wirbelsäule wird unnatürlich verbogen
(3) Verbrauchtes Bett – die Wirbelsäule hängt durch

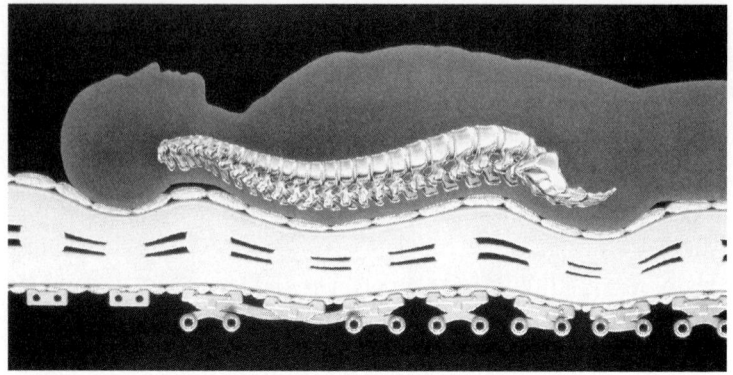

Optimales Zusammenspiel zwischen Unterfederung und Wirbelsäule

Beides sollte nicht nur in Form eines Schlafsystems aufeinander, sondern insbesondere auch auf den Schläfer abgestimmt sein.

Das Hauptkriterium für die richtige Haltung im Liegen ist, daß die Wirbelsäule in jeder Position ihre physiologische Form bewahrt. Deshalb ist die Anpassungsfähigkeit des Bettes an die Form der Wirbelsäule von ausschlaggebender Bedeutung für seine Qualität. Das Bett darf keine Kuhlen bilden, durch die der Körper in eine bestimmte Haltung gezwungen wird oder die ihn in seiner Beweglichkeit behindern.

Die Unterfederung (plus Matratze) sollte an den Stellen nachgeben, die durch Druck stärker beansprucht werden (Schultergürtel, Bekken), und sich dort anschmiegen, wo die Belastung geringer ist (LWS, Arme). Durch die physiologische Einstellung der Wirbelsäule wird für eine gleichmäßige Belastung der Wirbelstrukturen gesorgt. Es sollte auch möglich sein, z. B. bei Rückenbeschwerden, bei Übergewicht oder in der Schwangerschaft, bestimmte Zonen individuell zu verstärken.

Bei der Unterfederung hat der Lattenrost gegenüber dem Kettennetzrahmen den Vorteil, daß ein Hängematteneffekt weniger auf-

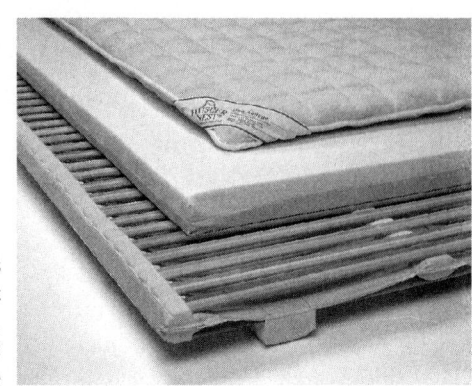

Aufbau eines Naturbetts mit Federelement, Matratze und Matratzenauflage

tritt (Latten sind nicht längs verbunden). Außerdem werden Metallgeräusche beim Lagewechsel vermieden, die breiteren Leisten unterstützen die Matratze großflächiger, und Leisten unterschiedlicher Nachgiebigkeit ermöglichen eine individuelle Wirbelsäulenunterstützung.

Die Matratze sollte komfortables Liegen ermöglichen, ohne daß der Körper durchhängt und Druckstellen entstehen. Die Matratze sollte sich allen Haltungen anpassen und bei Lagewechseln nicht federn oder schaukeln, da dies zu stabilisierenden Muskelverspannungen führen kann.

Bei den Matratzen unterscheidet man zwischen Vollpolstermatratzen (Roßhaar, Schaumstoff, Latex) und Federkernmatratzen. Die Schaumstoffmatratzen bieten den Vorteil der besseren Biegsamkeit (für verstellbare Roste), der höheren Wärmeisolation und der besseren Formkonstanz. Latex ist elastischer, aber schwerer als Schaumstoff. Objektiv ist schwer zu entscheiden, welcher Matratzenart oder Unterbettgestaltung man den Vorzug gibt. Sicher spielen dabei Preis, Haltbarkeit, Handhabbarkeit, Umweltverträglichkeit und Liegekomfort eine Rolle. Matratzen, egal welcher Art, sollten spätestens nach 10 Jahren ausgetauscht werden. Denken Sie auch daran, daß Sie die Matratze manchmal heben und sogar transportieren müssen. Sie sollte deshalb nicht zu schwer sein.

Die Matratze (plus Bettbezug und Bettlaken) sollte zudem gewährleisten, daß der vom Menschen abgesonderte Schweiß (200–300g pro Nacht) aufgenommen werden kann. Die Matratze und das Bettgestell müssen deshalb feuchtigkeits- und luftdurchlässig sein.

Das Kopfkissen sollte den Kopf und Nacken stützen und nicht unter die Schultern rutschen. Es sollte dem Kopf ermöglichen, in gerader Verlängerung zur Wirbelsäule zu liegen. Ob dies durch ein kleines Kopfkissen, eine Nackenrolle oder sonstige Kopf-Halsstützen verwirklicht wird, ist individuell verschieden und sollte getestet werden.

Ein Bett ist vor dem Kauf immer erst zu testen. Das Probeliegen im Bettenfachgeschäft genügt in der Regel zur Grobabstimmung. Die Feinabstimmung erfolgt am einfachsten über dosierbare und verstellbare Unterbetten (Schlafsystem).

Muß Wohnen in Erstarren enden?

Die Forderung nach bequemen Stühlen für den privaten Bereich führte zur Konstruktion von Sesseln, Sofas und Schaukelstühlen. Durch eine weich gepolsterte Ausführung führen Sessel und Sofas dazu, daß der Mensch «mehr im Stuhl, als auf dem Stuhl» sitzt; und das häufig in einer sehr ungünstigen Haltung. Fast angenagelt sitzen wir vor dem Fernseher, und das einzige was sich bewegt, sind die Bilder im Bildschirm. Muß Wohnen in Erstarren enden? Sicher nicht, wenn wir uns die Freiheit zum bewegten Leben resp. Sitzen nehmen. Warum also nicht auch auf dem Sofa häufiger die Sitzposition verändern. Dabei sind kleine Kissen zur Unterstützung der Wirbelsäule sehr günstig. Wir können Sie immer dort hinschieben, wo wir sie gerade brauchen, z. B. zur Unterstützung des Beckenkamms und der Lendenwirbelsäule oder als Keil unter dem Gesäß.

Oder legen Sie sich zum Fernsehen doch einfach einmal auf den Boden.

Auch das Interesse an alternativen Sitzmöbeln wird von Jahr zu Jahr größer. So ist im wahrsten Sinne des Wortes Bewegung in die Sitzmöbellandschaft gekommen. Es gibt mittlerweile Sitzmöbel auf Kufen, auf Federn, mit Gelenken, oder man sitzt ganz einfach auf Bällen.

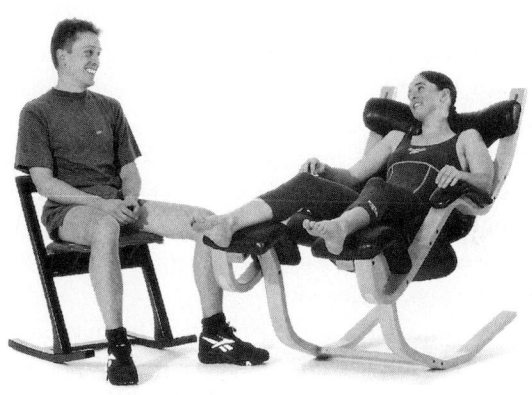

Die alternativen Sitzmöbel sollten als willkommene Möglichkeit dienen, durch einen Wechsel der Sitzgelegenheiten Aktivität in das Sitzen zu bringen. Durch die ihm eigene Dynamik fördert dieses Mobiliar die Bewegung des ganzen Körpers. Die Muskulatur, die ständig für die Balance und das Gleichgewicht

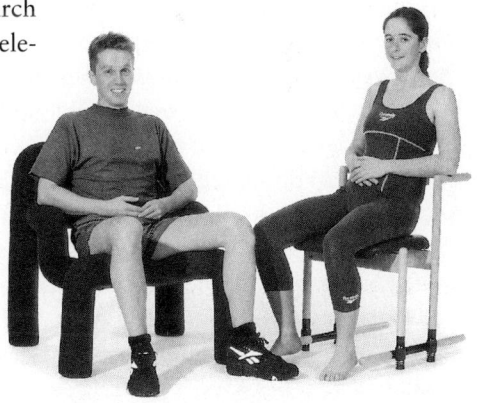

sorgen muß, erhält wichtige Belastungsreize. Andererseits benötigt die Muskulatur auch zwischendurch die Möglichkeit zur Entspannung.

Das Kinderzimmer

Achten Sie als Mutter oder Vater von Babies und Kleinkindern auf optimale Bedingungen. Stellen Sie die Wickelkommode so, daß sie sich etwas unter Ellbogenhöhe befindet. So haben Sie in den ersten Jahren für Tätigkeiten wie Wickeln, Anziehen, Saubermachen etc. immer eine gute Ausgangsposition. Bei einem Gitterbett sollten Sie darauf achten, daß es auf einer Seite absenkbar ist, oder daß es über einen höhenverstellbaren Boden verfügt. Es erleichtert Ihnen das Hinein- und Herausheben des Kleinkindes.
Benutzen Sie zum Baden einen Badeaufsatz. Dadurch vermeiden Sie verdrehte Zwangshaltungen.
Für eine gesunde Entwicklung des gesamten Organismus ist Bewegung enorm wichtig. Spiele und damit verbunden die Bewegung sind unersetzbare Bestandteile der kindlichen Entwicklung. «Bewegung als Lern- und Lebensprinzip» heißt das Motto. Orientieren Sie den Tagesablauf an den Bewegungsbedürfnissen der Kinder. Bewegungs- und Entspannungspausen sind keine verlorene Zeit, sondern ermöglichen die Regeneration, unterstützen das natürliche Bewegungsbedürfnis und motivieren zur weiteren Mitarbeit.
- Fördern Sie bewußt alternative Sitz- und Arbeitshaltungen (z. B. Sitzen oder Liegen auf dem Boden, Wechsel von Sitzen, Stehen und Gehen) durch die Anordnung von Steh- und Liegeecken.
- Richten Sie das Kinderzimmer «bewegungsreich» ein, oder schaffen Sie eine ständige «Bewegungsecke» mit Materialien wie Matratzen, Gummihüpftieren, Softbällen, Schaukelpferden, Minitramps, Leitern und Treppen.
- Installieren Sie einen Steh-, Sitz- und Liegeplatz, der je nach den Bedürfnissen des Kindes gewechselt werden kann.

- Optimieren Sie das vorhandene Mobiliar durch den Einsatz von Hilfsmitteln wie Sitzkeilen und Pultaufsätzen.
- Gönnen Sie auch Ihrem Kind ergonomisches Mobiliar. Durch die Höhenverstellbarkeit ist es oft Jahre zu benutzen.
- Verwenden Sie alternative Sitzmöbel wie Sitzbälle (Tripp-Trapp usw.).
- Haben Sie die Möglichkeit zur kreativen Außengeländegestaltung, richten Sie eine Bewegungslandschaft ein, in

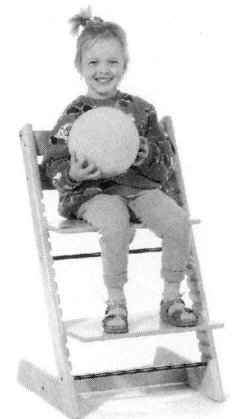

der die Kinder neue Bewegungs-, Körper- und Sinneserfahrungen erleben. Als Materialien eignen sich: Reckstange, Klettertau, Kletterhaus, Kletterbaum, Baumstamm zum Balancieren, Schwebebalken, Höhlen, Krabbelröhre, Autoreifen, Stelzen, Tretautos, Hüpfbälle, Dreiräder, Roller, Bälle aller Größen, Fußballtor, Basketball- und Korbballständer, Rutschbahn, Spielfallschirm.

Schreibtischstuhl für Kinder – Anforderungen:
- Sitzfläche: höhenverstellbar, nach vorne bis ca. 8 Grad neigbar, rutschfeste, gepolsterte Oberfläche, abgerundete Vorderkante
- Rückenlehne: höhenverstellbar, Lendenbausch mit Unterstützung der Wirbelsäule am oberen Beckenrand, nicht federnd, neigbar bis ca. 130 Grad, abgerundet und gepolstert
- Standfuß: drehbar (um 360 Grad), 5 Füße, möglichst rollbar

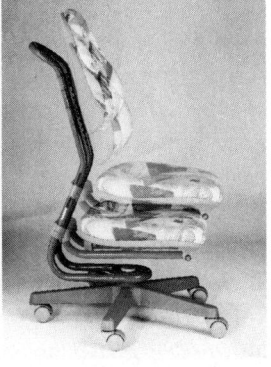

Schreibtisch und Pult für Kinder – Anforderungen:
- Tischfläche: schrägstellbar auf mindestens 16 Grad Neigung, rutschfeste Oberflächenbeschaffenheit, reflexfrei und farblich geringer Kontrast zum Schreibpapier, Ablagefläche für Schreibzeug (auch nutzbar bei 16 Grad Neigung)

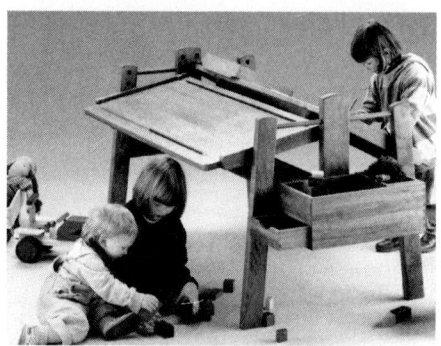

- Tischunterkonstruktion: Höhenverstellbarkeit des Tisches (evtl. sogar bis zum Stehpult für das Arbeiten im Stehen), genügend Beinfreiheit ohne störende Fächer oder Verstrebungen

Schreibtisch für Kinder aus Massivholz

Ideal wäre, wenn der Arbeitstisch sowohl als Flachpult (Tischfläche waagerecht), Schrägpult und Stehpult verwendbar wäre.

Der dynamische Büro-Arbeitsplatz

Konzipieren Sie Ihren Büro-Arbeitsplatz so, daß er Sie zu einem «bewegten» Verhalten animiert. Mit dieser Dynamik tragen Sie nicht nur dem Bewegungsbedürfnis ihres Organismus Rechnung, Sie erzielen über die Aktivierung auch positive Effekte auf den Wachheitsgrad und damit auch auf ihre Leistungsfähigkeit.

An einem optimalen Büroarbeitsplatz müssen sich die einzelnen Teile aufeinander und auf unterschiedliche Körpermaße, Arbeitsaufgaben sowie individuelle Bedürfnisse und Vorstellungen des Nutzers einstellen lassen.

Der Arbeitsstuhl

Dynamisches Sitzen bedeutet immer aktives Sitzen der Person. Ein geeigneter Arbeitsstuhl sollte diese bewegte Form des Sitzens unterstützen und auch erleichtern. Aber eine ausgefeilte, raffinierte Stuhltechnik ist allein noch lange kein Garant für ein rückenfreundliches Verhalten. Jedes noch so variable System wird nur dann genutzt, wenn es anwenderfreundlich gestaltet ist.

• *Sitzfläche:* Die Sitzfläche sollte in der Neigung sowohl nach vorne wie auch nach hinten verstellbar sein.

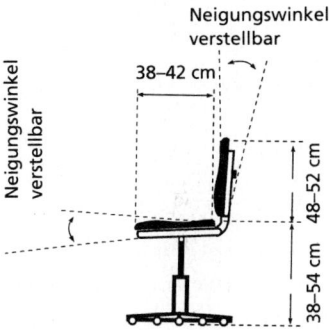

Eine schräg nach vorne abfallende Sitzfläche unterstützt die Muskulatur bei der Bekkenkippung und erleichtert damit ein physiologisches Sitzen. Befindet sich das Gesäß ganz hinten, wird der Rücken optimal durch die Rückenlehne unterstützt. Bei einer Rückneigung des Oberkörpers verhindert eine synchrone Neigung der Sitzfläche das Nachvorvererutschen des Gesäßes.

Empfohlene Maße eines ergonomisch gestalteten Arbeitsstuhls

Die Sitzvorderkante sollte flach abgerundet sein, damit die Kniekehle, die Rückseite der Unterschenkel und die Unterseite der Oberschenkel die Kante nicht berühren.

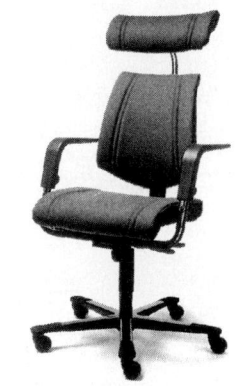

Variabler Büro-Arbeitsstuhl aus Skandinavien

185

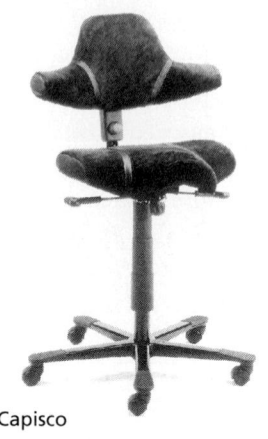

Capisco

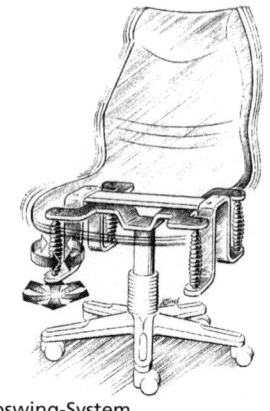

Bioswing-System

Bei langen Oberschenkeln ist eine Verschiebbarkeit der Sitzfläche (Sitztiefenverstellung) nach vorne vorteilhaft.

Sitzflächen mit eingebautem Schwing- und Wippmechanismus kommen dem bewegten Sitzen auf dem Ball sehr nahe.

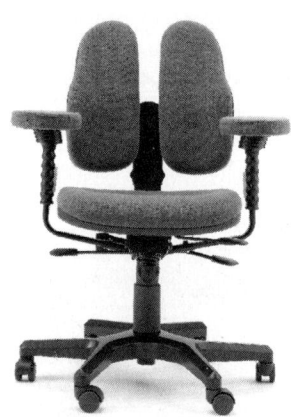

Duo-Back mit zweigeteilter, verstellbarer Rückenlehne und Ellbogenstützen

• *Rückenlehne:* Die Rückenlehne sollte bei allen Haltungen eine physiologische Lordose der Lendenwirbelsäule fördern und den Rücken möglichst großflächig unterstützen, um einen Teil des Oberkörpergewichts aufzufangen. Zur Unterstützung der physiologischen Lendenlordose ist zwischen dem Übergang Kreuzbein / L5 bis L3 (etwa Gürtelhöhe) die Rückenlehne wulstartig 2 bis 5 cm nach vorne geformt (Lendenbausch, Lumbalstütze).

Durch die Abstützung des oberen Beckenrandes wird zudem ein Zurückdrehen und Aufrichten des Beckens verhindert. Die Rückenlehne sollte bis zu den Schulterblättern reichen und eine entlastende Rückneigung des Rumpfes ermöglichen.

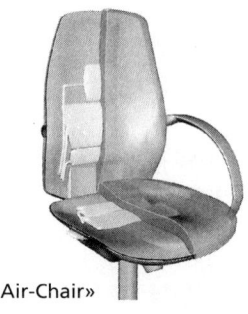

«Air-Chair»

• *Armstützen:* Höhenverstellbare Armlehnen und Ellbogenstützen entlasten wesentlich die Schultermuskulatur. Darüber hinaus sind sie eine Hilfe beim Aufstehen und Hinsetzen.

Der Arbeitstisch
Eine zu niedrige Arbeitshöhe führt meist zur typischen Rundrückenhaltung. Eine zu hohe Arbeitshöhe wird in der Regel durch angehobene Schultern kompensiert, was eine ungünstige statische Haltearbeit bedeutet und zu schmerzhaften Erscheinungen im Schultergürtel führen kann.

Bei sitzenden wie bei stehenden manuellen Tätigkeiten ist eine Arbeitshöhe, die um einige Zentimeter unter der Ellbogenhöhe liegt, am günstigsten. Aus ergonomischer Sicht sind leicht höheneinstellbare und -verstellbare Bürotische sehr zu empfehlen. Der Schreib- oder Computerarbeitstisch, der sich per Knopfdruck schnell und leicht auch in einen Steharbeitsplatz verwandeln läßt, bietet die besten Vor-

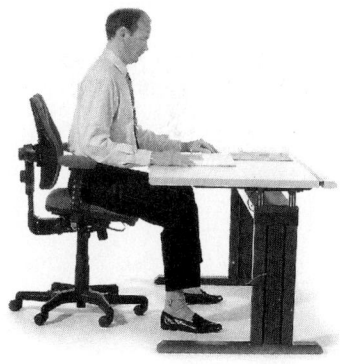

Arbeitsplatzanpassung mit höhenverstellbarem Bürostuhl und -tisch

187

aussetzungen zum dynamischen Verhalten. Häufig ist es auch sinnvoll, wenn sich die Arbeitsplatte, oder ein Teil der Arbeitsfläche, im Neigungswinkel verstellen läßt. Zum Nachrüsten bietet sich ein Pultaufsatz an. Eine geneigte Arbeitsfläche bewirkt nicht nur eine aufrechtere Haltung, sondern führt zur Abnahme der Muskelspannungen und geht subjektiv mit einer geringeren Ermüdung einher.

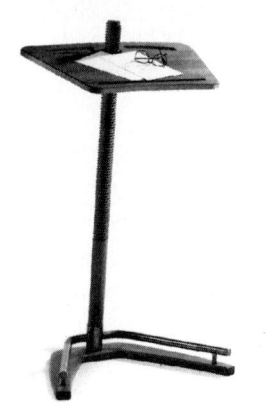

Das Stehpult als stufenlos einstellbares Mehrzweckmöbel

Neben dem höhenverstellbaren Schreibtisch gibt es noch andere, später installierbare Möglichkeiten, um einen dynamischen Steh-Sitz-Arbeitsplatz einzurichten. Ist im Arbeitsbereich genügend Platz vorhanden, bietet das Stehpult eine schöne Lösung. Das «ausziehbare» Stehpult im angrenzenden Regalsystem bzw. die fest installierte Steharbeitsplatte fördern auch den dynamischen Wechsel von sitzender und stehender Arbeitshaltung.

Eine sehr innovative Lösung bietet der Tisch- und Wandaufsatz «Stehplus». Er ist ohne zusätzlichen Platzbedarf auf jedem Schreibtisch oder an jeder Wand installierbar.

Die diversen Arbeitsflächen sind in Neigung und Position der entsprechenden Arbeitssituation anpaßbar.

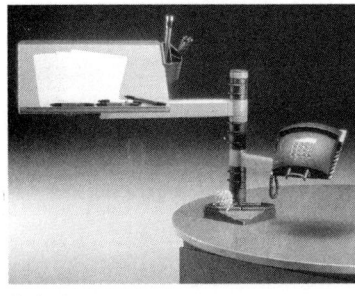

Stehplus

Die Einstellung von Tisch und Stuhl

• *Stuhleinstellung:* Wählen Sie die Sitzhöhe so, daß die Oberschenkel zu den Unterschenkeln mindestens einen rechten Winkel bilden. Die Füße sollten mit der ganzen Fußsohle entspannt auf dem Boden aufstehen.

• *Tischhöheneinstellung:* Die Ellbogenspitze sollte sich in Höhe der Tischplatte oder etwas darüber befinden. Die Unterarme liegen auf einem waagerechten Tisch auf, ohne daß dafür die Schultern gehoben werden müssen. Wählen Sie Ihre Sitzfläche so, daß Sie Unterarme und Hände bequem auf der Tischoberfläche abstützen können. Ist die Tischhöhe fest, lassen Sie die Arme locker hängen und winkeln Sie die Unterarme ca. 90 Grad an. Verstellen Sie die Sitzhöhe so, daß sich die Ellbogen in Höhe der Arbeitsfläche oder etwas darüber befinden. Gegebenenfalls müssen Sie jetzt Ihre Füße auf einen Schemel, eine schwenkbare Fußleiste oder eine verschiebbare Fußstütze stellen, um die Beinmuskulatur zu entlasten. Beide Füße sollten ganz auf der Fußstütze Platz haben.

Das Arbeiten am Bildschirm

Im Jahr 2000 werden etwa zwei Drittel aller Beschäftigten in Büro und Verwaltung an Bildschirmgeräten arbeiten. Die Bildschirmarbeit stellt eine komplexe körperliche und psychische Belastung dar. Von den Personen, die überwiegend an Bildschirmen arbeiten, klagen etwa 50 Prozent über Schulter- und Nackenschmerzen, 40 Prozent über Kopfschmerzen und 30 Prozent über Rückenschmerzen. Allerdings konnte man bzgl. Augen- und Rückenbeschwerden bisher zwischen vergleichbaren Arbeiten mit und ohne Bildschirm noch keine signifikanten Unterschiede nachweisen. Sollten Sie trotz optimalem Bildschirm und guter Beleuchtungsverhältnisse Augenbeschwerden haben, gehören Sie vielleicht zu den 20 bis 30

Prozent der Bevölkerung, bei denen vorhandene Sehfehler nicht oder nur ungenügend korrigiert sind. Wenn Sie am Bildschirm arbeiten, sollten Sie Ihre Augen überprüfen lassen.

Ein anderes Beschwerdebild, das in der Bundesrepublik Deutschland seit dem Jahre 1990 verstärkt im Zusammenhang mit der Bildschirmarbeit diskutiert wird, ist das sog. RSI-Syndrom (repetetive strain injurie), welches allgemein Schmerzsymptome im Bereich Nacken, Schulter, Arm und Hand umfaßt. Befindlichkeitsstörungen z. B. Taubheitsgefühle, Kribbeln, Spannungsgefühle und leichte Beschwerden im Hand-Arm-Bereich sind oft erste Warnsignale, die im fortgeschrittenen Stadium in so starken Schmerzen enden können, daß der Betroffene kaum in der Lage ist, eine Kaffeetasse zu heben. Die Ursache derartiger Schmerzsymptome wird in der ständigen Beanspruchung von Muskeln, Sehnen, Sehnenscheiden, Gelenken und Nervenfasern durch häufige monotone Wiederholung derselben Bewegung unter belastenden Bedingungen gesehen.

Tips zur Gestaltung Ihres Bildschirmarbeitsplatzes

• Der Bildschirm sollte eine entspiegelte Oberfläche mit geringer Krümmung haben. Reflexarme Bildschirme können nach hinten geneigt werden, Bildschirme mit reflektierender Oberfläche sind eher senkrecht oder nach vorne geneigt zu stellen. Für eine flimmerfreie Wahrnehmung sind Bildwiederholraten von mindestens 70 Hz und ein geeigneter zeitlicher Verlauf der Leuchtdichte des Leuchtstoffes empfehlenswert.

• Die Sehdistanz sollte zwischen 60 und 80 cm betragen, aber nicht unter 40 cm und nicht über 90 cm.

• Um Direktblendung und Reflexblendung zu vermeiden, sollte der Bildschirm so gestellt werden, daß die Blickrichtung parallel zum Fenster ist.

• Die Blickrichtung zur Bildschirmoberkante ist zur Horizontalen um ca. 10 Grad nach unten geneigt. Ein zu hoch eingestellter

Bildschirm begünstigt Spiegelungen von Deckenleuchten oder anderen glänzenden Gegenständen in der Umgebung.

- Für die Bildschirm-Arbeitstische wird allgemein eine Höhenverstellbarkeit empfohlen. Arbeitstische, an denen die Bedien- und Bildschirmebene unabhängig voneinander in Höhe und Neigungswinkel verstellbar sind und an denen abwechselnd im Sitzen und Stehen gearbeitet werden kann, bieten optimale Einstellmöglichkeiten.
- Dunkle Zeichen auf hellem Grund (Positivdarstellung am Bildschirm) reduzieren die Belastung des Sehapparates durch ständige Hell-Dunkel-Adaptationsvorgänge beim Blick von einer hellen Manuskriptvorlage auf den Bildschirm.
- Beim Arbeiten mit Beleghaltern ist darauf zu achten, daß die Augen gleichweit vom Beleghalter wie vom Bildschirm entfernt sind.
- Die Tastatur ist vor dem Bildschirm oder vor dem Beleghalter (oder vor beiden) zu plazieren, je nachdem auf welches Gerät man häufiger blickt. Vor der Tastatur sollte genügend Platz für die Hände (15 bis 20 cm) sein.

Das Auto – Des Deutschen liebstes Kind

Bedingt durch die niedrige Sitzhöhe und die hohen Sicherheitsanforderungen an den Autositz kann der Autofahrer selten so dynamisch sitzen wie sonst gefordert. Gerade aus diesem Grund ist es wichtig, daß der Autofahrer die optimale Sitzposition einnimmt:

- *Sitzfläche:* Rücken Sie mit Ihrem Gesäß und den Schultern ganz an die Rückenlehne heran. Stellen Sie nun den Sitzabstand so ein, daß bei durchgetretenem Pedal das Bein noch leicht angewinkelt ist. Die Höhe des Sitzes sollten Sie so einstellen, daß Sie das bestmögliche Sichtfeld nach allen Seiten und auf die Armaturen haben. Über die Verstellung der Sitzflächenneigung und der Sitzflächenverlängerung erreichen Sie, daß die Oberschenkel bis kurz vor dem Kniekehlenbereich ganz auf dem Sitz aufliegen und die Pedale mit geringem Kraftaufwand durchgedrückt werden können.

- *Rückenlehne (Neigung):* Stellen Sie die Rückenlehne so ein, daß Sie das Lenkrad mit leicht angewinkelten Armen erreichen können. Neigen Sie die Lehne nicht zu weit nach hinten, da Sie sonst den Kopf nach vorne schieben müssen, was zur Verspannung Ihrer Hals-Nacken-Muskulatur führt. Achten Sie auch darauf, daß der Schulterkontakt zur Lehne nicht verlorengeht, wenn Sie das Lenkrad leicht nach rechts und links drehen («5-vor/nach-12-Stellung»).
- *Kreuzstütze:* Besonders wichtig ist die Unterstützung der Lendenwirbelsäule und des oberen Beckenrandes. Technisch läßt sich das erreichen über individuell aufblasbare Luftkammern oder eine Unterpolsterung durch Schaumstoffteile. Das Lendenkissen ist für den «Freizeitfahrer» eine sinnvolle Alternative.
- *Nacken- und Kopfstütze:* Eine Nackenstütze sollte höhen- und längsverstellbar sein und ist dort sinnvoll, wo Sie sich selbst instinktiv eine Rolle oder ein Kissen unterschieben würden. Die Oberkante der Kopfstütze sollte sich mindestens in Augenhöhe befinden. Der Abstand zum Hinterkopf sollte etwa 2 cm (eine flache Hand) betragen.

Kleine Beckenbewegungen und isometrische Übungen ermöglichen zumindest etwas Dynamik beim Autofahren. Beherzigen Sie auch die kurze Bewegungspause nach spätestens zwei Fahrstunden, auch wenn es Ihnen manchmal schwerfällt.

Die Rückenschule –
Was kommt danach?

Sollten Sie an der Rückenschule Geschmack gefunden haben und möchten Sie mehr für Ihren Körper tun oder sich in geselliger Runde bewegen wollen, dann bieten Sportvereine, Fitnessstudios und Krankenkassen entsprechende Fortgeschrittenen-, Bewegungs- und Sportangebote. Nutzen Sie vorhandene Angebote und lassen Sie sich bei der Suche nach Ihrem persönlichem Bewegungsprogramm von fachkundigen Sportlehrern und Krankengymnasten beraten.

Wir möchten Ihnen einige Regeln mit auf den Weg geben:
- Lassen Sie sich vor Aufnahme einer sportlichen Betätigung sportärztlich untersuchen. Auch der Gesundheitssport birgt Risiken, wenn körperliche Störungen vorliegen. Achten Sie auf Ihre eigenen Körpersignale. Schmerzen während oder nach einer sportlichen Betätigung sind meist ein Indiz für eine falsch ausgeführte Technik, für eine Überlastung und eine vermutlich nicht geeignete Sportart.
- Haben Sie längere Zeit pausiert, machen Sie nicht den Fehler und messen sich an Ihren früheren Leistungen. Es zeigt sich leider sehr häufig, daß Menschen, «die etwas für ihre Gesundheit, ihr Wohlbefinden und ihre Leistungsfähigkeit tun wollen», sich bei der Bewegung und beim Sport überfordern. Sie muten sich nicht nur zu hohe Intensitäten zu, sondern überschreiten auch noch den für sie geeigneten Umfang. Je ungeübter Sie sind, desto vorsichtiger und feinfühliger sollten Sie sich an Ihre Belastbar-

keit herantasten. Die für die Gesundheit notwendige Belastung liegt deutlich unter der eigenen Leistungsfähigkeit. Lassen sie es am Anfang ruhig angehen nach dem Motto «Mäßig aber regelmäßig».

- Ausdauersportarten wie Laufen (Jogging), schnelles Gehen (Walking), Wandern, Radfahren, Schwimmen und Skilanglauf sind ideale Gesundheitssportarten. Sie verbessern die Leistungsfähigkeit des Herz-Kreislauf-Systems, sind schonend gegenüber dem Bewegungsapparat, leicht zu erlernen, in jedem Alter zu betreiben und benötigen keine teure Ausrüstung. Schon 2 bis 3 x 20 bis 30 Minuten Bewegung pro Woche haben positive gesundheitliche Auswirkungen. Die Höhe der Belastung (Intensität) läßt sich sehr gut durch die Pulsmessung kontrollieren. Der Wert für die ideale Belastungsintensität richtet sich nach Ihrem Lebensalter und läßt sich durch folgende Formel berechnen: Pulsschläge pro Minute = 180 – Lebensalter (+/–10).
Sie sollten sich bei dieser Intensität noch wohlfühlen und ggf. mit einem Partner unterhalten können. Verteilen Sie Ihre Trainingseinheiten auf mehrere Tage, und gönnen Sie Ihrem Körper auch wohlverdiente Erholungspausen.

- Denken Sie vor einer körperlichen Belastung auch an ein entsprechendes zehnminütiges Aufwärmprogramm. Es bereitet den Organismus auf die kommende Belastung vor und reduziert die Verletzungsgefahr. Inhalt des Aufwärmens ist eine Aktivierung des Herz-Kreislauf-Systems durch langsame kontinuierliche Belastungssteigerung (Einlaufen), Erwärmung und Elastizitätsverbesserung der Muskulatur durch Dehnübungen.
Gut aufgewärmt macht zudem jede sportliche Tätigkeit viel mehr Spaß.

- Voraussetzung für die Durchführung einer Sportart ist neben der korrekten Ausführung der jeweiligen Technik auch eine begleitende ausgewogene Dehn- und Kräftigungsgymnastik. Erlernen Sie keine Sportart auf «eigene Faust», sondern begeben

Sie sich in die Obhut eines ausgebildeten Trainers oder Sportlehrers. Nur so können Sie sicher sein, daß sich nicht durch Unkenntnis falsche Bewegungsabläufe einschleifen, die ungünstige Belastungssituationen für Ihre Wirbelsäule darstellen.

Wir stellen Ihnen einige Sportarten vor, wobei die jeweilige Wirbelsäulenverträglichkeit durch «Sternchen» (★) gekennzeichnet ist. So sehen Sie schnell auf einen Blick, wo Vorsicht angebracht ist und welche Sportart Sie in der Regel in Absprache mit Ihrem Arzt bedenkenlos ausüben können. Daß diese Beurteilung nur sehr allgemein gehalten sein kann, versteht sich von selbst. Eine individuelle Beurteilung bedarf der genauen Betrachtung vieler Faktoren wie Alter, körperliche Voraussetzungen, Leistungsniveau, Dauer der Belastungseinwirkung usw.

Beurteilung:
    ★★★ sehr empfehlenswert
     ★★ empfehlenswert
      ★ unter bestimmten Voraussetzungen zu empfehlen
      + Vorteile, Empfehlungen, positiv
      – Nachteile, negativ

Bodybuilding
Durch Bodybuilding bzw. gezieltes Krafttraining kann in kürzester Zeit die konditionelle Grundeigenschaft «Kraft» verbessert werden. Wie bei allen Sportarten steht auch beim Krafttraining (mit Hanteln oder mit Maschinen) die Technik der Ausführung an erster Stelle. Das mag zunächst verwunderlich klingen, da es sich größtenteils um relativ einfache Bewegungsabläufe handelt. Durch die zusätzlichen Gewichte kann es bei falscher Haltung der Wirbelsäule aber zu Spitzenbelastungen kommen.

Beurteilung: ★★
+ nur mit korrekter Ausführung der Bewegung
+ schnelle Kräftigung der Muskulatur
+ Spaß am Arbeiten mit Maschinen
– fehlende Dehnung bewirkt eine Verkürzung der Muskulatur

Gehen / Wandern / Walking / Jogging
Rhythmisch-dynamisches Gehen, Wandern und vor allem der leichte Ausdauerlauf (Jogging) setzen am gesamten aktiven und passiven Bewegungsapparat wichtige Reize und zählen zu den Sportarten, die in vielen Reha-Kliniken schon mit Bandscheibenpatienten durchgeführt werden. Die symmetrisch rechts-links pendelnden Bewegungen führen durch die ständige An- und Entspannung zu einer gleichmäßigen Kräftigung der rumpfstabilisierenden Muskulatur. Gleichzeitig fördern sie den für die Bandscheiben so wichtigen Pumpmechanismus. Deshalb ist besonders «Walking», das inzwischen von 80 Millionen Amerikanern betrieben wird, zu empfehlen. Durchgeführt mit geeignetem Schuhwerk und die Abrollphase des Fußes voll ausnutzend, stärkt es das Herz-Kreislauf-System, kräftigt Muskeln und Sehnen, fördert die Durchblutung, senkt den Cholesterinspiegel und den erhöhten Blutdruck, stärkt die Atemmuskulatur und festigt die Immunabwehr. Achten Sie

darauf, daß Sie zuerst mit den Fersen aufsetzen und dann harmonisch über den ganzen Fuß zum Ballen hin abrollen. Benutzen Sie nur Laufschuhe mit einem Dämpfungssystem, um die auftretenden axialen Stoßbelastungen zu reduzieren. Sprechen Sie Ihren Arzt auf eventuell vorhandene Fußachsenfehlstellungen wie Knick- oder Senkfuß an, denn diese müssen durch entsprechende orthopädische Einlagen behoben werden. Laufen Sie auch nicht zuviel auf Asphalt, sondern bevorzugen Sie weichen, federnden Waldboden!

Beurteilung: ★★★
  + kann überall ausgeführt werden
  + kräftigt die Bein- und die gesamte Rumpfmuskulatur
  + trainiert das Herz-Kreislauf-System
  – vermeiden Sie schlechte, abgelaufene Schuhe
  – Vorsicht bei Fußgelenkfehlstellungen

Radfahren

Das Radfahren erlebt in den letzten Jahren einen wahren Boom, es ist «in», mit dem Rad unterwegs zu sein. Das Rad ist nicht nur umweltfreundlich, sondern auch ein ideales Sportgerät. Es entlastet den Stützapparat und eignet sich hervorragend zum Ausdauertraining. Voraussetzung dafür ist allerdings, daß es auf Sie und Ihre Bedürfnisse zugeschnitten ist. Auf jeden Fall sollte es die richtige Rahmenhöhe besitzen und optimal eingestellt sein. Nicht bedenkenlos ist das Benutzen von Rennrädern, da sich die Wirbelsäule meist in einer kyphotischen Stellung befindet. Unebenheiten auf der Straße werden nicht mehr axial gedämpft, sondern quer zur vorgesehenen Dämpfung in den Bandscheiben abgefedert. Arm-, Schulter- und Rumpfmuskulatur leisten durchweg statische Arbeit, was die ohnehin bei vielen Menschen verspannte Schulter-Nackenmuskulatur noch zusätzlich belastet. Maßgeblich beteiligt an dieser gesundheitlich beeinträchtigend wirkenden Beanspruchung ist das «Kopf in den Nacken ziehen». Auch hier gilt, daß die Wirbelsäule ihre natürliche Form, d.h. ihre physiologische Schwingung, behalten sollte. Durch einen Gesundheitslenker oder das Abstützen an der waagrechten Lenkerstange des Rennrads kann das Becken gekippt, der Oberkörper aufgerichtet und der Kopf in Verlängerung der Wirbelsäule gehalten werden. Ein gut gepolsterter oder gefederter Sattel sorgt zusätzlich für eine Dämpfung.

Das Fahren im Gelände ist allgemein mit höheren axialen Stoßbelastungen verbunden. Auf der anderen Seite werden gerade beim Mountainbiking sehr stark die Oberschenkel, Bauch- und Rückenmuskulatur eingesetzt, bei Steigungen zusätzlich die Arm- und Schultermuskulatur. Es fördert außerdem im hohen Maß die Geschicklichkeit und Koordination. Das Mountainbike fängt im Vergleich zum Rennrad durch seine weniger hart aufgepumpten breiten Reifen Stöße wiederum besser ab und ermöglicht dem Rücken somit eine bessere Dauerhaltung.

Beurteilung: ★★

+ einfache Bewegung, schnell erlernbar
+ trainiert Herz-Kreislauf-System
+ hohe Anforderung an Koordination und Geschicklichkeit beim Mountainbiking
– ungünstige Belastung bei Rennrädern
– Gesundheitslenker und aufrechte Position sind Voraussetzung

Reiten

Das Reiten hat einen hohen ganzheitlichen Wert, da es neben physischen auch psychische Reize vermittelt sowie die Natur und Umwelt miteinschließt. Im Reitsitz (Spreizsitzhaltung) werden während des Reitens die Gesäß-, Oberschenkel- und Rumpfmuskulatur gekräftigt, die Bandscheiben in rhythmischem Wechsel axial be- und entlastet und das Haltungs- und Körpergefühl hinsichtlich einer aufrechten Sitzhaltung geschult. Das Reiten mit seiner dynamisch-rhythmischen Bewegungsstimulation und der ständigen Korrektur der Balance stellt eine besonders günstige Belastung für die Muskulatur und die Wirbelsäule dar.

Beurteilung: ★★★
+ ideal für Haltungsschulung (Rückenschule zu Pferde)
+ Training der rumpfstabilisierenden Muskulatur
+ hohe Anforderung an Koordination und Geschicklichkeit
− speziell ausgewählte Pferde
− hoher Aufwand

Schwimmen

Keine Sportart wird in so engen Zusammenhang mit der Therapie von Rückenleiden gebracht wie das Schwimmen. Durch den Auftrieb des Wassers ergibt sich eine optimale Entlastung der Bandscheiben bei gleichzeitiger muskulärer Aktivität der Extremitäten. Es ist jedoch nicht jede Stilart bedingungslos zu empfehlen. Das Delphinschwimmen ist wegen der auftretenden Hyperlordosierung (übermäßiges Hohlkreuz) nicht empfehlenswert. Das Brustschwimmen mit ständig angehobenem Kopf kann nicht nur zu schmerzhaften Verspannungen in der Nackenmuskulatur führen, sondern ist ebenso mit einer Hohlkreuzbelastung verbunden. Achten Sie beim Brustschwimmen auf ruhige Gleitphasen, in denen sich Ihr Kopf zum Ausatmen im Wasser befindet. Kraul- und sogar besser noch Rückenschwimmen sind uneingeschränkt zu empfehlen. In speziellen Angeboten der Schwimmvereine können Sie eine entsprechende Rückenschwimmtechnik erlernen.

Beurteilung: ★★★
+ Kraul- und Rückenschwimmen
− Brustschwimmen mit Vorbehalt
− Delphinschwimmen
− Rückenschwimmen in überfüllten Bädern kaum möglich

Skilanglauf / Skiwandern

Skilanglauf ist die Sportart im Winter, in der sich ideal Fitneßtraining, Abhärtung, psychische Erholung und Naturerlebnis verbinden. So verwundert es nicht, daß sie immer mehr Anhänger aller Altersstufen findet. Wie beim Langlaufen wird ideal die Rumpfmuskulatur trainiert. Bereiten Sie sich auf die Wintersaison durch ein gezieltes Aufbautraining vor.

Beurteilung: ★★★
+ trainiert das Herz-Kreislauf-System
− Voraussetzung ist eine gute Dehnung der Lenden-Becken-Hüftregion
− Bei schlechter Dehnung oder fehlender Hüftbeweglichkeit kommt es zu Überlastungen der kleinen Wirbelgelenke

Skilauf alpin

Beim alpinen Skilauf wirken hohe Belastungen (axiale Stoß- und Druckbelastungen, Kyphosierung, Rotation, kombinierte Bewegungen) auf die Bandscheiben ein. Unebenheiten der Piste oder gar Buckelpistenfahren führen zu Spitzenbelastungen, die eine vorgeschädigte Bandscheibe nur bedingt verkraften kann. Es kann ohne weiteres zu einer Vorwölbung oder zu einem Vorfall des Bandscheibenkerns kommen. Andererseits kommt es zur rhythmisch-dynamischen Belastung und Entlastung der Bandscheibe. Entscheidend scheint uns in jedem Fall zu sein, daß der Skiläufer neben einer kräftigen Beinmuskulatur auch über eine gut trainierte Rumpfmuskulatur verfügt, um seinen Rumpf in allen Situationen stabilisieren zu können. Für den Freizeitskiläufer bedeutet das ein kontinuierliches vorwinterliches Vorbereitungstraining. Des weiteren sollte sich der Skiläufer in einer Skischule die richtige «rückenfreundliche» (Schon-)Technik aneignen und bei der Geländewahl präparierte und weiche Pisten, ohne viel Unebenheiten, bevorzugen.

Beurteilung: ★

+ sehr gut trainierte Bein- und Rumpfmuskulatur
+ richtige Skitechnik (evtl. Schontechnik)
+ richtige Geländewahl
– keine Buckelpiste

Tennis

Tennis stellt im Gegensatz zu den vorher beschriebenen Sportarten höhere Anforderungen an die Wirbelsäule. Die Dynamik, welche vom Schlagarm ausgeht, muß von der Rumpfmuskulatur kompensiert werden, damit keine Verdrehungen und daraus resultierende Überbeweglichkeiten (Hypermobilitäten) in den unteren Wirbelsäulenabschnitten entstehen. Die Vor- und Seitneigung bei einer Vergrößerung der Reichweite geht mit sehr hohen Spannungskräften am Faserring der Bandscheibe einher. Beim Aufschlag und Schmetterschlag wird über die Bogenspannung der Krafteinsatz vergrößert, was aber mit einer Hohlkreuzbelastung gekoppelt ist. Voraussetzung ist also eine kräftige Rumpfmuskulatur.

Beurteilung: ★★

+ Voraussetzung ist eine gute Rumpfmuskulatur
+ eine korrekte Technik ist das «A und O» dieser Sportart
– Drehbewegungen in gebückter Haltung stellen eine starke Belastung für die Bandscheiben dar.

Windsurfen

Das Windsurfen ist als Sport insofern empfehlenswert, als es aufgrund vorwiegend statischer Muskelarbeit zu einer guten Kräftigung der rumpfstabilisierenden Muskulatur führt. Das Hauptrisiko liegt im Erlernen dieser Sportart. Beim Aufholen des Segels aus dem Wasser wird der Rücken vom Anfänger meist rund gehalten. Durch diese kyphotische Stellung der Wirbelsäule und das zusätzliche Gewicht des Segels kommt es zu sehr hohen Druckbelastungen der unteren Bandscheiben. Auch beim aufrechten Stehen kann es zur Kyphosierung, ggf. gekoppelt mit einer kompensatorischen Hyperlordose in der Lendenwirbelsäule, kommen. Gerade bei diesem Sport ist es wichtig, sich in die Hände geschulter Instruktoren zu begeben, um die Technik richtig und schnell zu erlernen. Der geübte Fahrer sollte schon bei mäßigem Wind ein Hüft-Sitztrapez benutzen, um seinen Rücken zu entlasten. Auch bei wärmeren Außen- und Wassertemperaturen kann eine Unterkühlung der Rumpfmuskulatur nur dadurch vermieden werden, daß der Surfer einen Neoprenanzug trägt.

Beurteilung: ★★ für geübte Fahrer
          ★ für Anfänger
+ Voraussetzung ist eine gute Technik
+ ein Sitztrapez entlastet den Rücken
+ der Neoprenanzug schützt vor Unterkühlung
+ das Rigg sollte sich in Schulterhöhe befinden
− Überschätzung der eigenen Fähigkeiten (zu großes Segel bei zuviel Wind)

Das Übungsprogramm

Überprüfen Sie sich selbst –
Testen Sie Ihre Muskulatur

Bei der Beurteilung der eigenen Leistungsfähigkeit sollte man sehr selbstkritisch sein. Es ist nicht notwendig, daß Sie äußerlich wie ein Modellathlet aussehen. Viel wichtiger ist, daß Ihr Herz ökonomisch arbeitet, Ihre Blutdruckwerte stabil und Sie imstande sind, mit dem Trainingszustand Ihrer Muskulatur das eigene Körpergewicht im Alltag zu stabilisieren. Das ist nicht allein eine Frage von Muskelmasse, sondern von einem ausgeglichenen physiologischen Verhältnis der Muskelgruppen zueinander. Führen Sie die nachfolgenden Testübungen sorgfältig durch und analysieren Sie unter Zuhilfenahme der angegebenen Vergleichswerte den Zustand der getesteten Muskulatur. Personen, die unter Bluthochdruck oder Herz-Kreislauf-Beschwerden leiden, sollten die statischen Kräftigungsübungen nicht durchführen und sich bei ihrem Arzt auf Sporttauglichkeit untersuchen lassen.

Testübung Nr. 1
Rumpf- und Schultergürtelmuskulatur

Im Vierfüßlerstand auf die Unterarme aufstützen und mit den Knien etwas nach hinten rutschen (1/2 Unterschenkellänge). Den Bauch anspannen und die Knie ein wenig vom Boden abheben. Auf gleichmäßige Atmung achten und die Rumpfstabilisation bis zum Schluß aufrechterhalten. Beenden Sie die Übung, wenn der Körper anfängt zu zittern. Der Oberkörper darf nicht zwischen den stützenden Armen einsinken, genausowenig sollte die Wirbelsäule durchhängen.

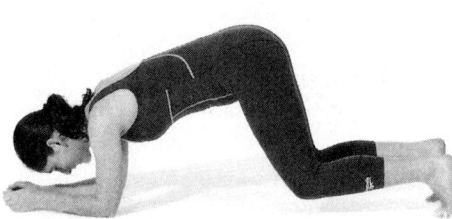

sehr gut = mehr als 20 Sekunden
gut = 15 bis 20 Sekunden
trainingsbedürftig = weniger als 15 Sekunden

Testübung Nr. 2
Arm-, Schulter- und Brustmuskulatur

Im Vierfüßlerstand die Fußgelenke überkreuzen und die Füße leicht gegeneinander drücken. Bauch- und Gesäßmuskulatur anspannen und den Rumpf abwechselnd senken und wieder nach oben drücken. Der Rumpf sollte auch beim Absenken stabilisiert bleiben.

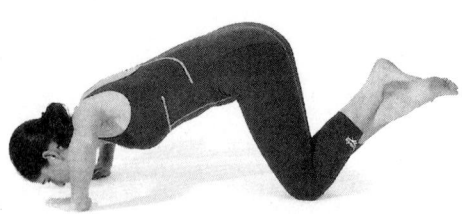

sehr gut = 20 Wiederholungen
gut = 15 bis 20 Wiederholungen
trainingsbedürftig = weniger als 15 Wiederholungen

Testübung Nr. 3

Hintere Oberschenkelmuskulatur

In der Rückenlage ein Bein anbeugen (Oberschenkel-Becken 90 Grad) und den Oberschenkel mit beiden Händen umfassen. Langsam das gebeugte Bein nach oben strecken, ohne daß sich die Ausgangslage verändert.

gut = wenn das Bein nach oben gestreckt werden kann

dehnungsbedürftig = wenn das Bein nicht gestreckt werden kann

Testübung Nr. 4

Hüftbeugemuskulatur

In der Rückenlage ein Knie umfassen und ganz an den Körper heranziehen. Das andere Bein sollte gestreckt am Boden liegenbleiben.

gut = wenn das Bein gestreckt am Boden bleibt

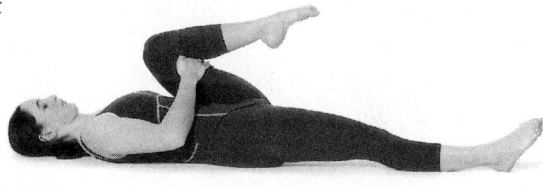

dehnungsbedürftig = wenn der Oberschenkel des gestreckten Beines nach oben abhebt

Testübung Nr. 5
Brustmuskulatur
In der Seitlage oberes (linkes) Bein anwinkeln und linkes Knie am
Boden ablegen. Die rechte Hand umfaßt das linke Knie. Den linken
gestreckten Arm schräg nach hinten unten führen.
gut = wenn die Hand
bei gestrecktem Arm den Boden berührt
dehnungsbedürftig = wenn die Hand
nicht den Boden berührt

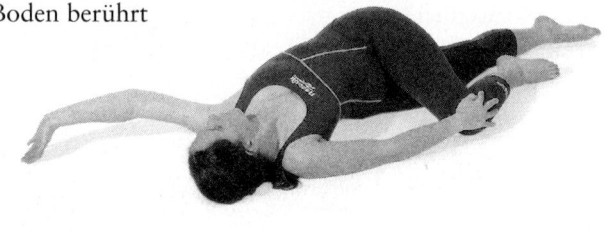

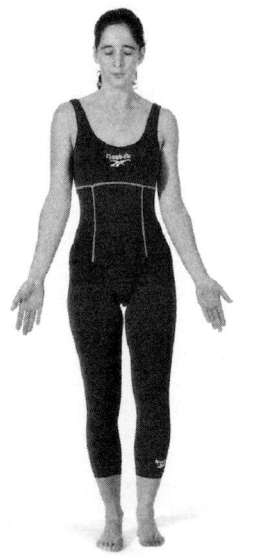

Testübung Nr. 6
Koordination
Heben Sie im Stand ein Bein an,
und versuchen Sie mit geschlossenen Augen stehen zu bleiben.
gut = wenn Sie mindestens
20 Sekunden stehen können
trainingsbedürftig = weniger als
20 Sekunden

Testübung Nr. 7
Koordination

Stellen Sie sich in den Vierfüßlerstand. Spannen Sie Ihre Bauchmuskulatur an, strecken Sie das linke Bein nach hinten. Strecken
Sie anschließend den rechten Arm nach vorne, mit dem Daumen
nach oben. Strecken Sie den Nacken, der Blick bleibt zum Boden
gerichtet. Wenn Sie stabil stehen, heben Sie den rechten Fuß an.
Versuchen Sie, stabil zu bleiben.

gut = wenn Sie mindestens 15 Sekunden stehen können
trainingsbedürftig = weniger als 15 Sekunden

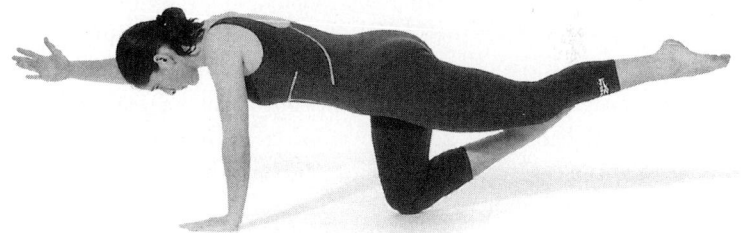

■▼■ Die Rückenkiller

Jahrelang erlerntes Übungsgut ist in unseren Köpfen eingeprägt. So verwundert es nicht, daß man bei vielen Menschen immer noch Übungen sieht, die nicht nur einen vergleichsweise geringen Übungseffekt haben, sondern eine erhebliche Belastung für die Wirbelsäule, insbesondere für die Bandscheiben, Bandstrukturen und die Wirbelgelenke darstellen. Überprüfen Sie ihr eigenes Übungsgut.

▼ «Kopfkreisen» zur Mobilisation der Halswirbelsäule
Die Halswirbelsäule ist kein Kugelgelenk, auch wenn, bedingt durch die enorme Beweglichkeit, eine kombinierte Bewegung um alle drei Achsen möglich ist. Beim Kopfkreisen kommt es zur einer Verengung der im HWS-Bereich ohnehin recht schmalen Zwischenwirbellöcher sowie zur Kompression wichtiger Blutgefäße, die Kopf und Gehirn mit Blut versorgen. Schwindel, Kopfschmerzen oder ausstrahlende Schmerzen im Schulter-Arm-Bereich können Folgen sein.

▼ «Rumpfvorbeuge im Stand oder Strecksitz» zur Dehnung der hinteren Oberschenkelmuskulatur
In der Regel wird eine Unbeweglichkeit in der Hüfte, bedingt durch eine verkürzte rückwärtige Oberschenkelmuskulatur, durch eine verstärkte Beugung der Wirbelsäule im LWS-Bereich ausgeglichen.
Wippend ausgeführt führt dies zu Fehlbelastungen der Lendenwirbelsäule sowie der umgebenden Bandstrukturen (hinteres Längsband).

▼ «Pflug» zur Dehnung der Rückenmuskulatur
Beim Pflug befindet sich die Wirbelsäule in einer ausgesprochenen Kyphosierung (Rundung), was durch die einwirkende Last des Kör-

pers zu einer unphysiologischen Belastung von Hals- und Brustwirbelsäule und zu einer starken Dehnung des hinteren Längsbandes führt.

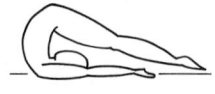

▼ «Sit-Up» (mit fixierten Beinen) zur Kräftigung der Bauchmuskulatur

Der Oberkörper wird zu Beginn bis zur maximalen Verkürzung der Bauchmuskulatur eingerollt (Flexion der Wirbelsäule). Ein weiteres Aufsitzen erfolgt nun durch Beugung in den Hüftgelenken, ausgeführt von der Hüftbeugemuskulatur. Ein Fixieren der Beine (Einhängen, Festhalten) bewirkt, daß die Hüftbeugemuskeln schon in der Anfangsphase des Aufrichtens aktiviert werden. Ist die Bauchmuskulatur nicht in der Lage, der Hüftbeugemuskulatur entgegenzuwirken und die Wirbelsäule zu stabilisieren, kommt es auch hier durch eine Kippung des Beckens zu einer Fehlbelastung der Lendenwirbelsäule.

▼ «Heben und Senken der Beine» zur Kräftigung der Bauchmuskulatur

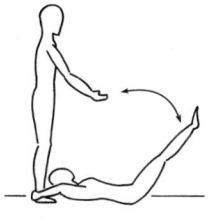

Auch bei dieser Übung wird in erster Linie die Hüftbeugemuskulatur beansprucht. Damit beim Heben und Senken der Beine die Wirbelsäule und das Becken stabilisiert werden können, ist eine ausreichend kräftige Bauchmuskulatur notwendig, die einem zunehmenden Zug der Hüftbeugemuskulatur entgegenwirkt. Die Bauchmuskulatur wirkt bei dieser Kräftigungsübung des Hüftbeugers als Stabilisator und wird statisch beansprucht.

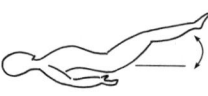

Bei einer im Verhältnis zur (schwachen) Bauchmuskulatur zu kräftigen Hüftbeugemuskulatur wird das Becken gekippt und die Lendenwirbelsäule hyperlordosiert.

▼ «Klappmesser» zur Kräftigung der Bauchmuskulatur

Durch die schnellkräftige Ausführung dieser Übung wird primär die Hüftbeugemuskulatur beansprucht. Die Bauchmuskulatur ist bei mangelnder Kraft kaum in der Lage, die Lendenwirbelsäule zu stabilisieren, so daß es sehr oft zur Hohlkreuzbildung kommt. Da die Hüftbeugemuskulatur ihren Ursprung u.a. an den unteren Wirbelkörpern der Lendenwirbelsäule besitzt, kommt es bei den beiden zuletzt genannten Übungen zu belastenden Scherkräften auf die unteren Wirbelsäulensegmente. Biomechanische Überlegungen ergaben, daß diese Zugkräfte bei Klappmesserübungen bis zu 200 kp betragen.

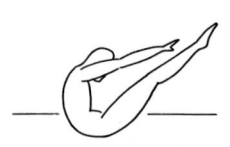

▼ «Bauchschaukel» zur Dehnung der Rumpfvorderseite

Es kommt bei dieser Übung zu einer Überstreckung (Hyperlordosierung) der LWS mit möglicher Reizung der kleinen Wirbelgelenke und Fehlbelastung im lumbosakralen Übergang.

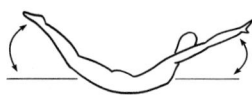

▼ «Rumpfheben oder Bauchwippe» zur Kräftigung der Rückenmuskulatur

Bei dieser Übung kommt es häufig durch Hochreißen des Oberkörpers zu einer Überstreckung der Lenden- und Halswirbelsäule, mit starker Überlastung der Wirbelgelenke.

⟦▶⟧ Die Rückenknüller

▶ Hinweise zu den Übungen

▶ Führen Sie alle Übungen *ruhig und konzentriert* aus. Vermeiden Sie ruckhafte, schnelle Bewegungen, und versuchen Sie nicht, durch Schwungholen dem beschriebenen Bewegungsablauf auszuweichen.

▶ Achten Sie immer auf die *richtige Ausgangsstellung*. Eine korrekte Ausgangsstellung ist wichtig für die effektive und sichere Ausführung jeder Übung.

▶ Üben Sie *regelmäßig* das ganze Jahr über. Verteilen Sie das wöchentliche Pensum auf mehrere Tage. Üben Sie lieber täglich 5 Minuten als einmal wöchentlich eine halbe Stunde, denn besonders bei der Fitness gilt das Sprichwort: «Wie gewonnen, so zerronnen». Nur durch regelmäßiges Training können Sie die Fitness erhalten oder verbessern. Notieren Sie auch die Fortschritte.

▶ Wählen Sie die *individuell richtige Belastung*. Beginnen Sie weniger intensiv und steigern Sie allmählich die Belastung. Ein Muskelkater (kleinste Verletzungen der Muskelfasern) am darauffolgenden Tag ist immer ein Zeichen von zu hoher Intensität. Überschätzen Sie sich nicht.

▶ Durch einfaches Krafttraining kommt es zu einer starken Blutdruckerhöhung. Bevor Sie Kräftigungsübungen durchführen, kontrollieren Sie Ihren Blutdruck.

▶ *Achten Sie immer auf eine gleichmäßige Atmung.* Vermeiden Sie in jedem Fall eine Preßatmung.

▶ Beginnen Sie das Übungsprogramm *nie ohne Aufwärmen und Dehnen*.

▶ Sollten Sie bei den Übungen einen Bürostuhl mit Rollen benutzen, denken Sie bitte aus Sicherheitsgründen daran, ihn vorher zu fixieren.

▶ Bei statischen Kräftigungsübungen (Halteübungen) halten Sie die aufgebaute Spannung etwa 10 bis 15 Sekunden. Wiederholen Sie die Übung mehrmals, wobei die Pause nicht länger als 20 Sekunden dauern sollte.

▶ Bei dynamischen Übungen (fließende Bewegungsabläufe) wiederholen Sie die beschriebene Bewegung 10- bis 15mal. Wiederholen Sie die Übungsserie nach ca. 30 Sekunden Pause noch 1- bis 2mal.

▶ Verkürzte Muskeln sollten mindestens dreimal wöchentlich gedehnt werden. Allerdings ist auch vor einer Überdehnung zu warnen, damit durch eine übermäßige Beweglichkeit keine Gelenkschädigung eintritt.

▶ Halten Sie bei Dehnübungen die Dehnung in einer Ausgangsposition mindestens 15 bis 20 Sekunden (bis 1 Minute) lang, bevor Sie anschließend durch Veränderung der Ausgangsstellung versuchen, den ursprünglichen Dehnreiz wiederherzustellen. Die Dehnung sollte immer noch als angenehm bzw. erträglich empfunden werden. Beobachten Sie den Längenzustand Ihrer Muskulatur im Rechts-Links-Vergleich.

▶ Leiden Sie unter akuten Rückenbeschwerden, suchen Sie vor Beginn eines Trainingsprogramms einen Arzt auf!

▶ *Der Schmerz ist immer die Grenze!* Niemals bei Schmerzen üben oder die Schmerzgrenze bei einer Übung überschreiten. Treten Beschwerden auf, brechen Sie sofort die Übung ab. Korrigieren Sie sich vor dem Spiegel, und studieren Sie nochmals die Übung im Lernprogramm. Sollten weiterhin Schmerzen auftreten, sprechen Sie mit Ihrem Arzt. Denken Sie daran: Der Schmerz ist ein Warnsignal Ihres Körpers!

▶ Sollte es beim Training zu einem Krampf kommen, ist die Übung abzubrechen. Entweder reduzieren Sie die Belastung oder wiederholen die Übung am nächsten Tag.

▶ Eine Übungsausführung, die im Lernprogramm nur auf eine Seite hin beschrieben wird, sollte ebenso zur anderen Seite durchgeführt werden.

▶ Insbesondere bei Übungen zur Kräftigung der Bauch- und Rückenmuskulatur wirkt auf die Bandscheiben ein erhöhter Innendruck. Wird ein intensives Trainingsprogramm durchgeführt, bewirkt die Einnahme der Stufenlagerung am Ende des Programms eine Entlastung der Bandscheiben, fördert den Nährstoffeinstrom und entspannt die Muskulatur.

Das Aufwärmen zu Hause – Alleine geht es auch

Bevor Sie zu Hause mit funktionellen Übungen für den Körper oder speziell für den Rücken beginnen, sollte der Körper durch aktive Bewegungs- oder Laufformen sowohl physisch wie auch psychisch «erwärmt» werden. Voraussetzung zum Üben ist, daß Sie sich wohl fühlen. Tragen Sie bequeme Kleidung, ziehen Sie sich leichte Schuhe an oder üben Sie sogar barfuß. Achten Sie auf ausreichenden Bewegungsspielraum und stellen Sie sich einen Stuhl zur Seite. Dann kann es losgehen:

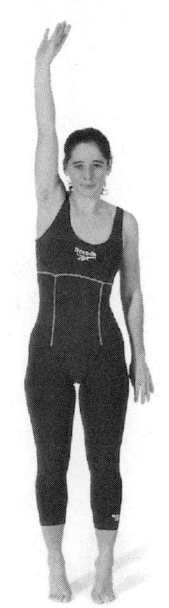

Die Übungen zum Aufwärmen
– Im Stand wird der Körper gestreckt und geräkelt. Die Hände greifen im Wechsel nach oben in Richtung Decke und versuchen den Körper nach oben zu ziehen, ihn noch länger zu machen. Wichtig ist dabei, den Atem nicht anzuhalten, sondern gleichmäßig weiterzuatmen. Spüren Sie die Streckung im Körper?

– Hinter den Stuhl stellen und mit den Händen die Lehne fassen. Im Wechsel auf die Zehenspitzen stellen und auf die Fersen abrollen. Anschließend wird dasselbe zur Kontrolle der Koordination auch freistehend durchgeführt. Um den ganzen Körper zu beanspruchen, werden die Arme nun noch rhythmisch mitgeführt. Beim Hochdrücken in den Zehenstand schwingen die Arme gleichzeitig nach vorne oben, beim Abrollen auf die Fersen locker nach hinten.

– Freistehend werden die Arme locker entgegengesetzt nach vorne bzw. nach hinten geschwungen. Die Knie federn dazu rhythmisch mit, so daß z. B. in der Endposition der Arme die Beine gestreckt, beim Schwingen die Beine gebeugt sind.

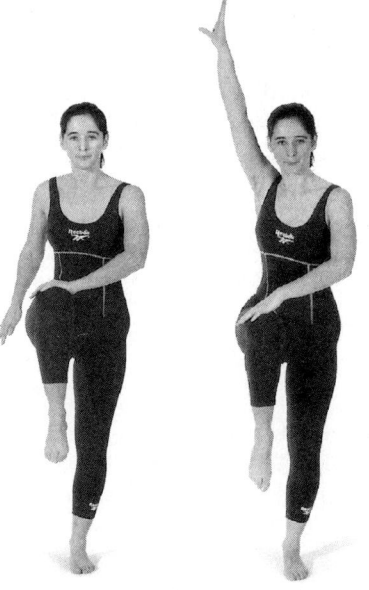

– Heben Sie im Stand abwechselnd das rechte und das linke Knie nach oben und berühren es mit der gegenüberliegenden Hand. Etwas schwieriger wird es, wenn Sie zusätzlich mit dem Knie auch den seitengleichen Arm nach oben nehmen.

– Im Stand mit den Händen an die Stuhllehne fassen und im Wechsel rechtes und linkes Knie nach vorne leicht anheben. Die Füße werden auf den Zehen abgefedert. Nach langsamem Beginn wird die Bewegung schneller ausgeführt.

– An der Lehne festhalten und langsam auf der Stelle joggen. Um die Belastung etwas zu erhöhen, kann das Lauftempo gesteigert werden, die Stuhllehne wird jetzt losgelassen. Zur Abwechslung werden z. B. in der Wohnung alle Möbelstücke umrundet. Wichtig ist, auf ein gleichmäßiges Atmen zu achten – den Atemrhythmus der Bewegung anzupassen.

Hinweise

• Das kleine Aufwärmprogramm kann an jedem Ort durchgeführt werden, auch ein Stuhl ist nicht unbedingt erforderlich. Die Übungen können in beliebiger Reihenfolge zusammengestellt werden, wobei immer wenig intensive Formen zu Beginn, die intensiveren Laufformen an das Ende des Aufwärmens gestellt werden. Mit flotter Musik lassen sich die Laufformen viel leichter ausführen.

• Wird das Aufwärmen zu Hause vor einer kleinen Rückengymnastik durchgeführt, sind 5 bis 10 Minuten schon ausreichend.

• Die Pulsmessung ist ein einfaches Mittel festzustellen, ob die Belastung zu gering, ausreichend oder zu hoch ist. Kontrollieren Sie nach ca. 2 Minuten den Puls. Bleiben Sie bewußt unter dem, was Sie leisten können, so schaffen Sie es spielerisch und fühlen sich anschließend wohl und nicht erschöpft!

• Sollten Sie ein Heimfahrrad (Home-Trainer) besitzen, können Sie auch alternativ 10 Minuten radeln.

Übungen zur Koordination

Unter Koordination versteht man das Zusammenspiel der Sinne, Nerven und Muskeln innerhalb einer Bewegung. Die Verbesserung der koordinativen Fähigkeiten, z. B. der Gleichgewichtskontrolle, der räumlichen Orientierung, der Reaktion auf optische und akustische Signale, des Timings, der Rhythmisierungsfähigkeit und der Wahrnehmung des Muskeleinsatzes innerhalb gezielter Bewegungsabläufe, wirkt sich sehr positiv auf die Alltagsmotorik aus. Es kommt zu einer Ökonomisierung und Optimierung des Bewegungsablaufs und allgemein zur verbesserten Bewegungssicherheit.

Lassen Sie sich bei den Übungen Zeit zum Ausprobieren. Üben Sie barfuß. Es fördert die Wahrnehmung im Bereich der Fußsohlen, kräftigt Fuß- und Beinmuskulatur und steigert das Haltungsgefühl. Da die Übungen recht intensiv sind, gönnen Sie sich auch Zeit zur Erholung und Lockerung.

– Stellen Sie sich im Parallelstand auf die Zehen. Beugen Sie die Knie und nehmen die Arme nach oben. Senken Sie die Füße, so daß wieder die ganzen Fußsohlen Kontakt mit dem Boden haben. Strecken Sie die Beine und senken die Arme.

– Stehen Sie auf einem Bein und heben Sie das Knie an. Je kleiner die Unterstützungsfläche ist, desto höher ist die koordinative Beanspruchung.

– Schließen Sie im Stand die Augen, heben Sie einen Fuß an und versuchen Sie mindestens 20 Sekunden den Stand zu halten.

– Schwingen Sie in Schrittstellung ein Bein mehrmals abwechselnd nach vorne oben (Knie anheben) und hinten. Die Arme schwingen gegengleich vor und zurück (Foto S. 219 oben).

– Betrachten Sie sich im Spiegel und stoppen Sie einmal die Bewegung, wenn Sie gerade ein Bein nach vorne schwingen. Die Kniescheibe ihres Standbeines (belastetes Bein) sollte jetzt nach vorne zeigen, die senkrechte Beinachse (von Sprunggelenk bis

Hüfte) gerade sein und der Hosenbund horizontal liegen, d.h. nicht zur unbelasteten Seite hängen.

– Stehen Sie auf einer weichen Unterlage (Matratze, Weichbodenmatte, Trimilin), und heben Sie ein Knie nach vorne an und halten es ca. 10 Sekunden. Anschließend gehen und laufen Sie auf der Unterlage (Foto unten).

– Versuchen Sie, auf labiler Unterlage (Therapiekreisel, Schaukelbrett u.ä.) das Gleichgewicht zu halten (Foto unten rechts).

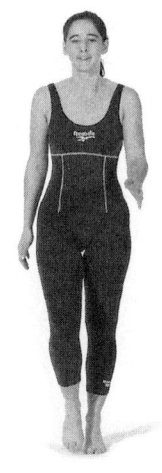

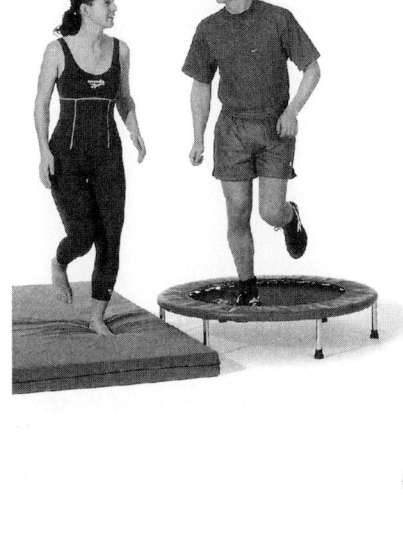

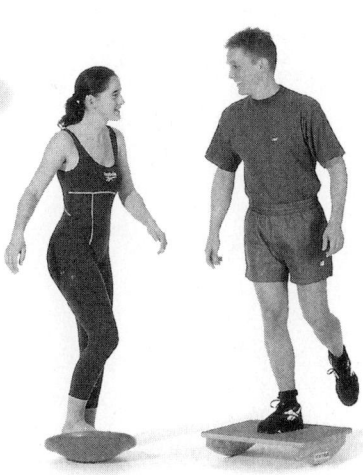

Das Lernprogramm Dehnung

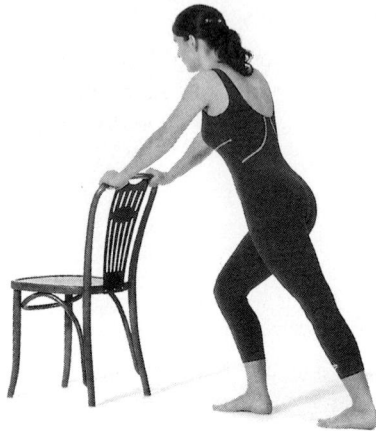

Übung 1
Wadenmuskulatur

Übungsbeschreibung

1. Stellen Sie sich in Schrittstellung hinter einen Stuhl
   (an eine Wand), und stützen
   Sie sich mit beiden Händen
   an der Stuhllehne ab.
   Beide Füße zeigen nach
   vorne und stehen mit der
   ganzen Sohle auf dem
   Boden. Das hintere gestreckte Bein und der Körper
   bilden eine Linie, das
   Gewicht liegt auf dem
   vorderen Bein.

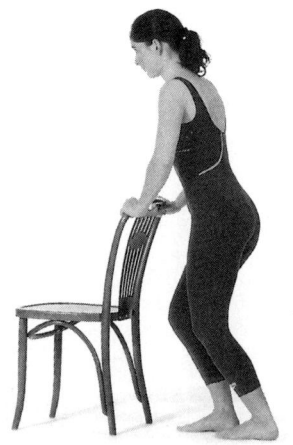

2. Bewegen Sie den Körper
   nach vorne, und drücken
   Sie die hintere Ferse in den
   Boden, bis Sie einen Dehnreiz in der Wadenmuskulatur des hinteren Beines
   spüren.

3. Halten Sie die Dehnung
   20 Sekunden.

4. Wählen Sie eine kleinere
   Schrittstellung, und beugen
   Sie das hintere Knie soweit,

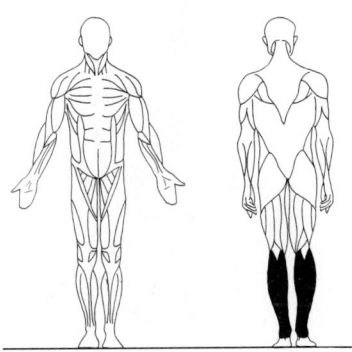

wie es ohne Anheben der Ferse möglich ist. Die Dehnung spüren Sie im Vergleich zu vorher jetzt im unteren Teil der Wadenmuskulatur.

5. Lockern Sie das Bein, und wechseln Sie zum anderen Bein.

Erfahrungsgemäß liegt bei vielen Menschen hier ein Defizit vor.

• Diese Dehnübung ist wichtig für Menschen, die häufig einen Wadenkrampf bekommen.

Fehlerquellen

– Der Po wird nach hinten geschoben oder es entsteht ein Hohlkreuz.

– Das hintere Bein wird bei der ersten Übung gebeugt.

– Die hintere Ferse wird bei der zweiten Übung vom Boden abgehoben

Übungsziel: Dehnung Wadenmuskulatur

++ M. gastrocnemius

 + Mm. peroneus longus et brevis

++ M. soleus

Übungshinweise

• Eine Dehnung sollten Sie nur an der Rückseite der Wade und des Knies spüren. Spüren Sie etwas an der Vorderseite des Fußgelenks, kann das auf das Erreichen der vollen Beweglichkeit hinweisen.

• Ein richtiges Bückverhalten mit stabiler Fußstellung setzt eine ausreichend gedehnte Wadenmuskulatur voraus.

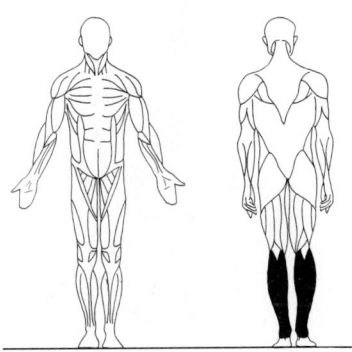

221

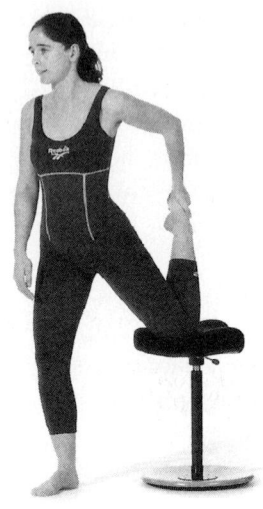

Übung 2
Vordere Oberschenkel-
muskulatur

Übungsbeschreibung

1. Stellen Sie sich vor einen
   Stuhl, und legen Sie das linke
   Knie gebeugt auf den Stuhl
   (evtl. mit Handtuch, Kissen).
2. Sie halten leichter Ihr Gleichgewicht, indem Sie sich mit
   der rechten Hand am Oberschenkel (Wand o. ä.) abstützen.
3. Umfassen Sie mit der linken
   Hand das linke Fußgelenk.
   Achten Sie darauf, daß Sie
   das Becken nicht nach hinten
   drehen oder ins Hohlkreuz
   ausweichen (leicht den Bauch
   anspannen).
4. Strecken Sie die linke Hüfte,
   so daß Oberkörper und
   Oberschenkel eine Linie
   bilden.
5. Bewegen Sie mit Hilfe der
   Hand behutsam die linke
   Ferse in Richtung Gesäß, bis
   Sie deutlich eine Dehnung an
   der Vorderseite des linken
   Oberschenkels spüren.

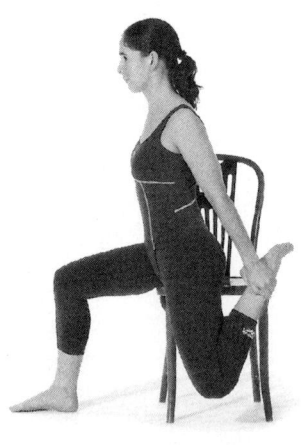

Fehlerquellen
– Es entsteht ein Hohlkreuz oder der Rücken wird nicht gerade gehalten.
– Das linke Hüftgelenk ist nicht gestreckt.
– Das Becken dreht nach hinten auf.

Übungshinweise
• Es dürfen keine Beschwerden in der Lendenwirbelsäule auftreten.
• Weichen Sie bei Kniegelenksbeschwerden auf eine Alternativübung aus, z. B. Übungsausführung im Sitzen (Variation). Eine Dehnung der Oberschenkelmuskulatur ist auch im Stand, im Kniestand oder in Seitlage (Variation) möglich. In der Seitlage beugen Sie das untere Bein im rechten Winkel an und fixieren es mit der unteren Hand. Sie umfassen mit der oberen Hand das Sprunggelenk des oberen Beines und ziehen nach hinten.
• Zur Erleichterung kann der Fuß auch mit einem Handtuch zum Gesäß herangezogen werden.
• Zum Anspannungs-Entspannungs-Dehnen das rechte Fußgelenk für ca. 5 Sekunden gegen die Hand pressen, danach entspannen und dehnen.

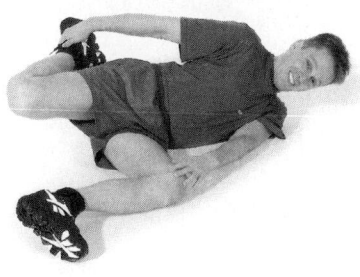

Übungsziel: Dehnung des Kniegelenkstreckers

++ M. rectus femoris

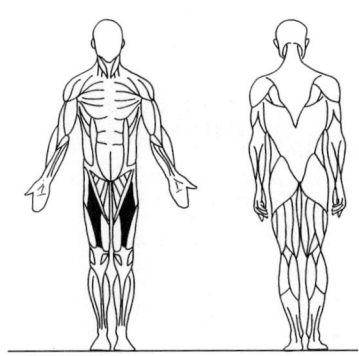

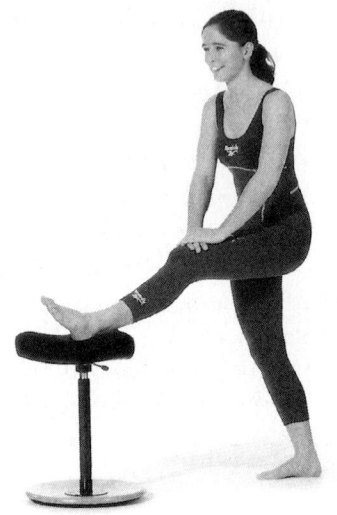

Übung 3
Hintere Oberschenkel-muskulatur

Übungsbeschreibung

1. Stellen Sie ein Bein leicht gebeugt auf einen Stuhl (Hocker).
2. Kippen Sie das Becken leicht nach vorne (aufrechte Körperhaltung). Der Fuß des Standbeines zeigt nach vorne.
3. Strecken Sie nun langsam das aufgestellte Bein, bis Sie deutlich eine Dehnung an der Rückseite des Oberschenkels spüren.
4. Sollten Sie keine Dehnung spüren oder die Dehnung verstärken wollen, neigen Sie den geraden Oberkörper nach vorne.

Fehlerquellen

– Die Hüfte wird nach hinten (auswärts) gedreht.
– Das Becken wird aufgerichtet (Rundrücken).

Übungshinweise

• Zum Anspannungs-Entspannungs-Dehnen die Ferse des aufliegenden, gebeugten Beines ca. 5 Sekunden lang gegen die Auflage drücken, danach entspannen und dehnen.

- Eine Dehnung der ischiocruralen Muskulatur ist auch im Kniestand oder in der Rükkenlage als aktives Dehnen (Variation) möglich. Bei dieser Ausführungsform umfassen Sie den Oberschenkel mit beiden Händen und strecken behutsam das gebeugte Bein nach oben. Ist die Muskulatur sehr verkürzt, benutzen Sie diese Übung als passive Langzeitdehnung, indem Sie mit Ihrem Gesäß ganz an einen Türrahmen rutschen und jeweils ein Bein am Rahmen strecken (Variation).

- Vermeiden Sie ein Hochziehen der Fußspitzen, da dies nur eine Verstärkung vortäuscht.
- Einseitige Verkürzungen der ischiocruralen Muskulatur stehen häufig in Wechselbeziehung zu Ilio-Sakralgelenksbeschwerden. Eine fortdauernde einseitige Verkürzung führt zu einer Veränderung der Gesamtstatik.

Übungsziel: Dehnung des Kniegelenkbeugers

++ Ischiocrurale Muskulatur (M. biceps femoris, M. semitendinosus, M. semimembranosus)

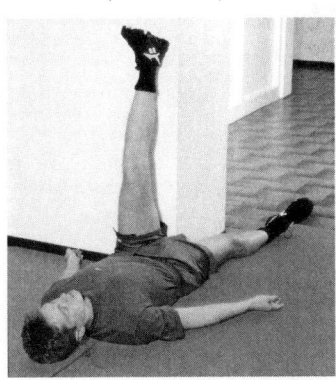
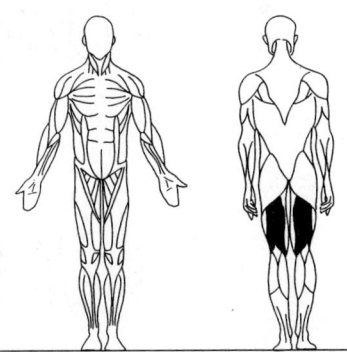

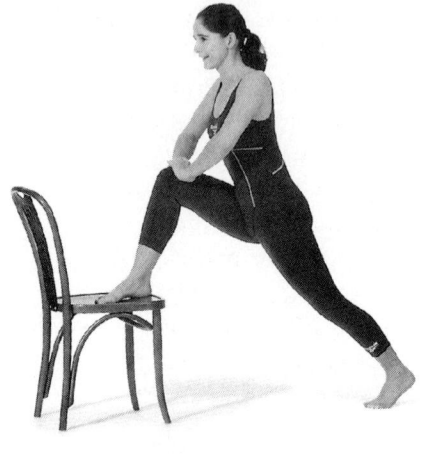

Übung 4
Vordere Hüftmuskulatur

Übungsbeschreibung

1. Stellen Sie in weiter Schrittstellung den rechten Fuß auf
   einen Stuhl (Hocker), und
   stützen Sie sich mit den
   Händen (Ellbogen) auf dem
   Knie ab. Beide Füße und das
   Becken zeigen nach vorne.
2. Halten Sie Ihren Rücken
   durch eine leichte Bauchspannung gerade.
3. Verlagern Sie Ihr Gewicht
   nach vorne.
4. Bewegen Sie die linke Hüfte
   nach vorne und unten, bis
   Sie deutlich eine Dehnung
   im linken Hüftbereich
   spüren.
5. Unterstützen Sie die Strekkung noch, indem Sie die
   linke Gesäßhälfte anspannen. Halten Sie die Dehnung.

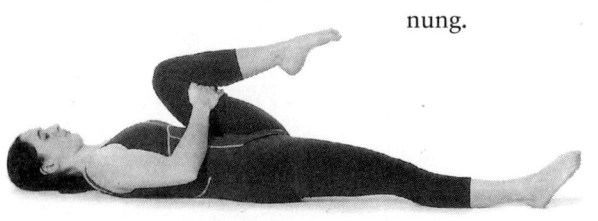

Fehlerquellen

– Die Lendenwirbelsäule wird überstreckt.
– Das Becken wird einseitig nach vorne geschoben.
– Das aufgestellte Bein wird zu stark gebeugt.
– Die linke Hüfte wird nicht genügend gestreckt.

Übungshinweise

• Zum Anspannungs-Entspannungs-Dehnen die Hüftmuskulatur anspannen, als ob Sie in der linken Hüfte beugen wollten.

• Die Dehnung der Hüftbeugemuskulatur ist auch im Kniestand (Variation) oder bei starker Verkürzung in Rückenlage (Variation) möglich. Umfassen Sie in Rückenlage einen Oberschenkel, und ziehen Sie das Knie so weit wie möglich an den Bauch heran. Das andere Bein drücken Sie gestreckt in den Boden hinein. Diese Dehnung bietet sich vor allem bei stark verkürzten Hüftbeugern an.

Übungsziel: Dehnung des Hüftgelenkbeugers

++ M. iliopsoas (M. psoas major, M. iliacus)

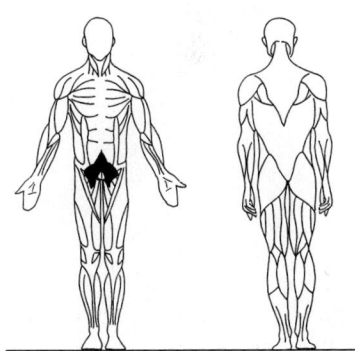

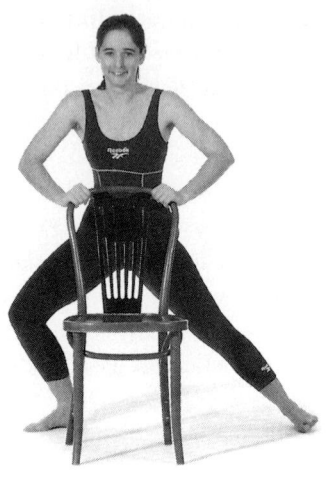

Übung 5
Innenseite Oberschenkelmuskulatur

Übungsbeschreibung
1. Stellen Sie sich mit weit gegrätschten Beinen frontal vor einen Stuhl. Die Füße zeigen nach vorne.
2. Halten Sie den Oberkörper aufrecht.
3. Verlagern Sie Ihr Gewicht langsam auf das rechte Bein.
4. Das linke Bein halten Sie gestreckt, während Sie das rechte Bein immer weiter beugen, bis Sie deutlich eine Dehnung der langen Muskeln an der linken Oberschenkelinnenseite spüren.

Fehlerquellen
– Der Rücken wird nicht gerade gehalten.
– Das beugende Knie verlagert sich nicht über die Zehen, sondern dreht nach innen oder außen.

Übungshinweise
• Die Dehnung des M. gracilis als zweigelenkigem Muskel erfolgt bei gestrecktem Bein.
• Die Dehnung erfolgt in aufrechter Körperhaltung.
• Zum Anspannungs-Entspannungs-Dehnen wird das gestreckte Bein vorher 5 Sekunden gegen den Boden gepreßt.

• In einer Alternativübung winkeln Sie im Sitz das linke gestreckte Bein seitlich ab. Die Füße zeigen nach vorne. Halten Sie den Oberkörper aufrecht und schieben Sie nun die Ferse des linken Beines seitlich weg, bis Sie deutlich eine Dehnung der langen Muskeln an der Oberschenkelinnenseite spüren.

Übungsziel: Dehnung der Schenkelanzieher (lange Anteile)
++ M. adductor longus
++ M. adductor magnus
++ M. gracilis

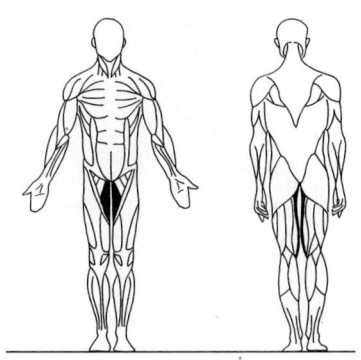

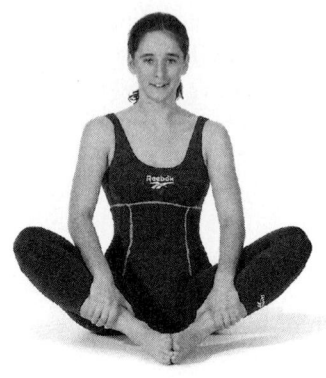

Übung 6
Innenseite Oberschenkel-muskulatur

Übungsbeschreibung

1. Setzen Sie sich auf eine Decke (Gymnastikmatte).
2. Legen Sie die Fußsohlen möglichst nahe am Becken aneinander.
3. Halten Sie den Rücken gerade.
4. Drücken Sie die Knie mit den Unterarmen in Richtung Boden, bis Sie deutlich eine Dehnung an den Innenseiten (Leisten) beider Oberschen-kel spüren.

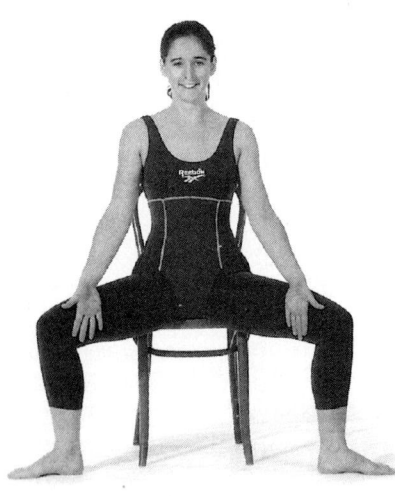

Fehlerquellen
– Rundrückenhaltung

Übungshinweise
• Zum Anspannungs-Entspannungs-Dehnen werden die Oberschenkel vorher 5 Sekunden gegen die dazwischenliegenden Ellbogen gedrückt.
• Spüren Sie einen Schmerz im Hüftgelenk, vergrößern Sie den Abstand zwischen Becken und Füßen. Wenn der Schmerz bleibt, brechen Sie die Übung ab.
• Sie können die Dehnung auch im aufrechten Sitz ausführen (Variation). Öffnen Sie die Beine so weit sie können und drücken Sie die Knie auseinander. Halten den Oberkörper aber aufgerichtet.

Übungsziel: Dehnung der Schenkelanzieher (kurze Anteile)
++ M. pectineus
++ M. adductor brevis

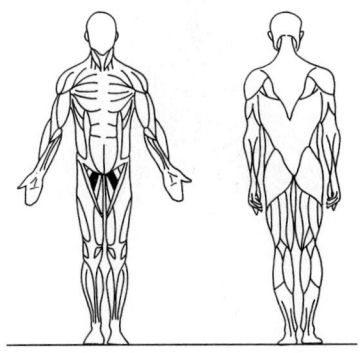

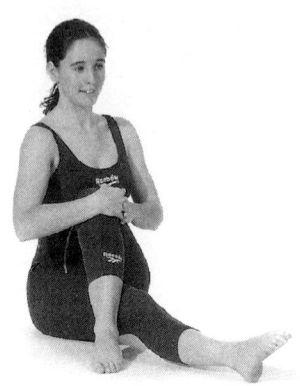

Übung 7
Gesäßmuskulatur

Übungsbeschreibung

1. Setzen Sie sich mit ausgestreckten Beinen auf eine Matte.
2. Winkeln Sie das linke Bein an.
3. Stellen Sie das linke Bein über das rechte Bein neben das Knie.
4. Umfassen Sie das linke Knie und versuchen Sie den Rücken möglichst gerade zu halten.
5. Ziehen Sie langsam das linke Knie über die Mittellinie Richtung rechte Schulter, bis Sie deutlich eine Dehnung in der Gesäßhälfte des aufgestellten Beines spüren.

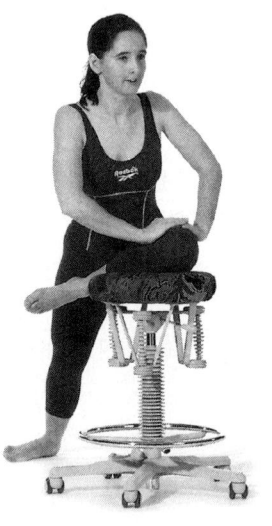

Fehlerquellen
– Der Rücken ist rund.

Übungshinweise
• Beide Gesäßhälften haben Kontakt zum Boden. Durch Variation der Hüftbeugung (Fuß näher an das Becken heranstellen) werden unterschiedliche Teile der Gesäßmuskulatur gedehnt.
• Falls Schmerzen im Hüftgelenk auftreten, z.B bei Hüftarthrose, variieren Sie die Kniestellung.
• Variation: Legen Sie das gebeugte linke Bein mit der Außenseite auf einen Hocker. Beugen Sie den Oberkörper mit geradem Rücken im Hüftgelenk Richtung linkes Knie.

Übungsziel: Dehnung der hinteren Gesäßmuskulatur
++ M. piriformis
+ M. glutaeus medius
+ M. glutaeus minimus
+ M. glutaeus maximus
+ M. obturatorius

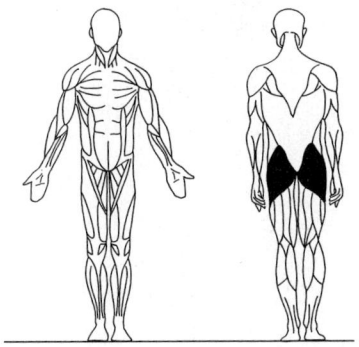

Übung 8
Bauchmuskulatur

Übungsbeschreibung
1. Legen Sie sich auf den
   Rücken, die Beine sind leicht
   gespreizt und etwas nach
   außen gedreht.
2. Die Lendenwirbelsäule
   unterlagern Sie mit einem
   Lendenkissen (ggf. auch
   zusammengerolltem Handtuch), damit sie ihre physiologische Form beibehält.

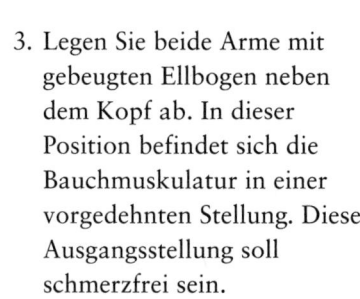

3. Legen Sie beide Arme mit
   gebeugten Ellbogen neben
   dem Kopf ab. In dieser
   Position befindet sich die
   Bauchmuskulatur in einer
   vorgedehnten Stellung. Diese
   Ausgangsstellung soll
   schmerzfrei sein.

Sie können die Dehnung durch das Auflegen einer Wärmflasche auf das Schambein und die untere Bauchmuskulatur verstärken. Da es sich hier um eine Dauerdehnübung handelt, bleiben Sie in dieser Position für 15 bis 20 Minuten liegen und entspannen Sie sich.

4. Zur Entlastung der Schultergelenke können Sie kleine Kissen unter die Ellbogengelenke legen.

Fehlerquellen
– Das Lendenkissen liegt an falscher Stelle.

Übungshinweise
• Diese Übung ist eine Entspannungshaltung. Sie dient zur Entlastung der Brustwirbelsäule (symphysale Belastungshaltung) und zur vorsichtigen Entspannung der Bauchmuskulatur.
• Wenn bei der Übung Schmerzen oder ein Unbehagen entstehen, ist die Übung abzubrechen.

Übungsziel: Dehnung (Entspannung) der Bauchmuskulatur
++ M. rectus abdominis

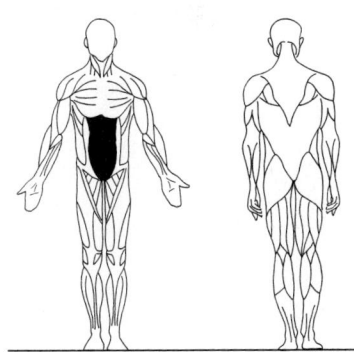

Übung 9
Rückenmuskulatur

Übungsbeschreibung

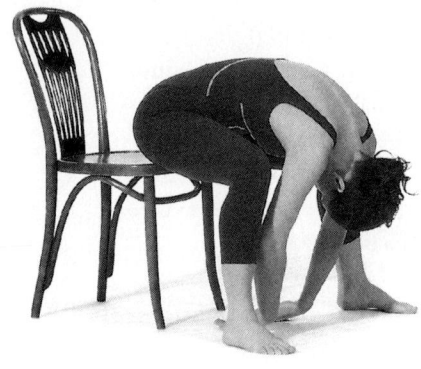

1. Setzen Sie sich mit gegrätschten Beinen auf die
   vordere Kante der Sitzfläche. Die Füße sind mit
   ganzer Fußsohle aufgestellt.
2. Senken Sie langsam den
   Oberkörper zwischen Ihre
   Beine.
3. Zur Verstärkung der Dehnung können Sie zusätzlich
   Ihre Fersen von hinten
   umfassen und den Oberkörper nach unten ziehen.

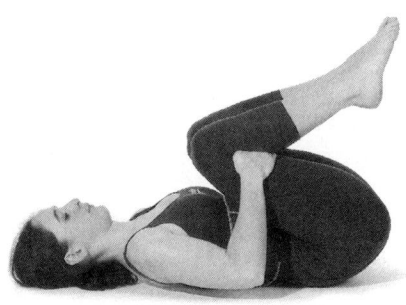

Fehlerquellen
– Die Ausgangsstellung wird nicht richtig eingenommen.
– Preßatmung

Übungshinweise
• Obwohl die Atmung durch die Verengung des Brust-Bauchraumes erschwert ist, sollte ruhig weiter geatmet werden.
• Eingeschränkte Beweglichkeit im Hüftbereich kann eine fehlende Beweglichkeit in der Lendenwirbelsäule vortäuschen.
• Sehr wohltuend ist meist die Dehnung der Rückenstrecker aus der Rückenlage (Variation). Winkeln Sie die Beine an, umfassen Sie die hinteren Oberschenkel mit den Händen, und ziehen Sie die Knie ganz zu sich heran.

Übungsziel: Dehnung der Rückenmuskulatur (insbesondere im Lendenbereich)
++ M. erector spinae

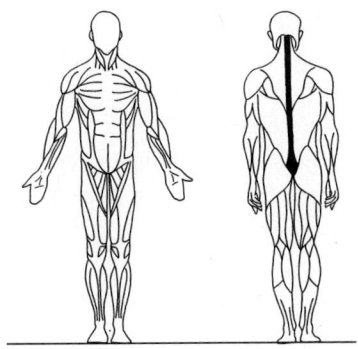

Übung 10
Brust- und seitliche
Rumpfmuskulatur
(Mobilisation der Wirbel-
säule)

Übungsbeschreibung
1. Legen Sie sich auf die rechte
   Seite.
2. Winkeln Sie das linke Bein
   an.

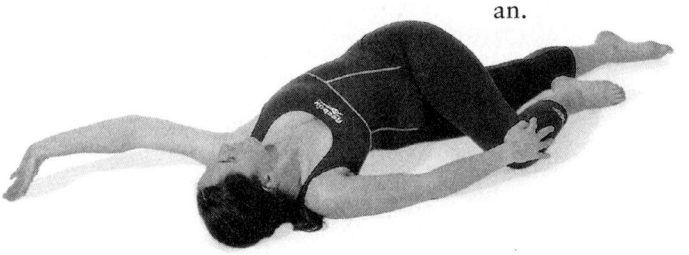

3. Halten Sie das linke Knie
   mit der rechten Hand am
   Boden.
4. Schauen Sie nach links, und
   drehen Sie den Oberkörper
   in dieselbe Richtung.
5. Senken Sie behutsam den
   gestreckten linken Arm
   soweit wie möglich auf den
   Boden, bis Sie deutlich eine
   Dehnung an der linken
   Brustoberseite spüren.

Durch bewußtes Ausatmen
in die gedehnte Region
können Sie die Dehnung
positiv unterstützen.

Fehlerquellen
– Das aufliegende Knie hebt
  vom Boden ab.

Übungshinweise

- Durch das Anbeugen des oberen Beines wird die Lendenwirbelsäule stabilisiert, um bei der Dehnung nicht mitzudrehen.
- Durch unterschiedliches Abwinkeln des Armes werden verschiedene Anteile der Brustmuskulatur gedehnt.
- Nachdem Sie eine Seite beübt haben, legen Sie sich auf den Rücken, durchwandern in Gedanken Ihren Körper und nehmen bewußt wahr, wie sich die gedehnte Seite anfühlt und auf dem Boden aufliegt.

- Variation: Stehen Sie in leichter Schrittstellung mit der rechten Seite zum Türrahmen (oder zur Wand). Drehen Sie den rechten angewinkelten Arm nach außen, und legen Sie den Ellbogen in Schulterhöhe an den Türrahmen (oder Wand). Drehen Sie leicht den Körper nach links, bis Sie eine Dehnung in der Brust- und Schultermuskulatur spüren.

Übungsziel: Dehnung der Brustmuskulatur, Mobilisation der (Brust-) Wirbelsäule

++ M. pectoralis major
 + M. quadratus lumborum
 + Rotatoren im thorakolumbalen Übergangsbereich

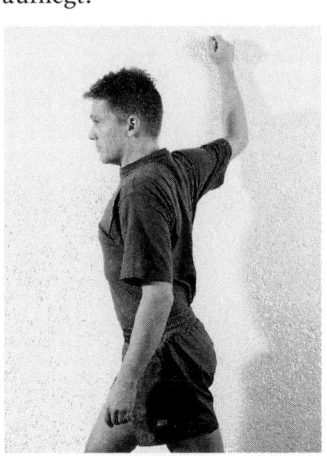

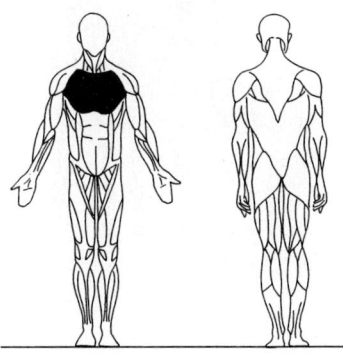

239

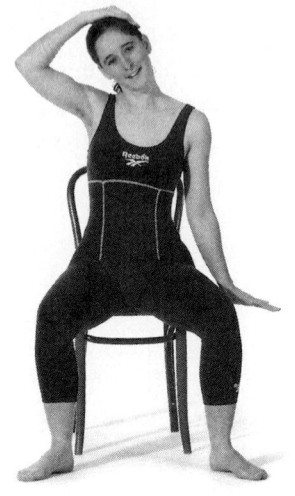

Übung 11
Seitliche Hals-Nacken-Muskulatur

Übungsbeschreibung

1. Setzen Sie sich aufrecht auf einen Stuhl.
2. Neigen Sie den Kopf soweit wie möglich nach rechts in Richtung Schulter.
3. Fixieren Sie den Kopf, indem Sie ihn mit der rechten Hand umfassen (nicht ziehen!).
4. Führen Sie die linke Hand entlang des Stuhlbeins nach unten, bis Sie deutlich eine Dehnung an der linken Halsseite spüren.
5. Die Dehnung können Sie verstärken, indem Sie die linke Hand weiter nach unten führen.
6. Halten Sie die Dehnung.

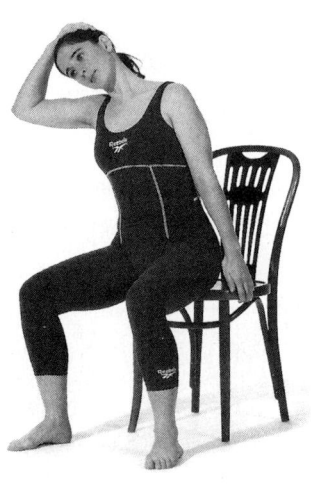

Fehlerquellen
- Die Seitbewegung erfolgt in die falsche Richtung.
- Der Kopf wird nach hinten überstreckt.

Übungshinweise
- Falls Schmerzen, Schwindel oder ein Taubheitsgefühl im Halswirbelsäulen-Bereich auftreten, ist die Übung abzubrechen und die Ursache mit dem Arzt abzuklären.
- Zum Anspannungs-Entspannungs-Dehnen die linke Stirnhälfte zuvor für ca. 5 Sekunden gegen die Hand drücken.
- In einer Variation umfassen Sie mit der linken Hand die Sitzfläche und neigen zur Verstärkung der Dehnung den Oberkörper nach rechts.

Übungsziel: Dehnung der seitlichen Hals- und Nackenmuskulatur.
++ M. trapezius (absteigender Teil)
++ M. levator scapulae

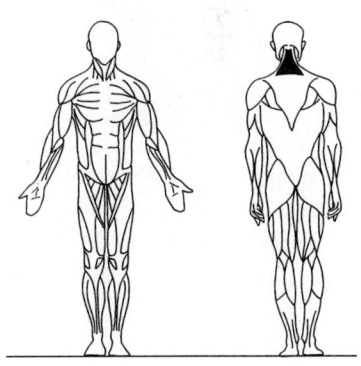

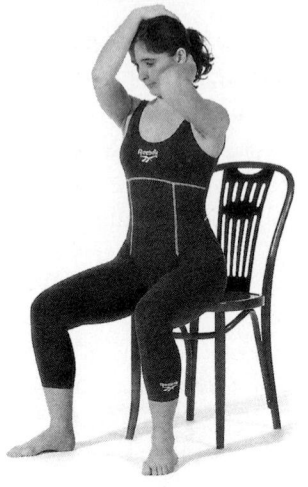

Übung 12
Hintere Hals-Nacken-Muskulatur

Übungsbeschreibung

1. Setzen Sie sich mit dem Rücken dicht an die Stuhllehne.
2. Umfassen Sie mit der linken Hand den oberen Teil des Nackens.
3. Mit der rechten Hand fassen Sie über den Kopf, so daß beide Ellbogen nach vorne zeigen.
4. Ziehen Sie nun das Kinn ein und schauen Sie nach unten.

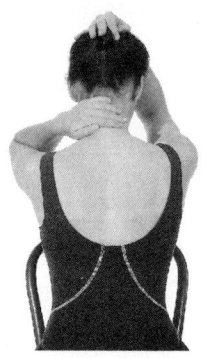

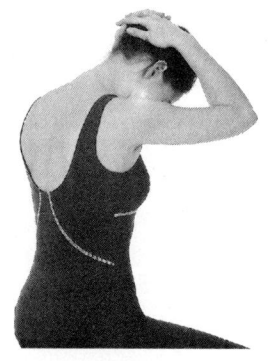

5. Beugen Sie den Kopf so weit nach vorne, bis Sie eine Dehnung in der Muskulatur am oberen Naken spüren.
6. Verstärken Sie mit der rechten Hand die Dehnung.

Fehlerquellen
- Die fixierende Hand hält nicht fest oder greift zu weit unten.
- Das Kinn wird nicht genügend herangezogen (Doppelkinn).
- Das Kinn wird vorgeschoben.

Übungshinweise
- Die Dehnung sollten Sie nur in der hinteren Nackenmuskulatur spüren. Falls Schmerzen, Schwindel oder ein Taubheitsgefühl im HWS-Bereich auftreten, ist die Übung abzubrechen und die Ursache mit dem Arzt abzuklären.
- Zum Anspannungs-Entspannungs-Dehnen den Hinterkopf zuvor für 5 Sekunden gegen die Hand drücken.
- Streichen Sie mit den Fingerkuppen den Nacken von oben nach unten und zur Seite aus.
- Die längeren Anteile der hinteren Hals-Nackenmuskulatur erreichen Sie durch folgende Übung. Setzen Sie sich

dicht an die Rückenlehne und verschränken die Hände hinter dem Kopf. Beugen Sie den Kopf und den Nacken soweit wie möglich nach vorne, ohne aber mit den Händen am Kopf zu ziehen. Pressen Sie den Kopf 5 Sekunden gegen die Hände. Entspannen Sie und beugen Sie den Kopf und Nacken wieder soweit wie möglich nach vorne.

Übungsziel: Dehnung der Kopfstrecker und des Nackens
++ M. rectus capitis
++ M. longus capitis
+ M. splenius capitis
+ Mm. interspinales

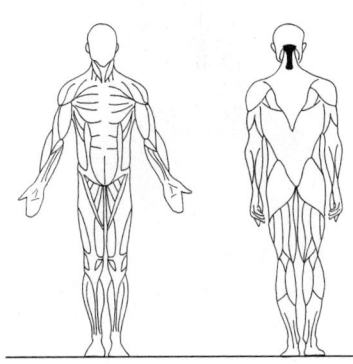

Das Lernprogramm Kräftigung

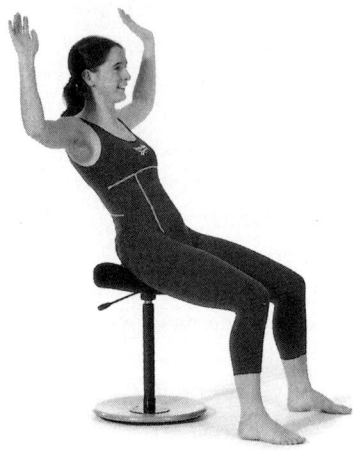

Übung 13
Bauch- und Rücken-
muskulatur

Übungsbeschreibung

1. Setzen Sie sich aufrecht auf einen Stuhl.
2. Neigen Sie Ihren aufrechten Oberkörper durch Streckung in den Hüftgelenken nach hinten. Kontrollieren Sie die Stellung der Wirbelsäule durch Ihre Hände. Halten Sie die Spannung etwa 7 bis 10 Sekunden.
3. Neigen Sie den aufrechten Oberkörper durch Beugen in den Hüftgelenken nach

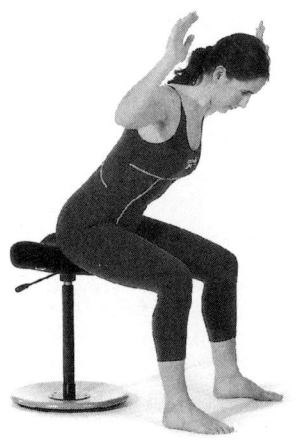

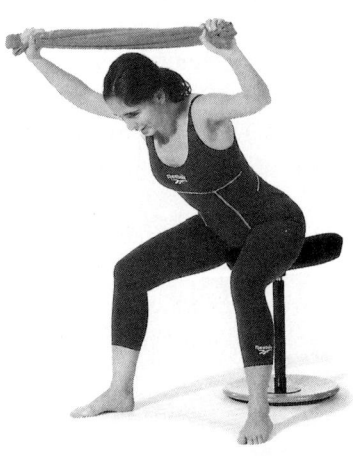

vorne. Halten Sie die Spannung etwa 7 bis 10 Sekunden. Wiederholen Sie das Vor- und Rückneigen 5 bis 10 mal.

4. Intensivieren können Sie die Übung durch Verlängerung des Hebels. Nehmen Sie Ihre Arme in U-Halte neben den Körper oder strecken Sie sie leicht nach oben.

Fehlerquellen
– Oberkörper und Becken werden gleichzeitig geneigt, die Beugung findet in der Wirbelsäule statt.
– Die Wirbelsäule wird gerundet.

Übungshinweise
• Achten Sie darauf, daß die Beugung und Streckung in den Hüftgelenken geschieht.
• Diese Übung eignet sich zum Einstieg vor allem für weniger gut trainierte Personen.
• In einer anderen Variation fassen Sie im aufrechten Sitz ein Handtuch etwas mehr als schulterbreit. Strecken Sie

Ihre Arme nach oben, ohne die Schultern anzuheben. Ziehen Sie das Handtuch auseinander und neigen Sie den gestreckten Oberkörper nach vorne.

Übungsziel: Kräftigung der geraden Bauch- und Rückenmuskulatur
++ M. rectus abdominis
+ M. obliquus internus abdominis, M. obliquus externus abdominis, M. transversus abdominis
++ M. erector spinae
+ M. trapezius
+ M. deltoidens
+ Mm. rhomboideus minor und major

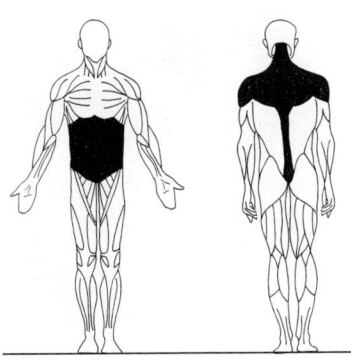

Übung 14
Bauchmuskulatur

Übungsbeschreibung
1. Winkeln Sie in der Rückenlage die Beine an.
2. Ziehen Sie die Zehen an, und stemmen Sie die Fersen leicht in den Boden.
3. Ziehen Sie die Schulterblätter nach hinten unten in Richtung Becken.
4. Entlasten Sie die Brustwirbelsäule und heben Sie langsam die Schultern mit geradem Nacken minimal von der Unterlage an. Das Brustbein schieben Sie dabei Richtung Decke.

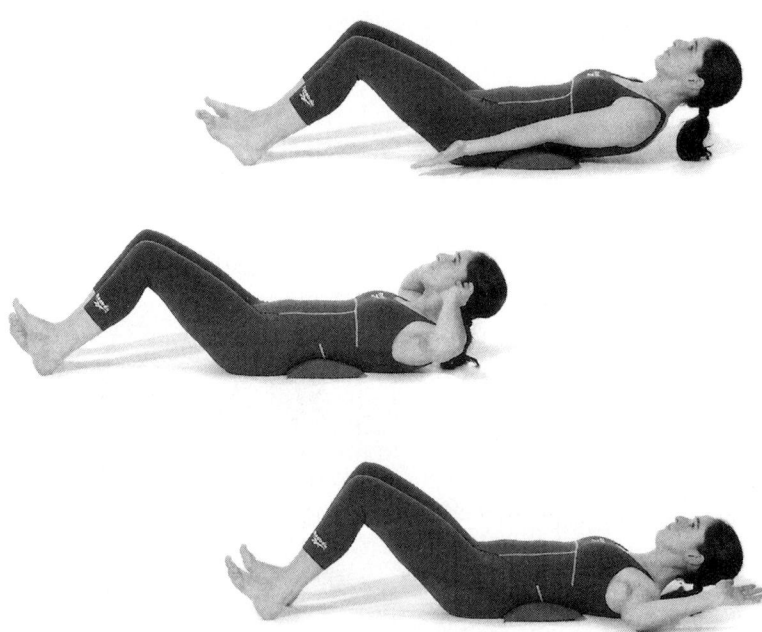

5. Halten Sie die Position für 7 bis 10 Sekunden, und senken Sie dann langsam den Oberkörper wieder nach unten. Atmen Sie ruhig und gleichmäßig weiter.

Fehlerquellen
– Die Übung wird ruckhaft ausgeführt.
– Die Wirbelsäule wird zu stark gerundet.
– Der Kopf wird nach vorne gezogen und nicht in Verlängerung der Wirbelsäule gehalten.

Übungshinweise
• Zur Intensivierung der Übung vergrößern Sie wieder den Hebel. Winkeln Sie die Oberarme an und stützen mit Ihren Fingern seitlich den Kopf ab (Variation). Noch anstrengender wird es, wenn Sie die Arme in U-Halte neben den Kopf legen (Variation).
• Sie können die Übung auch dynamisch in folgendem Rhythmus ausführen: 2 Sek. anheben, 2 Sek. halten, 2 Sek. ablegen.
• Sollten Sie Probleme haben, den Kopf zu heben, unterstützen Sie ihn mit einer Hand.

Übungsziel: Kräftigung der gerade Bauchmuskulatur
++ M. rectus abdominis
 + M. obliquus internus abdominis
 + M. obliquus externus abdominis
 + M. transversus abdominis

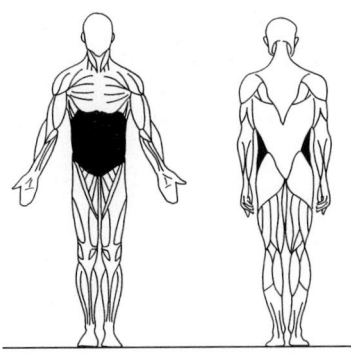

Übung 15
Bauchmuskulatur (Herausschieben des Beins)

Übungsbeschreibung

1. Legen Sie sich auf den Rücken und unterlegen Sie die Lendenwirbelsäule mit einem Lendenkissen.
2. Winkeln Sie die Beine 90 Grad an, so daß Sie deutlich den Kontakt der Lendenwirbelsäule mit dem Kissen spüren.

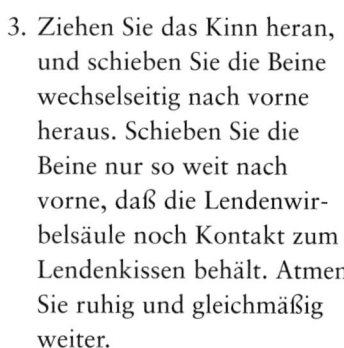

3. Ziehen Sie das Kinn heran, und schieben Sie die Beine wechselseitig nach vorne heraus. Schieben Sie die Beine nur so weit nach vorne, daß die Lendenwirbelsäule noch Kontakt zum Lendenkissen behält. Atmen Sie ruhig und gleichmäßig weiter.

Fehlerquellen
– Die Lendenwirbelsäule
  verliert den Kontakt zur
  Unterlage.

Übungshinweise
• Zur Stabilisation der Leden-
  wirbelsäule durch die Bauchmuskulatur sollten die Beine
  nicht ganz gestreckt werden.
• Sie können mit einer Hand
  während des Übens kontrollieren, ob die Lendenwirbelsäule noch Kontakt mit dem
  Lendenkissen (Boden) hat.
• Bei dieser Übung wird
  besonders der untere Bauch-
  muskelanteil gekräftigt.
• Zur Spannungsverstärkung
  heben Sie den Kopf mit an.
  Treten dabei Schmerzen im
  Nacken auf, dehnen Sie die
  Nackenstrecker. Bei
  Schmerzen an der Vorderseite
  unterlagern Sie Ihren Kopf
  und kräftigen die vordere
  Halsmuskulatur.
• Es ist vorteilhaft, die Bauchmuskulatur in einer physiologischen Ausgangsstellung zu
  beanspruchen, da eine

gleichmäßige Belastung der
Bandscheiben erfolgt und die
Kräftigung aus einer optima-
len Vordehnung durchgeführt
werden kann.
• Als Vorübungen eignen sich
  Übungsformen zur Becken-
  kippung und -aufrichtung
  sowie zur Wahrnehmung der
  Wirbelsäule in Rückenlage.

**Übungsziel: Kräftigung der
geraden Bauchmuskulatur**
++ M. rectus abdominis
 + M. obliquus internus
    abdominis
 + M. obliquus externus
    abdominis
 + M. transversus abdominis
 + M. iliopsoas

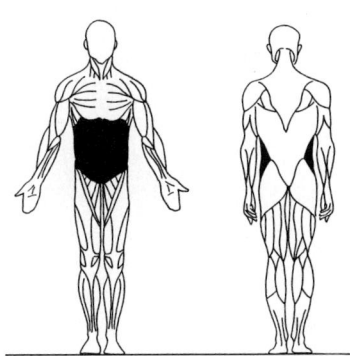

Übung 16
Schräge Bauchmuskulatur (Knie-Hand-Drücken)

Übungsbeschreibung
1. Ziehen Sie in ausgestreckter Rückenlage ein Knie heran.
2. Greifen Sie mit der gegenüberliegenden Hand an das angezogene Knie. Die Finger der aufliegenden Hand zeigen nach außen.
3. Drücken Sie nun das Knie und die Hand gegeneinander, und halten Sie die entstehende Spannung für ca. 15 Sekunden. Atmen Sie gleichmäßig weiter.

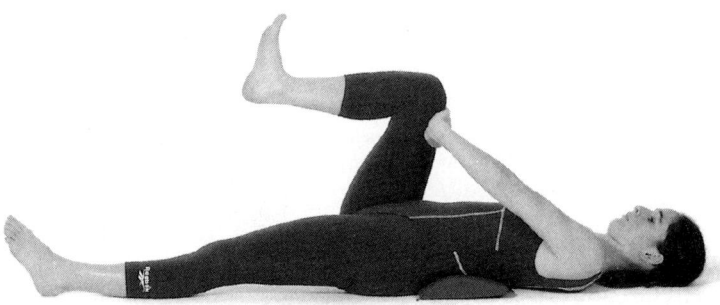

Fehlerquellen
– Das Knie wird zu stark
herangezogen.

Übungshinweise
• Die Übung kann auch mit
auf einem Hocker aufgelegten Beinen durchgeführt
werden.
• Diese Übung dient als
Einstieg in die Kräftigung der
seitlichen Bauchmuskulatur,
da ihre einfache Übungsausführung eine gute Wahrnehmung ermöglicht.

**Übungsziel: Kräftigung der
schrägen Bauchmuskulatur.**
++ M. obliquus internus
abdominis
++ M. obliquus externus
abdominis
+ M. rectus abdominis
+ M. transversus abdominis
+ M. pectoralis major
+ M. iliopsoas

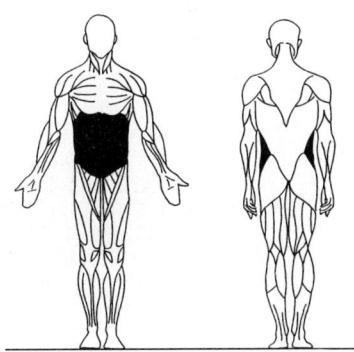

Übung 17
Schräge Bauch-
muskulatur

Übungsbeschreibung

1. Winkeln Sie in Rückenlage die Beine an.
2. Ziehen Sie die Zehen an, und stemmen Sie die Fersen leicht in den Boden.
3. Machen Sie Ihren Nacken lang, und ziehen Sie die Schulterblätter nach hinten unten.
4. Heben Sie die den Kopf und die Schultern vom Boden ab.
5. Schieben Sie die Handflä- chen (und Schultern) abwechselnd nach oben Richtung Decke.

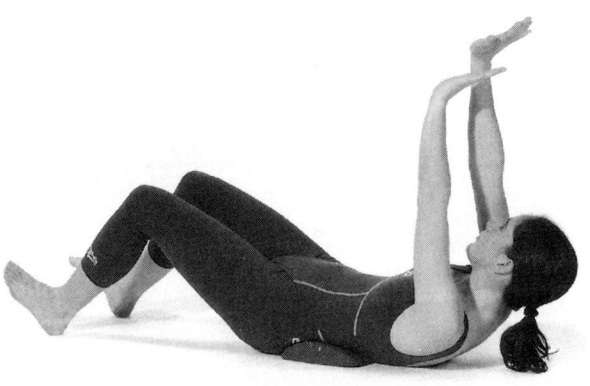

Fehlerquellen
– Die Bewegung wird zu
  ruckhaft durchgeführt.
– Die Wirbelsäule wird zu
  stark gerundet.
– Der Kopf wird nach vorne
  gezogen (oder überstreckt)
  und nicht in Verlängerung
  der Wirbelsäule gehalten.
– Nur die Arme beugen, d. h.
  die Schultern werden nicht
  mit angehoben.

Übungshinweise
• Bei den Bewegungen werden
  Schulter und gegengleiche
  Beckenseite angenähert.

**Übungsziel: Kräftigung der
schrägen Bauchmuskulatur**
++ M. obliquus internus
    abdominis
++ M. obliquus externus
    abdominis
 + M. rectus abdominis
 + M. transversus abdominis

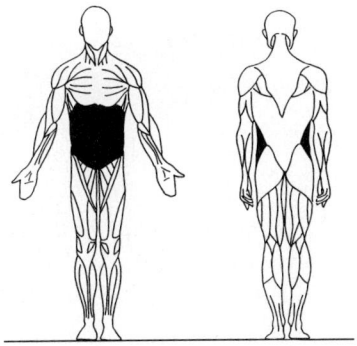

Übung 18
Rückenmuskulatur (dia-
gonales Arm-Bein-Heben)

Übungsbeschreibung
1. Strecken Sie in Bauchlage Ihren Körper, und versuchen Sie mit Ihren Fingern möglichst weit nach vorne zu kommen. Ihr Kopf liegt in Verlängerung des Körpers, die Stirn berührt den Boden.
2. Heben Sie nun den rechten Arm und das linke Bein einen Zentimeter vom Boden ab, und drücken Sie gleichzeitig den linken Arm sowie das rechte Bein leicht gegen die Unterlage.

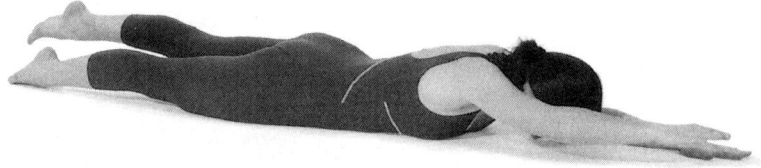

3. Halten Sie die Spannung für einige Sekunden, wechseln Sie danach zum anderen Arm-Bein-Paar und wieder-holen Sie die komplette Übung. Die Nase befindet sich während der ganzen Übung leicht über dem Boden.

Fehlerquellen

– Arm und Bein werden zu stark angehoben (Hohlkreuz-bildung).
– Der Kopf wird überstreckt.
– Die Bewegungseinschränkungen im Hüft- oder Schulter-gelenkbereich führen zu Verdrehungen der Wirbel-säule.

Übungshinweise

• Durch Widerstände an den angehobenen Extremitäten kann diese Übung auch als Partnerübung durchgeführt werden. Es erhöht sich dadurch die Intensität der Übung.
• Untersuchungen (EMG-Ableitungen) ergaben eine hohe Aktivität der Rücken-strecker.
• Legen Sie sich ggf. ein kleines Kissen unter den Bauch.

Übungsziel: Kräftigung der Rückenmuskulatur

++ M. erector spinae
 + M. glutaeus maximus

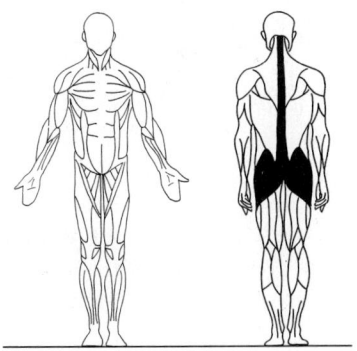

Übung 19
Rückenmuskulatur

Übungsbeschreibung

1. Legen Sie in Bauchlage die Arme leicht nach hinten abgespreizt auf, die Handflächen zeigen nach unten.
2. Spannen Sie Po- und Bauchmuskulatur an.
3. Ziehen Sie die Schulterblätter nach hinten unten.
4. Drücken Sie die Hände gegen die Unterlage.
5. Halten Sie die Spannung 7 bis 10 Sekunden.

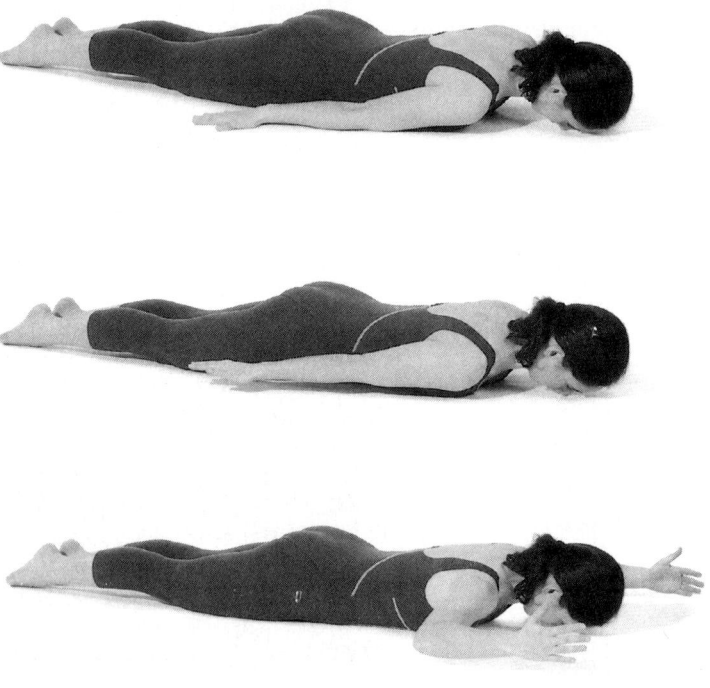

6. Sie können schrittweise die Intensität der Übung erhöhen. Heben Sie den Oberkörper an. Als nächstes können sie noch die Arme mit anheben (Variation). Effektiver wird die Übung durch Hebelverlängerung. Nehmen Sie die Arme in U-Halte neben den Kopf (Variation), oder strecken Sie die Arme nach vorne.

Übungsziel: Kräftigung der Rückenmuskulatur

++ M. erector spinae
+ M. glutaeus maximus
+ M. trapezius
+ M. deltoideus

Fehlerquellen

– Arm und Bein werden zu stark angehoben (Hohlkreuzbildung).
– Der Kopf wird überstreckt.

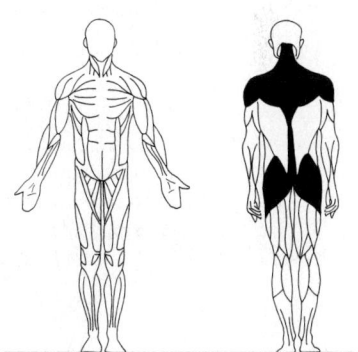

Übung 20
Rückenmuskulatur (diagonale Vierfüßlerübung)

Übungsbeschreibung

1. Stellen Sie sich in den Vierfüßlerstand. Beugen Sie die Ellbogen ein wenig. Die Knie sind schulterbreit geöffnet in Höhe des Beckens aufgestellt.
2. Spannen Sie Ihre Bauchmuskulatur an, strecken Sie das linke Bein nach hinten.
3. Strecken Sie anschließend den rechten Arm nach vorne, mit dem Daumen nach oben. Strecken Sie noch zusätzlich den Nacken, der Blick bleibt zum Boden gerichtet.

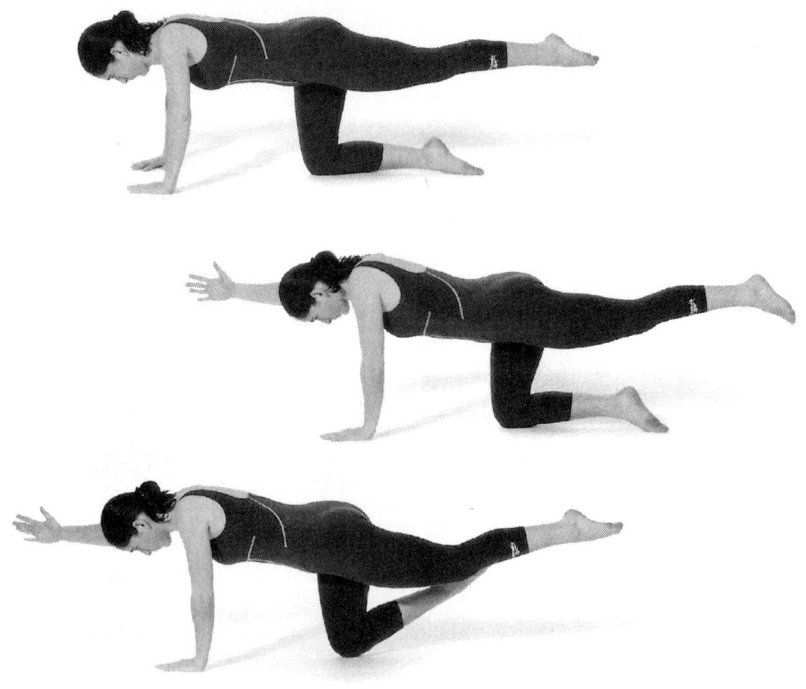

Fehlerquellen
– Es bildet sich ein Hohlkreuz.
– Der Kopf wird in Überstreckung gehalten.
– Die Hüftseite des gestreckten Beines sinkt ab.
– Das Becken dreht auf der Seite des gestreckten Beines auf.
– Bein und Arm werden zu hoch angehoben.

Übungshinweise
• Wenn Sie in dieser Position stabil stehen, können Sie nun den Fuß des aufgestellten Beines anheben (Variation).
• Sie können die Übung auch dynamisch durchführen. Führen Sie dazu kontrolliert Knie und Ellbogen unter dem Körper zusammen, und strecken Sie Bein und Arm wieder.
• Falls Schmerzen im Knie entstehen, ist auf einer weicheren Unterlage zu üben, die Wiederholungszahl zu verkürzen und häufiger das zu Bein wechseln.
• Führen Sie diese Übung auch als Partnerübung aus. Wenn Ihr Partner sich in der Endstellung befindet, drücken Sie leicht gegen einzelne Körperteile. Ihr Partner versucht, die Stellung zu halten.

Übungsziel: Kräftigung der Rückenmuskulatur
++ M. erector spinae
+ M. glutaeus maximus

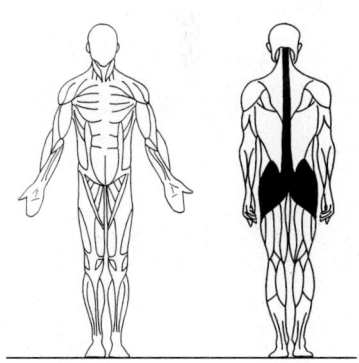

Übung 21
Rückenmuskulatur,
Interscapuläre Muskula-
tur (Kraulübung)

Übungsbeschreibung

1. Legen Sie in der Bauchlage ein kleines Kissen unter Ihren Bauch.
2. Spannen Sie die Bauch- und Gesäßmuskulatur an.
3. Heben Sie den Kopf mit Blick zum Boden leicht an.
4. Führen Sie die Arme wechselseitig dicht am Körper entlang über dem Boden nach hinten zum Gesäß und wieder nach vorne (kraulen). Atmen Sie gleichmäßig weiter.

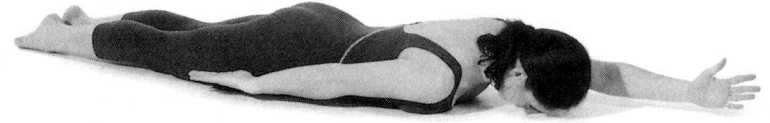

Fehlerquellen
– Die Arme werden nicht dicht am Körper entlanggeführt.
– Der Kopf ist überstreckt.
– Der Brustkorb liegt nicht auf.

Übungsziel: Kräftigung der Rückenmuskulatur
++ M. erector spinae
+ M. glutaeus maximus
+ Interscapuläre Muskulatur

Übungshinweise
• Die Arme sollen bei dieser Übung dicht am Körper entlanggeführt werden. Das dadurch entstehende Ein- und Auswärtsdrehen der Arme führt weiterlaufend zu einer Mobilisation der Schulterblätter.

• Wechsel der Ausgangsstellung: Neigen Sie im aufrechten Sitz aus dem Hüftgelenk den gestreckten Rumpf nach vorne, und führen Sie die Arme wechselseitig dicht am Körper entlang über den Kopf nach vorne oben und nach hinten unten zum Gesäß.

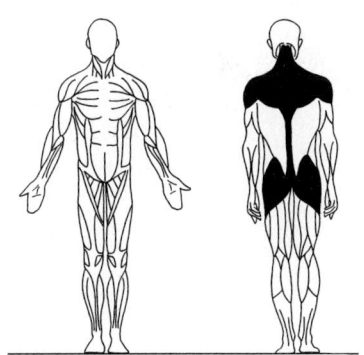

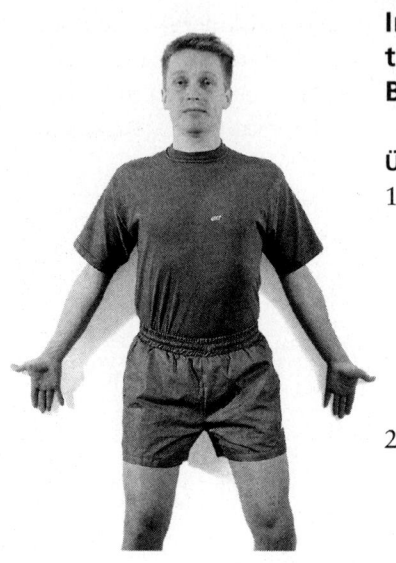

Übung 22
Interscapuläre Muskulatur, Aufrichtung der Brustwirbelsäule

Übungsbeschreibung

1. Stellen Sie sich im Abstand von einer bis eineinhalb Fußlängen mit gebeugten Beinen an eine Wand (Kreuzbein, Brustwirbelsäule, Schultern und Kopf haben Kontakt zur Wand).
2. Drehen Sie die Hände nach außen, und drücken Sie die Handrücken gegen die Wand.

262

Fehlerquellen
– Die Kontaktflächen werden
  beim Spannungsaufbau
  aufgehoben.
– Die Handflächen sind nach
  innen gedreht.

Übungshinweise
• Die Übung eignet sich vor
  allem für den Sitzarbeitsplatz, da es durch die einfache Ausführung zur optimalen Entlastung der
  Brustregion, Aufrichtung der
  Brustwirbelsäule und Tonisierung der gesamten Rük-
  kenmuskulatur kommt.

**Übungsziel: Kräftigung der
Interscapulären Muskulatur,
Aufrichtung der Brustwirbel-
säule**
++ Interscapuläre Muskulatur
 + M. trapezius
 + M. deltoideus

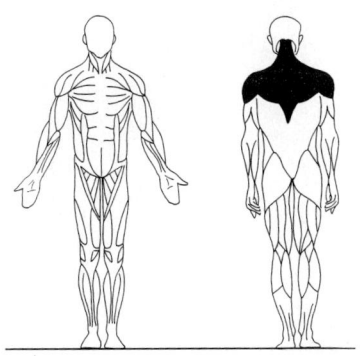

Übung 23
Gesäßmuskulatur

Übungsbeschreibung

1. Stellen Sie in der Rückenlage Ihre Beine an. Drücken Sie mit dem Kopf und den Armen leicht in den Boden, und ziehen Sie die Schultern nach hinten unten.

2. Heben Sie nun langsam das Becken nach oben, bis der Körper mit den Oberschenkeln eine Linie bildet.

3. Drücken Sie die Arme in die Unterlage.

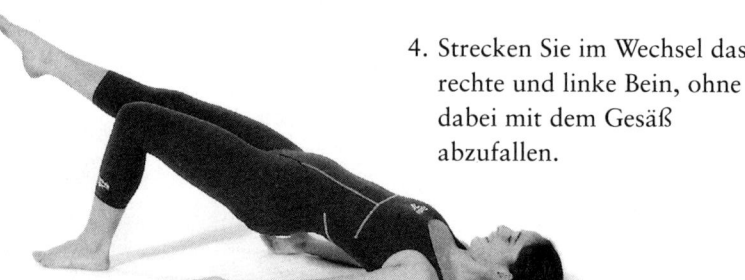

4. Strecken Sie im Wechsel das rechte und linke Bein, ohne dabei mit dem Gesäß abzufallen.

5. Senken Sie abschließend das Becken langsam nach unten, und nehmen Sie «Wirbel für Wirbel» Kontakt mit der Unterlage auf.

Fehlerquellen
– Das Becken sinkt beim
  Anheben des Beines ab.

Übungshinweise
• Um die Übung noch intensiver zu gestalten, können Sie
  ein Knie heranziehen und mit
  den Händen umfassen
  (Variation).

**Übungsziel: Kräftigung der
Rumpfrückseite**
++ M. glutaeus maximus
++ Ischiocrurale Muskulatur
++ M. quadrizeps
 + M. erector spinae
 + M. deltoideus
 + M. trapezius
 + Mm. rhomboideus minor
    und major

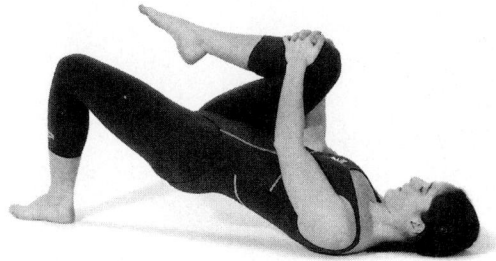

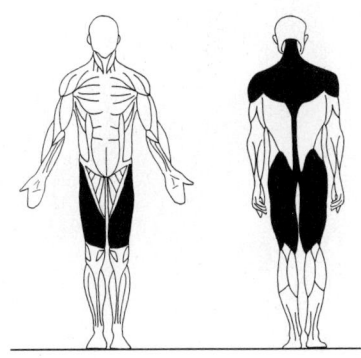

Übung 24
Gesäßmuskulatur

Übungsbeschreibung
1. Stützen Sie sich im Vierfüßlerstand auf den Unterarmen
   und den Knien ab, die
   Zehen sind aufgestellt, die
   Knie stehen ca. 10 cm hinter
   den Hüftgelenken. Richten
   Sie die Wirbelsäule aus.

2. Spannen Sie Ihre Rumpfmuskulatur an, halten Sie
   Ihren Rücken gerade.
3. Führen Sie das 90 Grad
   gebeugte Bein nach oben,
   bis Oberschenkel und
   Körper eine Linie bilden.

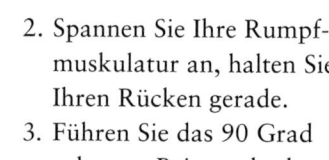

4. Senken und heben Sie das Bein, und spannen Sie Ihre Gesäßmuskulatur an .
5. Variieren Sie die Bewegungsamplitude und die Ausführungsgeschwindigkeit.

Übungsziel: Kräftigung der Rumpfrückseite

++ M. glutaeus maximus
++ Ischiocrurale Muskulatur
 + M. erector spinae

Fehlerquellen
– Das Becken dreht auf.
– Es bildet sich ein Hohlkreuz oder der Rücken wird gerundet.
– Der Oberkörper sinkt zwischen den Armen nach unten, und die Schulterblätter werden nicht stabilisiert.
– Der Kopf wird überstreckt.

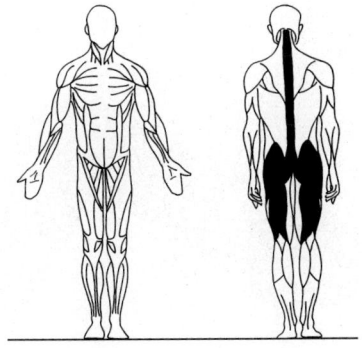

Übung 25
Brust-, Arm- und Schul-
termuskulatur (Gesund-
heitsliegestütz)

Übungsbeschreibung

1. Legen Sie sich im Vierfüßlerstand ein weiches Kissen
   unter die Knie und überkreuzen Sie die Fußgelenke.

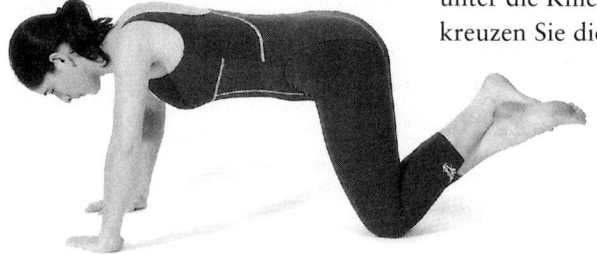

2. Drücken Sie leicht die Füße
   gegeneinander, halten Sie
   den Rücken gestreckt.
3. Spannen Sie Bauch- und
   Gesäßmuskulatur an
   (Rumpf stabilisieren).
4. Beugen und strecken Sie im
   Wechsel langsam Ihre Arme.

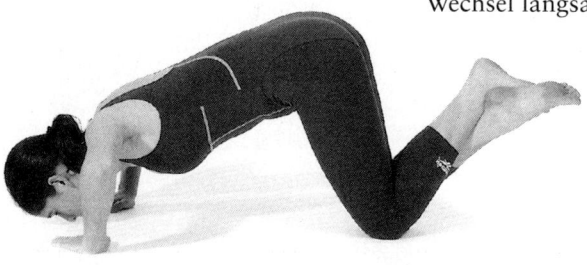

Fehlerquellen
- Die Bewegung wird in der Hüfte unter Beugung und Streckung der Wirbelsäule durchgeführt.
- Der Schulterbereich ist nicht stabil.

Übungshinweise
- Die Arme sind nicht vollständig bis zur Streckung durchgedrückt. Der Rumpf bleibt während der ganzen Übung stabilisiert.
- Das Anspannen der Füße gegeneinander bewirkt durch die Aktivierung der Hüftabduktoren eine Stabilisation des Beckens und der unteren Wirbelsäule.
- In einer erschwerteren Übungsausführung wird der Rumpf leicht nach vorne abgesenkt.
- Treten beim Üben Schmerzen im Bereich der Knie auf, sollten Sie auf einer weicheren Unterlage weiterüben. Ist auch diese, vom klassischen Liegestütz abgeleitete Übung, zu schwer, kann zuerst

gegen eine Wand gelehnt geübt werden. Durch Vergrößerung des Abstandes zur Wand wird die Übungsausführung schwerer.

Übungsziel: Kräftigung der Brust-, Arm- und Schultermuskulatur
++ M. triceps
++ M. pectoralis major
+ M. deltoideus
+ M. serratus anterior

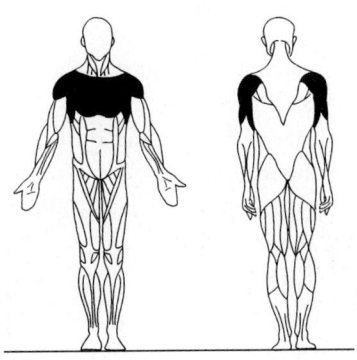

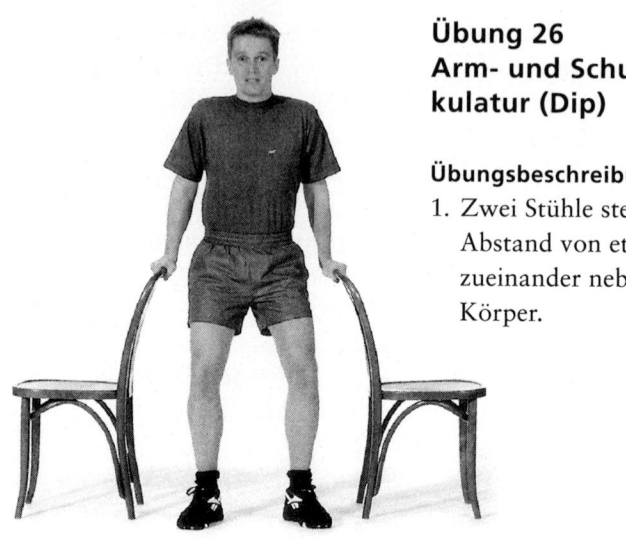

Übung 26
Arm- und Schultermuskulatur (Dip)

Übungsbeschreibung
1. Zwei Stühle stehen im Abstand von etwa 60 cm zueinander neben dem Körper.

2. Jede Hand umgreift bei leicht gebeugten Armen eine Stuhllehne.
3. Ziehen Sie Ihre Schulterblätter zur Stabilisation nach hinten unten, und spannen Sie leicht Ihre Bauchmuskulatur an.
4. Beugen und strecken Sie abwechselnd Ihre Arme.

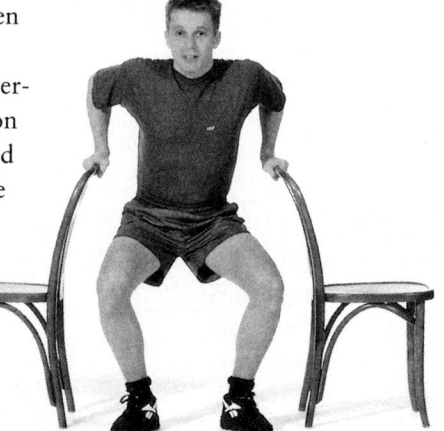

Fehlerquellen
– Die Bewegung wird in der Hüfte unter Beugung und Streckung der Wirbelsäule durchgeführt.
– Der Schulterbereich ist nicht stabil (Kopf sinkt zwischen die Schultern).

Übungshinweise
• Ein zusätzliche Kräftigung der Schultergürtelmuskulatur erreichen Sie, wenn Sie in einer Variation die Schultern zwischen den gestreckten Armen heruntersinken lassen.

Übungsziel: Kräftigung der Brust-, Arm- und Schultermuskulatur
++ M. triceps
++ M. pectoralis major
 + M. deltoideus
 + M. serratus anterior
 + M. latissimus dorsi

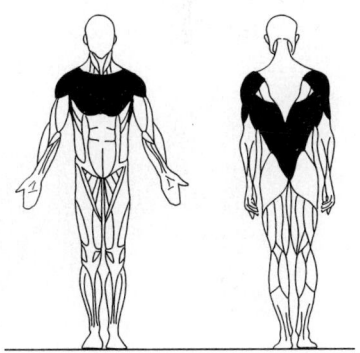

Übung 27
Seitliche Rumpfmusku-
latur (Seitstütz)

Übungsbeschreibung

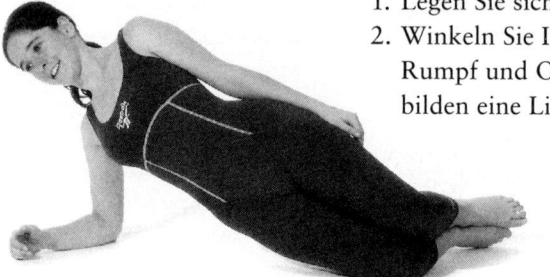

1. Legen Sie sich auf die Seite.
2. Winkeln Sie Ihre Beine an. Rumpf und Oberschenkel bilden eine Linie.

3. Stützen Sie sich auf dem Unterarm ab. Der Ellbogen befindet sich unter dem Schultergelenk.
4. Spannen Sie nun Ihre Bauchmuskulatur an.
5. Heben Sie Ihr Gesäß, bis Ihr Körper vom Kopf bis zu den Knien eine Linie bildet.

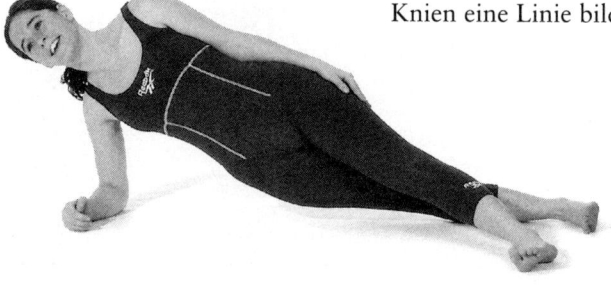

Fehlerquellen
– Der Körper wird verdreht.
– Variation: Die Fußspitzen
  werden nicht hochgezogen.

Übungshinweise
• In einer erschwerteren Form
  liegt Ihr gestrecktes oberes
  Bein etwas vor dem unteren.
  Vor dem Anheben des
  Beckens ziehen Sie die
  Fußspitzen hoch, um die
  Kniegelenke zu stabilisieren
  (Variation).
• Schultergürtel und Becken
  sollten immer in einer Linie
  stehen und dürfen nicht
  verdreht sein.
• Zur Erleichterung kann die
  Hand des oberen Arms beim
  Anheben des Beckens als
  Stütze benutzt werden.
  Achten Sie darauf, daß die
  Verdrehung des Körpers in
  der Endposition möglichst
  gering ist.

**Übungsziel: Ganzkörper-
kräftigung, unter Berücksich-
tigung der seitlichen Rumpf-
stabilisatoren**
++ M. quadratus lumborum
 + M. obliquus internus
   abdominis
 + M. obliquus externus
   abdominis
 + M. rectus abdominis
 + M. transversus abdominis
 + M. glutaeus medius
 + M. glutaeus minimus
 + M. tensor fasciae latae
 + M. erector spinae
 + M. deltoideus

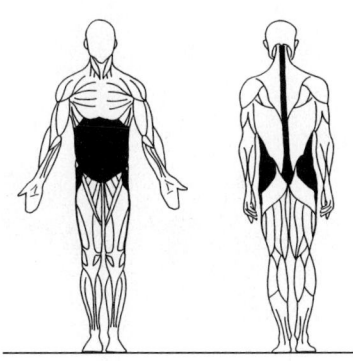

Übung 28
Ganzkörperkräftigung (Unterarmstütz)

Übungsbeschreibung

1. Stützen Sie sich im Vierfüßlerstand auf den Unterarmen und . Knien ab, die Zehen sind aufgestellt, die Knie stehen ca.10 cm hinter den Hüftgelenken. Richten Sie die Wirbelsäule aus.
2. Spannen Sie Ihre Rumpfmuskulatur an, halten Sie Ihren Rücken gerade und den Kopf in Verlängerung der Wirbelsäule.
3. Heben Sie Ihre Knie einen Zentimeter vom Boden ab.

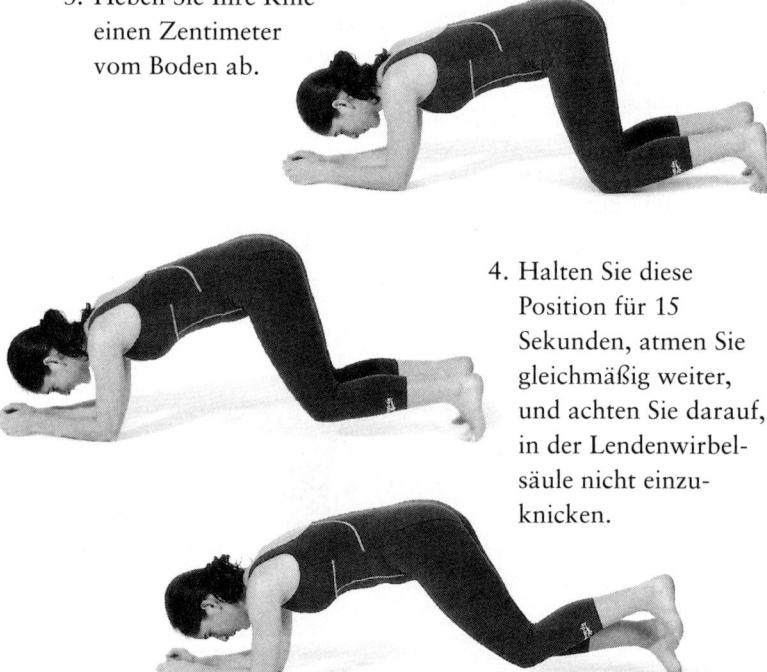

4. Halten Sie diese Position für 15 Sekunden, atmen Sie gleichmäßig weiter, und achten Sie darauf, in der Lendenwirbelsäule nicht einzuknicken.

Fehlerquellen

– Die Zehen sind nicht aufgestellt.
– Es bildet sich ein Hohlkreuz oder der Rücken wird gerundet.
– Der Oberkörper sinkt zwischen den Armen nach unten und die Schulterblätter werden nicht stabilisiert.
– Der Kopf wird überstreckt oder hängt nach unten.

Übungshinweise

• Intensivieren kann man die Übung, indem der Abstand zwischen den Unterarmen und den Knien vergrößert wird (verlängerter Hebel) oder man einen Fuß leicht anhebt (Variation).

• Bei dieser Übung muß der gesamte Körper stabilisiert werden, es wird dadurch eine Erhöhung der muskulären Tonuslage erreicht.

• Benutzen Sie diese Übung, um Ihre individuelle Trainingsintensität festzulegen. Sie sollten bei der Übungsdurchführung in der Lage sein, die Wirbelsäule zu stabilisieren. Ist das nicht der Fall, sinkt ein Teil der Wirbelsäule nach unten durch, und es entsteht ein Graben zwischen den Rückenstreckern. Ein Partner kann dies fühlen, indem er die Dornfortsätze mit seinen Fingern berührt.

Übungsziel: Ganzkörperkräftigung unter Berücksichtigung der vorderen und hinteren Rumpfmuskulatur

++ M. abdominis
++ M. erector spinae
 + M. pectoralis major
 + M. deltoideus

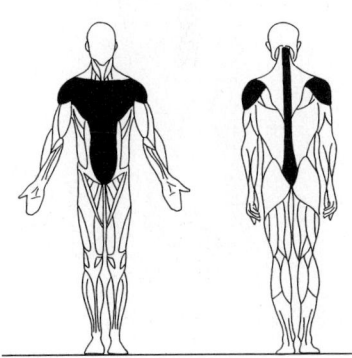

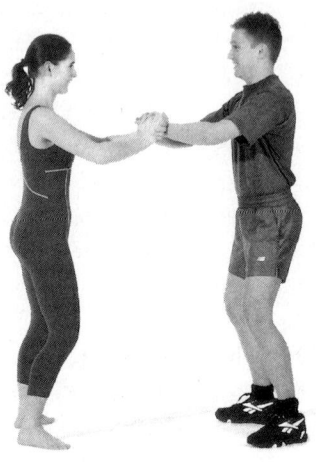

Übung 29
Ganzkörperkräftigung
(Stabilisation mit Partner)

Übungsbeschreibung

1. Stellen Sie sich mit leicht gebeugten Knien, geradem Oberkörper, gestreckten Armen und gefalteten Händen einem Partner gegenüber. Die Handrücken der Partner berühren sich auf einer Seite.
2. Spannen Sie zuerst Ihre Rumpfmuskulatur leicht an.
3. Drücken Sie dann die Hände gegeneinander.
4. Versuchen Sie, Rumpf und Becken, trotz des entstehenden Drehmoments, in der

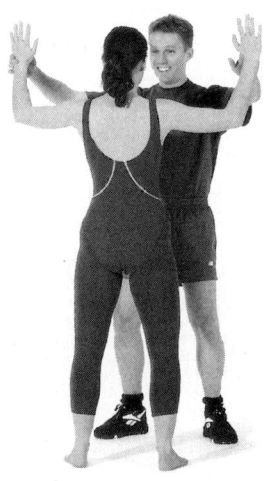

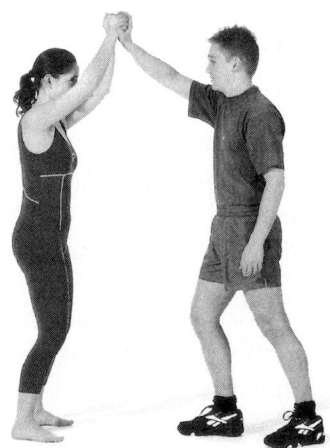

276

Ausgangsposition zu halten. Atmen Sie gleichmäßig weiter.

Fehlerquellen
– Die Personen stehen mit durchgedrückten Knien, im Hohlkreuz und mit zurückgelegtem Oberkörper.
– Die Ausgangsstellung wird nicht mehr beibehalten (Druck ist zu stark).

Übungshinweise
• Sie können die Übung auch ohne Partner durchführen, indem Sie z. B. gegen einen Türrahmen drücken.
• Unterschiedlicher Druck der Hände verändert die Körperspannung. Der Druck sollte nur so stark sein, daß das Bekken noch stabilisiert werden kann (keine Verdrehung).
• Variation: Die Partner stehen sich gegenüber. Eine Person hält die Arme in U-Halte. Der Partner drückt gegen einen Unterarm und zieht gleichzeitig den anderen Unterarm leicht heran.

• Variation «Holzhacken»: Beide Partner stehen sich gegenüber. Eine Person faltet die Hände, nimmt wie beim Holzhacken die Hände über den Kopf und versucht, gegen den leichten Druck des Partners die Hände nach unten zu bewegen.

Übungsziel: Ganzkörperkräftigung, vorwiegend rotatorisch wirkende Muskulatur
++ schräge Bauchmuskulatur
+ M. rectus abdominis
++ Rotatoren des Rückens (Mm. rotatores, Mm. multifidi)
+ M. erector spinae

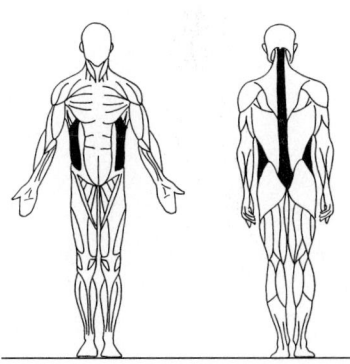

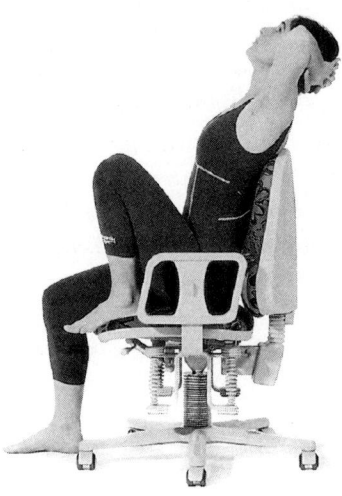

Das Lernprogramm Mobilisation

Übung 30
Brustwirbelsäule

Übungsbeschreibung

1. Schieben Sie im Sitzen das Gesäß auf dem Stuhl bis zur Rückenlehne.
2. Stellen Sie einen Fuß auf den vorderen Teil des Stuhls (oder auf das andere Knie auflegen). Damit fixieren Sie Ihre Lendenwirbelsäule.
3. Die obere Kante der Stuhllehne sollte sich zwischen den Schulterblättern befinden.
4. Verschränken Sie nun Ihre Hände hinter dem Kopf.
5. Dehnen Sie langsam den Oberkörper über den Stuhl nach hinten.

Fehlerquellen
- Die Rückenlehne befindet sich nicht in Höhe der Brustwirbelsäule.
- Der Fuß löst sich vom Stuhl.

Übungshinweise
- Das aufgestellte Bein verhindert durch die Aufrichtung des Beckens und die damit verbundene Kyphosierung der Lendenwirbelsäule eine Ausweichbewegung ins Hohlkreuz. Die Mobilisation findet dadurch nur in der Brustwirbelsäule statt.

Übungsziel: Mobilisation der Brustwirbelsäule in Streckung

Übung 31
Brustwirbelsäule
(Dehnung Bauch-
muskulatur)

Übungsbeschreibung

1. Winkeln Sie in der Rückenlage ein Bein an und stellen
   Sie den Fuß des anderen
   Beines auf das Knie des
   gebeugten Beins.
2. Legen Sie eine feste Rolle
   (zusammmengerolltes
   Handtuch) mit ca. 10 cm
   Durchmesser unter den
   Rücken in Höhe des Brust-
   beins.

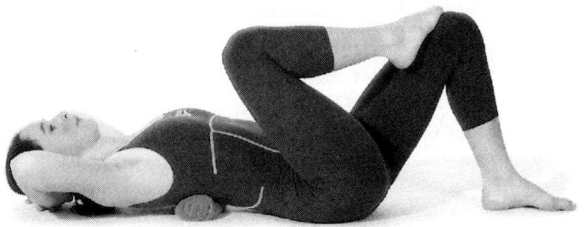

3. Verschränken Sie die
   Hände hinter dem Kopf,
   ziehen Sie Ihr Kinn etwas
   ein, und senken Sie langsam die Schultern zum
   Boden hin. Sie spüren bei
   dieser Übung auch deutlich
   eine Dehnung in den vorderen Muskeln des Brust-
   korbs.

Fehlerquellen
– Das Kinn wird nach vorne geschoben.

Übungshinweise
- Diese Übung soll nur bei Personen mit Rundrücken durchgeführt werden.
- Die Rolle soll im Bereich des Scheitelpunktes der Brustwirbelsäule angelegt werden.
- Die Beugung der Beine bewirkt eine Aufrichtung des Beckens und weiterlaufend eine Kyphosierung der Lendenwirbelsäule. Die Mobilisation beschränkt sich somit auf den Bereich der Brustwirbelsäule.

Übungsziel: Mobilisation der Brustwirbelsäule in Streckung; Dehnung der Bauch- und Zwischenrippenmuskulatur

Übung 32
Lendenwirbelsäule
(Dehnung Rücken-
muskulatur)

Übungsbeschreibung

1. Legen Sie sich auf die rechte Seite. Winkeln Sie Ihre Beine ca. 90 Grad an und halten Sie sie am Boden fest, indem Sie die Knie mit der rechten Hand umfassen.
2. Machen Sie nun bewußt ein leichtes (!) Hohlkreuz.

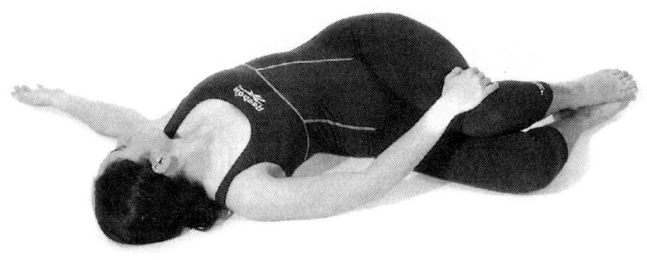

3. Drehen Sie die linke Schulter zusammen mit dem Brustkorb langsam nach hinten.
4. Legen Sie die linke Schulter zusammen mit dem gebeugten Arm am Boden ab. Atmen Sie gleichzeitig ruhig weiter und halten Sie die Position 15 Sekunden bis zu einer Minute.

Fehlerquellen
– Es wird kein leichtes Hohl-
  kreuz gemacht.
– Es drehen nicht Schulter und
  Brustkorb, sondern nur der
  Arm.

Übungshinweise
• Falls Schmerzen im Bereich
  der Lendenwirbelsäule
  auftreten, ist die Übung
  abzubrechen.
• Der Beugungsgrad der Beine
  bestimmt die Höhe, an der
  die Mobilisation stattfindet.
  Es soll ein Winkel zwischen
  45 und 90 Grad im Hüftgelenk eingenommen werden.

**Übungsziel: Mobilisation der
Lendenwirbelsäule, Dehnung
der Rückenmuskulatur**
+ M. erector spinae
+ M. quadratus lumborum

Trainings- und Kurzprogramme

Um Ihnen für das tägliche Training zu Hause die Übungszusammenstellung zu erleichtern, wurden von uns verschiedene Übungsprogramme ausgearbeitet. Sie versuchen, alle Aspekte eines zielgerichteten Rückentrainings abzudecken. Dabei war unsere vordringlichste Intention bei der Ausarbeitung der Trainingsprogramme nicht die absolute Vollständigkeit, sondern die Anwendbarkeit. Übungsprogramme werden erfahrungsgemäß nur dann zu Hause regelmäßig durchgeführt, wenn sie nicht länger als 10 Minuten dauern.

Das Basisprogramm enthält die acht wichtigsten Übungen. Versuchen Sie bitte, jeden Tag dieses Programm durchzuführen. Sollte für Sie persönlich z. B. die Dehnung einer anderen Muskelgruppe angezeigt sein, ergänzen Sie das Programm durch diese Übung.

Die Aufbauprogramme zur Kräftigung wurden in erster Linie nach der Schwierigkeit ihrer korrekten Übungsausführung ausgewählt. Überschätzen Sie sich nicht. Führen Sie lieber einfachere Übungen richtig durch, als schwierigere Übungen falsch. Fehlbelastungen können zu Überlastungsschäden führen. Steigern Sie, um eine Intensivierung Ihres Programms zu erreichen, zuerst die angegebene Wiederholungszahl, bei dynamischen Übungen die Übungsdauer, oder verkürzen Sie die Pausendauer. Führen Sie keine Übungen durch, die Sie noch nicht korrekt beherrschen.

Die Dehnprogramme beinhalten acht wichtige Dehnübungen für den oberen und unteren Körperbereich. Sollte in diesen Programmen eventuell eine für Sie wichtige Muskulatur nicht berücksichtigt sein, ergänzen Sie bitte die entsprechende Übung. Sie können beide Dehnprogramme auch nacheinander durchführen.

Die Kurzprogramme im Sitzen und Stehen zielen durch Dehnung und Tonisierung wichtiger Muskelgruppen in erster Linie auf eine Verbesserung des Wohlbefindens hin. Die Programme dauern nur etwa 2 Minuten und lassen sich problemlos in den Alltag einbauen.

Hinweise zu den Trainingsprogrammen

- Beachten Sie bei der Durchführung der Trainingsprogramme unbedingt die Hinweise, die Ihnen schon zu Beginn des Lernprogramms gegeben wurden.
- Bevor Sie mit einem Trainingsprogramm beginnen, üben Sie die darin enthaltenen Übungen erst im Lernprogramm. Falls Sie sich bei einer Übungsausführung im Trainingsprogramm unsicher fühlen, schauen Sie im Lernprogramm nach. Die angegebene Übungsnummer dient zum schnellen Auffinden der Übung.
- Wählen Sie die richtige Belastung, und finden Sie Ihr persönliches Leistungsniveau.
- Überprüfen Sie durch regelmäßige Kontrolle Ihren Trainingszustand, und gleichen Sie die Intensität des Trainings einem veränderten Ausgangsniveau an. Gehen Sie dabei langsam vor, und vermeiden Sie Überlastungen!
- Wollen Sie mehere Programme nacheinander durchführen, dann wählen Sie zu Beginn ein Dehnprogramm, danach ein Kräftigungsprogramm, um anschließend die Muskulatur wieder zu dehnen. Sollten Sie nicht soviel Zeit zur Verfügung haben, dehnen Sie nach dem Kräftigen.

Das Basisprogramm

		Dauer	Wdh.	Pause
1. Unterarmstütz	Ü 28	15 Sek.	3 x	15 Sek.
2. Seitstütz	Ü 27	15 Sek.	3 x	15 Sek.
3. Diagonales Arm-Beinheben	Ü 18	15 Sek.	3 x	15 Sek.
4. Hände hoch- schieben	Ü 17	15 Sek.	3 x	15 Sek.
5. Dehnung vordere Hüftmuskulatur (Kniestand)	Ü 4	20 Sek. je Seite	2 x	
6. Dehnung hintere Oberschenkel- muskulatur (Rückenlage)	Ü 3	20 Sek. je Seite	2 x	
7. Dehnung vordere Oberschenkel- muskulatur (Seitlage)	Ü 2	20 Sek. je Seite	2 x	
8. Dehnung Brust- und seitliche Rumpfmusku- latur (Seitlage)	Ü 10	20 Sek. je Seite	2 x	

Das Aufbauprogramm (leicht)

		Dauer	Wdh.	Pause
1. Kraulen	Ü 21	15 Sek.	3 x	15 Sek.
2. Beine schieben	Ü 15	15 Sek.	3 x	15 Sek.
3. Gesäß anheben	Ü 23	15 Sek.	3 x	15 Sek.
4. Diagonaler Vierfüßler	Ü 20	15 Sek.	3 x	15 Sek.

Das Aufbauprogramm (mittel)

		Dauer	Wdh.	Pause
1. Kräftigung Rücken- muskulatur	Ü 22	15 Sek.	3 x	15 Sek.
2. Brustbein zur Decke	Ü 14	15 Sek.	3 x	15 Sek.
3. Arme und Oberkörper anheben	Ü 19	15 Sek.	3 x	15 Sek.
4. Gesundheits- liegestütz	Ü 25	15 Sek.	3 x	15 Sek.

Das Aufbauprogramm (schwer)

		Dauer	Wdh.	Pause
1. Brustbein zur Decke und Arme in U-Halte	Ü 14	20 Sek.	3 x	15 Sek.
2. Arme in U-Halte und Oberkörper anheben	Ü 19	20 Sek.	3 x	15 Sek.
3. Dip	Ü 26	20 Sek.	3 x	15 Sek.
4. Vierfüßler mit Unterarmstütz	Ü 28	20 Sek.	3 x	15 Sek.

Das Dehnprogramm (unterer Bereich)

		Dauer	Wdh.
1. Dehnung hintere Oberschenkelmuskulatur	Ü 3	20 Sek. je Seite	2 x
2. Dehnung vordere Oberschenkelmuskulatur	Ü 2	20 Sek. je Seite	2 x
3. Dehnung vordere Hüftmuskulatur	Ü 4	20 Sek. je Seite	2 x
4. Dehnung Innenseite Oberschenkelmuskulatur	Ü 6	20 Sek. je Seite	2 x

Das Dehnprogramm (oberer Bereich)

		Dauer	Wdh.
1. Dehnung seitliche Hals-Nacken-Muskulatur (Sitz)	Ü 11	20 Sek. je Seite	2 x
2. Dehnung hintere Hals-Nacken-Muskulatur (Sitz)	Ü 12	20 Sek. je Seite	2 x
3. Dehnung Rückenmuskulatur (Sitz)	Ü 9	20 Sek. je Seite	2 x
4. Dehnung Brust- und seitliche Rumpfmuskulatur (Stand)	Ü 10	20 Sek. je Seite	2 x

Das 2-Minuten-Kurzprogramm im Sitzen

		Dauer
1. Grundspannung Sitzen	S. 123	15 Sek.
2. Kräftigung Bauch- und Rückenmusku- latur (U-Halte)	Ü 13	15 Sek.
3. Dehnung seitliche Hals-Nacken-Musku- latur	Ü 11	20 Sek. je Seite
4. Mobilisation Brustwirbelsäule	Ü 30	20 Sek.

Das 2-Minuten-Kurzprogramm im Stehen

		Dauer
1. Kräftigung Interscapuläre Muskulatur	Ü 22	15 Sek.
2. Ganzkörper- kräftigung	Ü 29	15 Sek.
3. Dehnung Wadenmuskulatur	Ü 1	20 Sek. je Seite
4. Dehnung hintere Oberschenkelmusku- latur (Stuhl)	Ü 3	20 Sek. je Seite

Die Entspannung

Übungsvorbereitung und -durchführung

Die Übungssituation

Die erfolgreiche Durchführung von Entspannungsmethoden erfordert von Ihnen eine ungeteilte Aufmerksamkeit. Sie machen es sich leichter, wenn Sie Störreize und Ablenkungen schon von vornherein auszuschalten versuchen. Schaffen Sie sich eine Insel der Stille, und stellen Sie eine angenehme Übungsatmosphäre her. Wählen Sie einen ruhigen, leicht abgedunkelten, gut gelüfteten (keine Zugluft, keine offene Türen) und wohltemperierten Raum (ca. 21°C), in dem Sie sich gerne aufhalten.

Als Unterlage sind Fellmatten oder Decken geeignet, die so groß sein sollten, daß man bequem in entspannter Lage darauf Platz findet. Um ein Einsinken zu verhindern, darf die Unterlage nicht zu weich sein, aber auch nicht zu hart, damit ein Entspannen überhaupt möglich ist. Wichtig ist eine bequeme Kleidung, die nicht zu eng anliegt und ausreichend wärmt. Ziehen Sie Ihre Schuhe aus, streifen Sie sich warme Socken über Ihre Füße und legen Sie Brille, Uhr und sonstige störende Gegenstände ab. Sollten Sie trotz warmer Kleidung frieren, können Sie sich unter eine Decke kuscheln.

Übungshäufigkeit und Übungsdauer

Regelmäßiges und systematisches Üben ist eine Voraussetzung für das erfolgreiche Erlernen von Entspannung. Ihre präventive Wirkung entfalten Entspannungsmethoden erst dann, wenn sie zum selbstverständlichen Bestandteil des Tagesablaufes gehören. Sind sie durch längeres Üben automatisiert, können sie auch in Streßsituationen, z. B. bei Prüfungen, Vorträgen und wichtigen Besprechungen, bewußt eingesetzt werden. Versuchen Sie, täglich ein-, besser aber mehrmals zu üben. Benutzen Sie in der Anfangs- und Einübungsphase immer dieselben Zeiten, in denen Sie jedoch auch nicht erschöpft sein sollten. Es eignet sich die Zeit nach dem Aufstehen, in der Mittagspause, vor dem Feierabend oder vor dem Einschlafen. Personen mit Schlafstörungen benutzen die Entspannung gerne als Einschlafhilfe. Tagsüber sollte aber dieses Ziel nicht angestrebt werden, da Entspannung trotz einem Minimum an Aktion eine hohe Aufmerksamkeit erfordert.

Die Übungsdauer beträgt zwischen 10 und 20 Minuten.

Entspannungslagen

Die Übungsposition sollte bequem und schmerzfrei sein. Die Rükenlage hat den Vorteil, daß die Haltemuskulatur entlastet ist und die Atmung frei und ruhig ablaufen kann. Die Arme liegen dabei leicht angewinkelt neben dem Körper, die Beine sind leicht geöffnet. Auf Wunsch können kleine Kissen den Nacken oder die Knie (Stufenlagerung) unterstützen. Ein Sessel mit Kopf- und Armstütze eignet sich ähnlich gut. Dabei sollten die Füße in jedem Fall auf dem Boden stehen, die Schultern nicht durch zu hohe Armlehnen angehoben sein, Rücken und Kopf bequem durch den Sessel unterstützt werden. Im Büro eignet sich der nach vorn gebeugte Sitz mit auf dem Tisch aufgelegten Armen (Stirn auf den Händen) oder der sogenannte «Droschkenkutschersitz». Diesen beobachtete der Vater des autogenen Trainings, Johannes Heinrich Schultz, bei den Wiener Droschkenkutschern, die sich in ihrer Sitzposition sehr gut entspannen konnten. In Sitzhaltung werden die Beine leicht geöffnet. Nach einem Räkeln und Strecken lassen Sie den Oberkörper aus dem aufrechten Sitz mit einer Ausatembewegung senkrecht in sich zusammenfallen. Die Arme liegen locker auf den Oberschen-

keln. Wichtig ist bei allen Entspannungslagen, daß Sie sich wohlfühlen. Korrigieren Sie Ihre Lage so lange, bis Sie eine angenehme
Entspannungslage gefunden haben.

Entspannungskontrollen

Eine entspannte Lage und eine ruhige Atmung kennzeichnen allge-
mein einen entspannten Zustand. Den Entspannungszustand der
Muskulatur können Sie ungefähr bestimmen, indem Sie höchste
Erregung auf der einen Seite, minimale Aktivität auf der anderen
Seite als Maßstab heranziehen und beide miteinander vergleichen.
Bei zunehmender Entspannung nimmt auch die Wahrnehmung für
Vorgänge im Körper zu. Herzklopfen bzw. deutliches Spüren des
Herzschlags sollte Sie nicht beunruhigen. Der Herzschlag ist ein
natürlich ablaufender Vorgang. Auftretende Magengeräusche, star-
ker Speichelfluß und häufiges Schlucken bei der Entspannung sind
Begleiterscheinungen der vegetativen Umstellung und somit ganz
normal. Um die Speichelbildung zu vermindern, können Sie die
Zunge leicht nach oben an den Gaumen legen.

Schwierigkeiten, die das Üben stören können

Bei der Wahl der Übungssituation haben Sie schon versucht, äußere Störfaktoren so weit wie möglich auszuschließen. Es kann jedoch immer wieder vorkommen, daß andere Faktoren die Entspannung stören. Gerade zu Beginn der Übungsphase können
Ihnen Gedanken durch den Kopf gehen, die nichts mit der Übung
zu tun haben. Versuchen Sie nicht die Gedanken zu unterdrücken,
sondern betrachten Sie sich wie ein Zuschauer, und lassen Sie sie
danach vor ihrem inneren Auge vorüberziehen wie Wolken am
Himmel. Kommt es wiederholt zum ungewollten Einschlafen, liegt
vielleicht ein Schlafdefizit vor. Verkürzen Sie dann die Übungszeit
oder wechseln Sie die Entspannungslage. Fühlen Sie sich allgemein
während der Entspannung unwohl, sollten Sie sich selbständig zurücknehmen.

Zurücknehmen

Während der Entspannung befinden Sie sich in einer Art Trance-Zustand, der noch längere Zeit anhalten kann, «wecken» Sie sich nicht in entsprechender Weise auf. Durch die Zurücknahme geben Sie Ihrem Organismus die Möglichkeit, sich wieder auf seinen Normalzustand einzupendeln. Eine Ausnahme bildet die Entspannung direkt vor dem Einschlafen. Das Zurücknehmen erfolgt dadurch, daß Sie sich räkeln, strecken und wie beim morgendlichen Erwachen langsam nach allen Seiten drehen oder nacheinander die folgenden Schritte durchführen: «Arme fest» (Fäuste ballen und lösen), «Atem tief» (einmal kräftig einatmen und ausatmen), «Augen auf» (bewußtes Öffnen der Augen). Legen Sie anschließend noch eine kurze Phase der Besinnung ein. Beantworten Sie sich selbst folgende Fragen: «Wie gut habe ich entspannen können? Wie fühle ich mich jetzt, und wie habe ich mich während der Übung gefühlt? Was war mir bei der Übung wichtig?»

Einstimmung – Umschalten

Nachdem Sie eine angenehme Entspannungslage gefunden haben, ist es wichtig, eine ruhige und auf das Üben eingestimmte innere Haltung zu erreichen. In der Zeit, die Sie für Ihre Entspannung reserviert haben, sind nur Sie wichtig. Verbannen Sie also alle Alltagsgedanken aus Ihrem Kopf, und lenken Sie Ihre Aufmerksamkeit ganz nach innen. Lassen Sie sich während des Übens nicht vom üblichen Zeitdruck drängen, sondern stellen Sie sich vor, die Zeit stehe still. Lassen Sie alles so geschehen, wie es geschieht, denn Ihr Organismus regelt es von ganz allein. Machen Sie sich auch frei von dem Gedanken, daß es bei jeder Übung zu einem intensiven Entspannungsgefühl kommen muß. Setzen Sie sich nicht selbst unter Druck, da Sie sonst unweigerlich Ihren Sympathikus aktivieren, der der Entspannung entgegenarbeitet. Nehmen Sie das Üben wie es ist, mal intensiver, mal weniger intensiv.

Die Progressive Relaxation (PR) oder Tiefenmuskelentspannung

Ein Ziel der Muskelentspannungsmethode nach Jacobson ist es, zu lernen, Spannungszustände in der Muskulatur zu lokalisieren und diese eigenständig durch bewußtes Entspannen zu beheben.

Um Spannungs- und Entspannungszustände im Körper sowie die dabei auftretenden Empfindungen wahrnehmen zu können, werden die Muskeln des Körpers in einer ganz bestimmten Reihenfolge nacheinander angespannt und wieder entspannt. Diese Vorgehensweise sowie das Wissen um die zunehmende Entspannung in einer Muskelgruppe nach mehrmaliger Anspannung und die daraus resultierende entspannende Beeinflussung benachbarter Muskelgruppen gaben dem Entspannungsverfahren die Bezeichnung «progressiv». Die aufeinanderfolgende Bearbeitung der Muskulatur ermöglicht es dem Übenden, seine ganze Aufmerksamkeit auf die zu entspannende Muskulatur zu richten. Das bewußte vorherige Anspannen der Muskulatur ist deshalb so wichtig, da ein Muskel nach einer starken Belastung ermüdet («postisometrische Entspannung») und in der Regel der Übende den Entspannungeffekt dadurch viel deutlicher spürt, da der Kontrast beider Zustände eine bessere Wahrnehmung zuläßt (Kontrastwahrnehmung). Es kommt häufig vor, daß man sich subjektiv zwar ruhig fühlt, die Muskulatur jedoch über den Grundtonus hinaus angespannt ist. Es sind Restspannungen in der Muskulatur vorhanden. Bei vollständiger Entspannung sinkt der Muskeltonus auf ein Minimum ab, es ist dann keine Muskeltätigkeit mehr festzustellen.

Das Grundverfahren umfaßt insgesamt 16 Muskelgruppen, die – beginnend mit der dominanten Hand – solange geübt werden, bis jede Muskelgruppe tief entspannt ist. Indem die ursprünglichen 16 Muskelgruppen durch Zusammenfassung auf 7 bzw. 4 Muskelgruppen reduziert werden, ist es bei etwas Übung möglich, den ganzen Körper in nur etwa 10 bis 15 Minuten zu entspannen.

Ein Entspannungsverfahren ist dann besonders wirkungsvoll, wenn man es im Alltag einsetzen kann. Die aktive Auseinandersetzung mit der Umwelt geschieht meist in Form von Bewegung, die durch Muskelkontraktionen ausgelöst wird. Dafür ist ein bestimmtes Quantum an Spannung und Energie notwendig. Überflüssige Spannung in der zur Bewegungsausführung benötigten Muskulatur sowie zusätzlich aktivierte Muskelgruppen, die eigentlich nicht benötigt werden, erhöhen den Spannungszustand, den wahrnehmbaren Streß. Jacobson nannte die Durchführung seines Verfahrens im Alltag «Differentielle Entspannung». Dabei werden unterschiedliche Bewegungsformen an verschiedenen Orten durchgeführt, analysiert und auf überflüssige Spannungszustände überprüft. Anschließend werden diese Spannungszustände beseitigt. Für uns ist es wichtig festzuhalten, daß wir Entspannungsverfahren, in diesem Fall die Tiefenmuskelentspannung, auch im Alltag anwenden sollten, wenn wir aufkommende Streßzustände spüren. Wir haben dadurch ein breiteres Übungsfeld, das Spannungsniveau wird wieder auf das optimale Maß reduziert, und bei Erregungszuständen können wir gelassener reagieren.

Anspannen und Entspannen

Der Übungszyklus des «Anspannens und Loslassens» einzelner Muskelgruppen läuft in zwei Phasen ab.

In der *Anspannungsphase* lenken Sie Ihre Aufmerksamkeit auf die anzuspannende Muskulatur, die Sie dann langsam anspannen. Steigern Sie kontinuierlich die Spannung, solange Sie das entstehende Spannungsgefühl noch als angenehm empfinden. Halten Sie die Spannung etwa 8 Sekunden, und achten Sie auf eine gleichmäßige Atmung. Nehmen Sie bewußt das Gefühl der Anspannung wahr. In etwa können Sie sich dabei folgende Frage stellen: Wie fest, wie hart ist meine Muskulatur und wie fühlt sich die Spannung an? Beim Anspannen einer Muskelpartie sollte der restliche Körper entspannt bleiben. Sollten in einer Muskelgruppe Schmerzen oder Krämpfe auftreten, reduzieren Sie die Intensität, die Anspannungszeit oder brechen das Üben dieser Muskulatur ganz ab. Oberstes Ziel ist Ihr Wohlbefinden.

Zu Beginn der *Entspannungsphase* lassen Sie alle Spannung aus der aktivierten Muskulatur herausströmen. Beobachten Sie, wie sich der Zustand der Entspannung anfühlt, welche Unterschiede Sie gegenüber der vorherigen Anspannung wahrnehmen und welche Vorgänge sich in Ihrer Muskulatur abspielen. Die Phase der Entspannung dauert etwa 2- bis 3mal solange wie die Anspannungsphase, d.h. etwa 20 bis 30 Sekunden.

Anschließend wird der Zyklus «Anspannen-Entspannen» nochmals wiederholt. In der Regel reicht eine Wiederholung aus, jedoch kann bei ganz hartnäckigen Fällen verspannter Muskulatur dieses Verfahren mehrmals angewendet werden, bis die geübte Muskelgruppe tief entspannt ist. Haben Sie alle Muskelgruppen bearbeitet, wandern Sie in einer Art «Checkliste» nochmals alle Muskelgruppen der Reihe nach durch und nehmen den Spannungszustand wahr. Spüren Sie Unterschiede zum Beginn der Übung? Nehmen Sie sich anschließend wie gewohnt zurück.

Das 7-Muskelgruppen-Verfahren

In der Praxis hat sich die Kurzform des ursprünglich 16 Muskel-gruppen umfassenden Verfahrens bewährt. Hierbei werden nach-einander 7 Muskelgruppen bearbeitet:

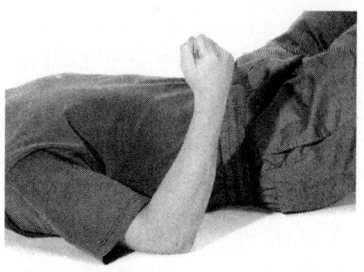

1. *Muskelgruppe: rechte Hand, Unterarm und Oberarm*
Ballen Sie die rechte Hand zur Faust, winkeln Sie den Unter-arm an und drücken Sie den Arm gegen die Unterlage.

(Alternativen: Faust ballen und den ganzen Arm gestreckt gegen die Unterlage drücken; Faust ballen, Unterarm gegen Oberarm pressen und Hände nach innen drehen)

2. *Muskelgruppe: linke Hand, Unterarm und Oberarm*
Ballen Sie die linke Hand zur Faust, winkeln Sie den Unterarm an, und drücken Sie den Arm gegen die Unterlage.

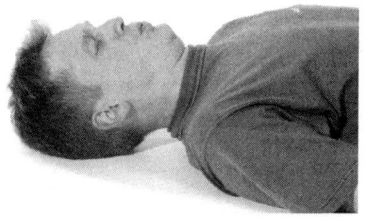

3. *Muskelgruppe: Gesicht*
Machen Sie ein ganz kleines Gesicht oder ein Gesicht, als ob Sie jemanden nicht küssen wollen.

(Alternative: Zähne zusammenbeißen, Lippen aufeinander-pressen, Nase rümpfen, Augen zusammenkneifen, Stirn run-zeln.)

4. Muskelgruppe: Hals, Nacken
Ziehen Sie das Kinn in Richtung Brust und drücken Sie den Hinterkopf leicht gegen die Unterlage.

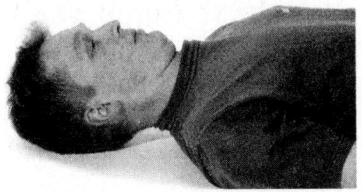

5. Muskelgruppe: Schultern, Rumpf
Machen Sie den Rumpf hart wie ein Brett – ziehen Sie die Schulterblätter nach hinten unten, spannen Sie den Bauch an, und kneifen Sie den Po zusammen.

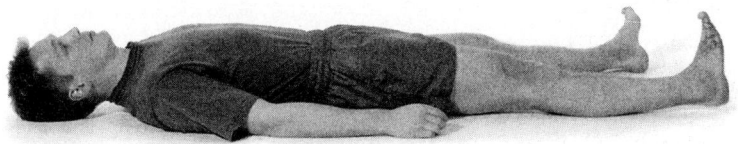

6. Muskelgruppe: Rechtes Bein
Ziehen Sie die Zehen heran, und drücken Sie das gestreckte Bein nach unten gegen den Boden.
(Alternativen: Zehen strecken und Füße nach innen drehen oder Bein gestreckt leicht anheben)

7. Muskelgruppe: Linkes Bein
Ziehen Sie die Zehen heran, und drücken Sie das gestreckte Bein nach unten gegen den Boden.

Eine Reise durch den Körper

Körpergefühl und Körperempfinden sind wesentliche Grundlagen des Gesundheitstrainings und der Rückenschule. Wahrnehmung von Spannungs- und Entspannungszuständen, das Empfinden für schlechte Haltungen und unkoordinierte Bewegungen, das Hineinhorchen in unser Körperinneres und Erfühlen aufkommender Krankheiten usw. sind nur einige Beispiele für die Körpererfahrung, die durchaus erlernt und geschult werden kann. Die «Reise durch den Körper» bietet hierzu eine weitere Möglichkeit.

Im Gegensatz zur «Progressiven Relaxation» mit dem aktiven Teil der Anspannung stellt sie ein passives Entspannungsverfahren dar, da hierbei nur durch mentale Hinwendung auf bestimmte Körperteile die Muskulatur entspannt wird. Einfach ausgedrückt kann die Aufmerksamkeitslenkung auf bestimmte Körperteile den Mukeltonus so verändern, daß ein Ausgleich und eine Harmonisierung der Spannungen, eine sogenannte «Wohlspannung», in den angesprochenen Körperteilen entsteht. Ziel ist es, ein optimales Spannungsgleichgewicht, die richtige Balance zwischen Spannung und Entspannung, die «Eutonie der Gesamtpersönlichkeit» zu erreichen.

Da in erster Linie wieder die Wahrnehmung von Spannungszuständen der Muskulatur im Vordergrund steht, kann «Die Reise durch den Körper» durchaus als Fortsetzung der Progressiven Relaxation gesehen werden. Die «Vergegenwärtigung» als Abweichung von Jacobsons Grundverfahren zielt in eine ähnliche Richtung. Bei der Vergegenwärtigung fehlt die gezielte Anspannung der Muskulatur. Der Entspannungssuchende erinnert sich an das jeweilige muskuläre Entspannungsgefühl, das er zuvor beim Lockern der Muskulatur erfahren hat.

Ziel der «Reise durch den Körper» ist es, die ganze Aufmerksamkeit auf das Körperinnere zu richten; Gewicht, Umfang und Spannungszustand von Körperpartien, Haut, Muskulatur, Knochen etc.

zu beobachten und wahrzunehmen. Erfahrungsgemäß ist diese Methode für Personen mit etwas Körpergefühl leicht und schnell zu erlernen und läßt den Übenden auch meist schon beim ersten Üben das Gefühl von Entspannung, Schwere und Wärme spüren.

Die Übung

Ähnlich wie bei der Progressiven Relaxation werden einzelne Körperpartien nacheinander beübt, nur das bewußte Anspannen der Muskulatur entfällt. Die Dauer der ganzen Übung beträgt etwa 10 Minuten. Den folgenden Text können Sie sich langsam vorlesen lassen oder ihn selbst auf Band sprechen. Es ist selbstverständlich möglich, die Anzahl der Körperpartien oder Muskelgruppen selbst zu verändern. Die Länge der Verweilzeiten bei den zu beübenden Muskelgruppen bestimmen Sie selbst, je nachdem, wie gut Sie glauben, die entsprechenden Körperpartien entspannt zu haben.

///////////. ... Sie liegen entspannt und ruhig auf dem Boden. Schließen Sie die Augen, um die Aufmerksamkeit besser auf sich und Ihren Körper zu lenken. Sie haben Zeit, sich auszuruhen und zu entspannen. Ihre Gedanken kommen und gehen. Betrachten Sie Ihre Gedanken wie ein außenstehender Zuschauer, und lassen Sie sie an sich vorüberziehen wie Wolken am Himmel. Gehen Sie nun mit Ihrer ganzen Aufmerksamkeit zu Ihrem Körper. Spüren Sie den Kontakt Ihres Körpers, seiner einzelnen Teile zum Boden. Sie schikken Ihre Gedanken auf eine große Reise. Lassen Sie Ihre Gedanken zuerst in den rechten Arm hineinströmen. Nehmen Sie den Arm wahr und erfühlen Sie, an welchen Stellen der Arm Kontakt zum Boden hat. Er hat ein natürliches Gewicht, mit dem er schwer und ruhig aufliegt. Wie schwer spüren Sie ihn? Stellen Sie sich vor, er liegt auf lockerem, weichen Sand. Wo sehen Sie den Arm in Gedanken am meisten einsinken? Wandern Sie mit den Gedanken zum linken Arm und verweilen Sie dort. Erfühlen Sie, an welchen Stel-

len Ihr linker Arm am Boden aufliegt. Spüren Sie die natürliche Schwere und Ruhe des Arms. Sie können beobachten, wie er im weichen, warmen Sand wie von selbst einsinkt. Wandern Sie mit Ihren Gedanken nun zur Körpermitte. Fühlen Sie, an welchen Stellen Ihre Schultern, Ihr Rücken und Ihr Po Kontakt zum Boden haben. Wie jeder Gegenstand wird auch Ihr Rumpf zur Erde gezogen und liegt mit einer natürlichen Schwere am Boden auf. Spüren Sie diese Schwere? Ihre Aufmerksamkeit geht zum Atem. Er strömt ruhig und gleichmäßig. In seinem natürlichem Rhythmus fließt er wie von selbst in Sie hinein und wieder aus Ihnen heraus. Er hebt den Bauch beim Einströmen und senkt ihn langsam wieder beim Ausatmen. Auf Ihrer langen Reise sind Sie jetzt am rechten Bein angelangt. Spüren Sie, an welchen Stellen das Bein Kontakt zum Boden hat und wie schwer und ruhig es dort aufliegt? Stellen Sie sich wieder den Sandstrand vor. Sehen Sie das Bein durch seine natürliche Schwere in den Sand sinken? Am Ende Ihrer Reise sind Sie jetzt am linken Bein angelangt, welches an manchen Punkten mehr, an manchen weniger stark aufliegt. Spüren Sie diese Stellen und auch die natürliche Schwere des Beins?

In einer Art «Checkliste» durchwandern Sie nochmals Ihren ganzen Körper und fühlen, wie die einzelnen Körperteile jetzt am Boden aufliegen. Spüren Sie vielleicht Unterschiede verglichen mit dem Beginn der Übung? Fühlen sich die Körperteile entspannter, leichter oder schwerer an? Beginnen Sie wieder beim rechten Arm, gehen hinüber zum linken Arm, über den Rumpf zum rechten Bein und abschließend zum linken Bein.

Kehren Sie nun wieder von Ihrer Reise zurück hierher in diesen Raum, und bereiten Sie sich vor, die Übung langsam zu beenden und sich zurückzunehmen. Räkeln und strecken Sie sich wie beim morgendlichen Erwachen. Reiben Sie sich kurz die Augen, öffnen Sie sie, und genießen Sie den wohligen Zustand… ////////

Eine Phantasiereise

Wer erinnert sich nicht gerne an die frühe Zeit seiner Kindheit, als wir glücklich waren, wenn unsere Mutter, unser Vater oder eine sonstige vertraute Person uns zum Einschlafen noch eine Gute-Nacht-Geschichte erzählt hat. Geschichten regen die Phantasie an, lassen uns träumen und für einige Zeit in die Welt der Feen, Hexen, Prinzen, Zauberer usw. entfliehen. Sie lassen uns aber auch erleben, mitfühlen und ermöglichen es, negativen und positiven Empfindungen freien Lauf zu lassen. Es sind letztendlich ja nur Geschichten. Geschichten können erregen, aber auch beruhigen, z. B. wenn schöne Bilder an angenehme Stunden aus der Vergangenheit erinnern.

Da man um diese Erfahrungen weiß, werden Phantasiegeschichten und Bildvorstellungen gezielt und systematisch in der Entspannung, wie z. B. im autogenen Training, eingesetzt.

Aber auch wir können die Geschichten in einfacher Weise verwenden. Wir brauchen sie uns nur von einem Partner mit betont langsamer, ruhiger Stimme vorlesen zu lassen. Das ist sehr wichtig, damit wir ausreichend Zeit haben, uns die Bilder vorzustellen und die Stimmung nachzuempfinden.

Die Übung

Das folgende Beispiel wurde aus dem Buch von Else Müller «Du spürst unter deinen Füßen das Gras» (Frankfurt 1983, 37) entnommen und erinnert vielleicht an einige schöne Stunden aus dem letzten Sommerurlaub. In dieser Geschichte sind bewußt suggestive Impulse des autogenen Trainings enthalten.

Sandstrand

Du liegst an einem Strand –
liegst im weichen, zarten Sand –
du fühlst mit deinem Körper diesen weichen, warmen Sand –
an deiner Haut, er ist so weich und warm –

die Sonne scheint –
es ist ein schöner Sommertag –
du spürst die Wärme auf deiner Haut –
auf deinem Körper, überall –

es ist ein wohliges Gefühl, diese Wärme zu spüren –
die Wärme zieht durch deinen ganzen Körper –
Ruhe durchströmt dich –
du hörst das Meer, sein ruhiges, gleichmäßiges Rauschen –
die Wellen gehen auf und ab –

du spürst deinen Atem, ruhig und gleichmäßig –
ein und aus –
ein und aus –
der Atem paßt sich den Wellen an –
ruhig und gleichmäßig –
ein und aus –
ein und aus –
ruhig geht dein Atem- den Wellen gleich –
du bist schwer, warm, ruhig und entspannt –
ein leichter Wind weht über deine Stirn –
du fühlst dich wohl –
du bist ganz ruhig und entspannt –

Entspannung durch ruhiges Atmen

Das bewußte Erleben und Wahrnehmen des Atems ist ein Ansatz zur Entspannung. Es geht nicht darum, den Atem zu lenken oder eine Atemtechnik anzuwenden. Eine positive Wirkung auf Körper und Geist wird vorwiegend durch bloße Hinwendung auf das Atmen erreicht. Der Atem fördert das Wohlbefinden, je weniger man ihn beeinflussen will.

Eine Textsequenz innerhalb der Entspannung könnte lauten:
////////// … Legen Sie sich auf den Rücken, und schließen Sie die Augen. Wenden Sie sich in Ihrer Aufmerksamkeit ganz Ihrem Atem zu. Lassen Sie ihn kommen und gehen. Spüren Sie, wie Ihr Atem in einem natürlichen Rhythmus ganz von selbst abläuft. Und während Sie Ihren Atem beobachten, lassen Sie ihn immer tiefer werden. Fühlen Sie Ihren Atem strömen: durch die Nasenlöcher, durch die Luftröhre, in der Brust und im Bauchraum. Spüren Sie, wie sich beim Einatmen das Zwerchfell nach unten bewegt und sich dadurch Ihr Bauch nach vorne wölbt. In der Phase der Ausatmung kehrt das Zwerchfell in seine ursprüngliche Lage zurück und die Bauchdecke zieht sich wieder zusammen. Lenken Sie ihre Aufmerksamkeit ganz auf die gleichmäßige Ausatmung und nehmen Sie wahr, wie nach Beendigung der Ausatmung eine kleine Pause eintritt und danach das Einatmen ganz von selbst abläuft. Vielleicht können Sie spüren, daß die Ausatmung etwa 3mal soviel Zeit beansprucht wie die Einatmung. Die langsame Ausatmung hat eine entkrampfende Wirkung auf den ganzen Körper und sorgt für eine Entschlackung des Organismus. Lassen Sie sich in dieser Phase bewußt los, und spüren Sie, wie die Spannung und der Druck aus Ihrem Körper entweichen. Sie können Ihren Atem auch durch die leicht geöffneten Lippen ausströmen lassen und beobachten, wie er dadurch länger wird. Ihr Atem ist gleichmäßig und ruhig, gleichmäßig und ruhig wie eine sanft auslaufende Welle… //////////

Partnerübungen zur Entspannung und Körperwahrnehmung

Schöne Alternativen zu individuellen Entspannungsverfahren bieten verschiedene Formen der Partnerarbeit. Eine Person ist dabei passiv und entspannt, während der Partner die Entspannung aktiv unterstützt.

Partnermassage mit dem Massage-Igel

Legen Sie sich entspannt in Bauchlage auf den Boden, und unterstützen Sie ggf. die Stirn durch ein kleines Kissen. Lenken Sie die Aufmerksamkeit auf Ihren Körper und kommen Sie langsam zur Ruhe. Ihr Partner kniet oder setzt sich neben Sie und beginnt, mit dem Massage-Igel in kleinen kreisenden Bewegungen etwa fünf Minuten lang über Ihren Körper zu rollen. Der Igel kann dabei durchaus mit etwas Druck über die Muskelpartien der Schulter und des Nackens, der Arme, des Gesäßes und der Beine gerollt werden. Wenn der Igel über die Wirbelsäule gerollt wird, dann behutsam und mit wenig Druck.

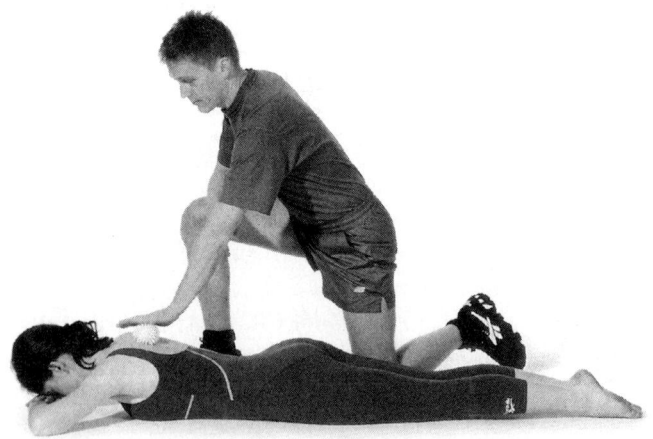

Besonders angenehm ist auch die Stelle oberhalb der Gesäßfalte, wo der bewegliche Teil der Wirbelsäule ins Kreuzbein übergeht. Sagen Sie Ihrem Partner, an welchen Stellen die Massage besonders guttut und ob Sie einen stärkeren oder schwächeren Druck wünschen. Versuchen Sie, während der Übung wahrzunehmen, ob sich die «massierten» Körperstellen von den «unmassierten» Körperstellen unterscheiden.

Nehmen Sie sich am Ende der Übung noch etwas Zeit nachzuspüren, um sich anschließend mit dem Partner über die Empfindungen auszutauschen und ihn daraufhin ebenso zu verwöhnen.

Sollten Sie keinen Partner zur Verfügung haben, können Sie auch eine alternative Übung durchführen. Legen Sie sich den Igel unter den Po in Höhe des Steißbeines und führen Sie leichte kreisende Bewegungen durch.

Partner-Klopfmassage
Ihr Partner liegt entspannt in der Bauchlage auf dem Boden. Sie knien oder setzen sich neben Ihren Partner und klopfen die Muskulatur über eine Dauer von etwa 3 Minuten ab. Benutzen Sie dazu die Fingerknöchelchen, die Fingerkuppen, die Handkanten oder die hohlen Hände. Sie sollten sich kurz über die Stärke des Klop-

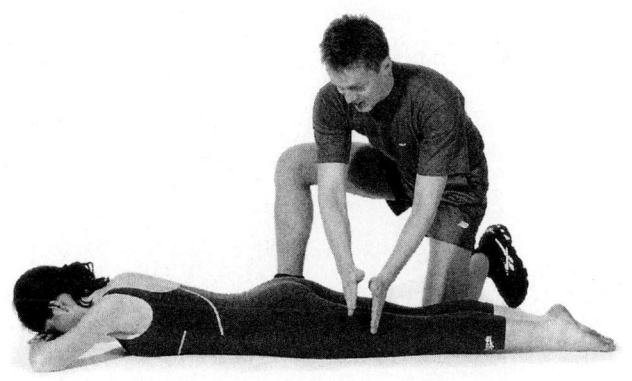

fens abstimmen. Beginnen Sie am rechten Fuß und wandern Sie über Unterschenkel, Oberschenkel, Gesäß und rechte Rückenhälfte hinauf zur rechten Schultermuskulatur und zum rechten Arm. Danach wird zur linken Seite gewechselt und vom linken Arm abwärts zum linken Fuß geklopft. Versuchen Sie, aufrecht zu sitzen. Teilen Sie sich den Weg so ein, daß gleichmäßig die ganze Muskulatur bearbeitet wird. Sanftes Klopfen bewirkt eine Lockerung der Muskulatur und vermittelt ein angenehmes Wärmegefühl. Ihr Partner hat die Aufgabe, sich selbst zu beobachten, besonders wie sich die rechte Seite nach dem Klopfen anfühlt im Gegensatz zur linken Seite.

Rückenmassage mit den Füßen

Ihr Partner sitzt mit dem Rücken zu Ihnen. Sie legen Ihre Füße auf den Rücken Ihres Partners und unterstützen Ihre Lendenwirbelsäule mit den Fäusten. Sie tun nun Ihrem Partner etwas Gutes, indem Sie die Muskulatur des Rückens mit Ihren Füßen massieren.
Versuchen Sie verschiedene Formen der Massage, z. B. leichtes Klopfen, Rubbeln, Kneten (Krallen der Fußzehen) oder Ausstreichen. Für Sie ist diese Übung eine Kräftigung der Fuß-, Zehen- und Bauchmuskulatur, für Ihren Parner eine Entspannung. Spüren Sie, wieviel Gefühl in Ihren Füßen steckt.

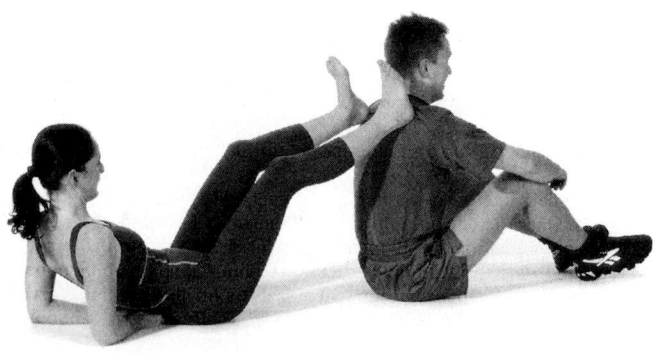

Der Bauer pflügt den Acker (Der Pizzabäcker)

In dieser Entspannungs- und Körperwahrnehmungarbeit können Sie Ihre Phantasie und Kreativität so richtig ausleben. Ihr Partner liegt in Bauchlage vor Ihnen. Sie spielen auf seinem Rücken eine Geschichte. Beispielsweise wie der Bauer sein Feld bestellt. Beim Pflügen fahren Sie mit Ihren Fingernägeln über den Rücken (mal mehr krallen, mal nur eine Furche, mal schneller). Zum Einsähen drücken Sie nacheinander mit dem Finger im Abstand der Furchen auf den Rücken. Beim Regen plätschern die Finger auf den Rücken, beim Sonnenschein streichen Sie mit den Händen über den Rücken. Geerntet wird, indem die Pflanzen Stück für Stück aus den Rücken «herausgerupft» werden. Machen Sie die Geschichte beliebig weiter.

In einer anderen Geschichte spielen Sie das Backen einer Pizza auf dem Rücken nach. Sie müssen den Teig anrühren, kneten und ausrollen. Anschließend wird er belegt und bestrichen. Ganz zum Schluß kommt er in den Backofen, indem Sie sich quer über Ihren Partner legen.

Partnerübung aus der Eutonie

Eutonie ist nach Alexander (1976) ein westlicher Weg zur Erfahrung der körperlich-geistigen Einheit des Menschen. Die Eutonie (eu = wohl, harmonisch; tonos = Spannung) nutzt die Erfahrung, daß durch eine vertiefte Aufmerksamkeit und bewußte Einwirkung auf den Spannungszustand unseres gesamten Muskel- und Nervensystems die geistig-körperliche Realität erlebt und geprüft werden kann.

Der Partner legt sich rücklings auf den Boden, schließt die Augen und versucht, alles mit sich geschehen zu lassen, ohne irgendwie dagegenzuhalten, d.h. der ganze Körper bleibt entspannt. Bücken Sie sich rückengerecht vor das rechte Bein, heben Sie dieses am Fuß leicht an, und beginnen Sie langsam durch Ziehen eine Dehnung aufzubauen. Empfindet der Partner die Dehnung als zu stark, sollte sofort eine entsprechende Rückmeldung erfolgen. Spüren Sie, daß Ihr Partner gegen den Zug eine Spannung aufbaut, reduzieren Sie den Zug etwas. Beginnen Sie nach ca. 30 Sekunden, das Bein auf einem kleinen, später auf einem größeren Kreisbogen zu bewegen. Lassen Sie die Kreise wieder kleiner werden, bis zum Schluß das Bein nur noch unter Zug gehalten wird. Legen Sie das Bein ab, und streichen Sie es mit den Händen dreimal, von der Hüfte ausgehend, zum Fuß hin aus. Die Übung mit dem rechten Bein dauert etwa. 2 bis 3 Minuten. Üben Sie danach mit dem linken Bein, dem rechten und linken Arm. Der Arm kann dabei behutsam nach hinten oder auch neben dem Körper nach vorne unter Zug gehalten werden. Achten Sie bei der Übung immer auf eine aufrechte Haltung. Sie können sich abschließend auch noch dem Kopf des Partners zuwenden. Formen Sie mit Ihren Händen ein Körbchen, und unterlegen Sie damit sanft den Hinterkopf des Partners. Heben Sie ganz behutsam den Kopf ein wenig an, und ziehen Sie leicht den Hinterkopf zu sich hin, so daß die hintere Hals-Nackenmuskulatur unter Zug gehalten wird.

Sie können im Zug auch nachlassen und behutsam den Kopf nach rechts und links bewegen. Legen Sie den Kopf wieder nach unten und streichen Sie über die Haare aus.

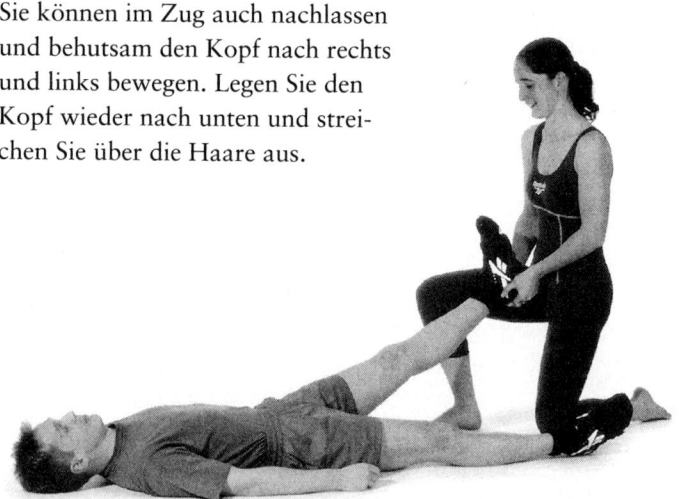

Anhang

Literaturverzeichnis

Andersson, B. J. G. et al. Lumbar disc pressure and myoelectric back muscles activity during sitting. In: Scandinavian Journal Rehabilitation Medicine 6, 104 – 133

Antonowsky, A. (1981). Health, Stress and Coping (3rd ed.). San Francisco: Jossey-Bass

Bayrisches Landesinstitut für Arbeitsschutz (Hg.) (1990). Heben und Tragen von Lasten. Merkblatt. München

Bernstein, D. A., Borkovec, T. D. (1987). Entspannungstraining. Handbuch der Progressiven Muskelentspannung. München

BKK (1993) (Hrsg.) Krankheitsarten- und Arbeitsunfallstatistik 1992. Essen

Boner, R., Gross, B., Blum, E. (1988). Gesunde Körperhaltung im Alltag nach Dr. Alois Brügger. Zürich: Dr. Brügger

Brügger, A. (1980). Die Erkrankungen des Bewegungsapparates und seines Nervensystems. Stuttgart: Fischer

Bundesanstalt für Arbeitsschutz (Hg.) (1989). Sitzen – alles o.k.? Band 1–3. Dortmund

Cailliet, R. (1988). Low Back Pain Syndrome. Philadelphia: F. A. Davis Company

Chaffin, D. B. (1988). Biomechanical modelling of the low back during load lifting. Ergonomics, 31, 685 – 697

Chaput, R. (1958). La Charge et l'Homme. Paris

Cochran, G. V. B. (1988). Orthopädische Biomechanik. Stuttgart: Enke

Debrunner, H. U. (1991). Schweres Heben und Tragen: Die Problematik der Wirbelsäulenschäden aus schweizerischer Sicht. Arbeitsmedizin Sozialmedizin Präventivmedizin, 26, 199 – 204

Diebschlag, W. et al. (1992). Ergonomie des Sitzens. Landsberg / Lech: Verlag moderne Industrie

Evjent, O., & Hamberg, J. (1990). Autostretching – Selber Dehnen. Alfta Rehab Fördag

Feldenkrais, M. (1968). Bewußtheit durch Bewegung. Frankfurt
Folkert, H. F. (1971). Versuch einer Beweisführung über die günstigste Schlafmöglichkeit bei vertebragenen Schmerzzuständen. Manuelle Medizin, 9, 15 – 18
Geue, B. (1989). Das Autogene Training. Mergentheim: Atrioc
Gimber, M. (1994). Einsatz von Musik, Rhythmus und Tanz in der Rükkenschule. Unveröffentlichtes Manuskript
Grandjean, E. & Hünting, W. (1989). Sitzen Sie richtig. Sitzhaltung und Sitzgestaltung am Arbeitsplatz (9. Auflage). München: Bayrisches Staatsministerium für Arbeit und Sozialordnung
Hettinger, Th. & Wobbe, G. (1993). Kompendium Arbeitswissenschaft. Ludwigshafen: Kiehl
Hettinger, T. (1991). Schwere Lasten – leicht gehoben. München: Bayrisches Staatsministerium für Arbeit, Familie und Sozialordnung
Hewes, G. W. (1957). The anthropology of posture. Scientific American, 2/57, 123 – 132
Hufschmidt, A. & Mauritz, K.-H. (1984). Physiologie und Pathophysiologie des aufrechten Stehens. In: Berger, W., Dietz, V., Hufschmidt, A., Jung, R., Mauritz, K.-H., Schmidtbleicher, D. (Hg.). Haltung und Bewegung beim Menschen. Physiologie, Pathophysiologie, Gangentwicklung und Sporttraining. Berlin: Springer, 65 – 85
I. N. R. S. (Hg.) (1986). Gestes et postures de securite dans le travail. Paris
Janda, V. (1971). Zur Muskelfunktion am Achsenorgan des Rumpfes. In: Die Wirbelsäule in Forschung und Praxis Band 52. Stuttgart: Hippokrates
Janda, V. (1979) Muskelfunktionsdiagnostik. Leuven: acco
Johnson, H. M., Swan, T. H. & Weigand, G.E. (1930). In what positions do healthy people sleep? Journal of American Medical Association, 94, 2058 – 2062
Jürgens, H. W. (1992). Wie man sich richtig bettet. UGB Forum, 9, 15 – 17
Jung, R. (1984). Zur Bewegungsphysiologie beim Menschen: Fortbewegung, Zielsteuerung und Sportleistungen. In: Berger, W., Dietz, V., Hufschmidt, A., Jung, R., Mauritz, K.-H., Schmidtbleicher, D. (Hg.). Haltung und Bewegung beim Menschen. Physiologie, Pathophysiologie, Gangentwicklung und Sporttraining. Berlin: Springer, 7 – 63
Junghanns, H. (1979a). Die Wirbelsäule in der Arbeitsmedizin Teil 1. Biomechanische und biochemische Probleme der Wirbelsäulenbelastung. In: Die Wirbelsäule in Forschung und Praxis Bd. 78. Stuttgart: Hippokrates
Junghanns, H. (1979b). Die Wirbelsäule in der Arbeitsmedizin Teil 2. Einflüsse der Berufsarbeit auf die Wirbelsäule. In: Die Wirbelsäule in Forschung und Praxis Bd. 79. Stuttgart: Hippokrates
Junghanns, H. (1986). Die Wirbelsäule unter den Einflüssen des täglichen

Lebens, der Freizeit, des Sports. In: Die Wirbelsäule in Forschung und Praxis Bd. 100. Stuttgart: Hippokrates

Keiper Recaro (Hrsg.) (1993). Broschüre: Richtiges Sitzen im Auto. Kirchheim-Teck

Kempf, H.-D. (Hrsg.) (1995). Leitfaden Rückenschule. Stuttgart, New York: G. Fischer

Kempf, H.-D. (1994). Die Sitzschule. Reinbek: Rowohlt

Kempf, H.-D., & Fischer, J. (1993). Rückenschule – Für Kinder. Reinbek: Rowohlt

Kempf, H.-D. (1992). Die Karlsruher Rückenschule – ein präventives Modell. Krankengymnastik (KG), 44, 568 – 578

Kempf, H.-D. (1992). Methodische Übungsreihen zum Alltagsverhalten. Krankengymnastik (KG), 44, 580 – 589

Kempf, H.-D. (1992). Kleine Spiele in der präventiven Rückenschule – Praxis. Krankengymnastik (KG), 44, 590 – 608

Kempf, H.-D. (1990). Die Rückenschule. Das ganzheitliche Programm für einen gesunden Rücken. Reinbek: Rowohlt

Knebel, K.-P. (1985). Funktionsgymnastik. Reinbek: Rowohlt

Krämer, J. (1986). Bandscheibenschäden. Vorbeugen durch Rückenschule. München: Heyne

Kraus, H. (1980). Rückenschmerzen. Ursachen-Verhütung-Behandlung (5.Aufl.). München: Goldmann

Krause, W. (Hrsg). Rückenschul-Almanach. Eltville: Othegraven

Krueger, H. (1989). Arbeiten mit dem Bildschirm – aber richtig! (9. Auflage). München: Bayrisches Staatsministerium für Arbeit und Sozialordnung

Laurig, W., Luttmann, A., Jäger, M. (1991). Arbeitsmedizinische und biomechanische Beurteilung der Manipulation von Lasten. In: Reinhardt, B. (Hg.). Die orthopädische Rückenschule. Uelzen: Medizinisch Literarische Verlagsgesellschaft

Lewitt, K. (1987). Manuelle Medizin (5.Aufl.). Leipzig: Barth

Lorrain, D., Koninck, J., Dionne, H. & Goupil, G. (1986). Sleep positions and postural shifts in elderly persons. Perceptual and Motor Skills, 63, 352 – 354

Lundervold, A. (1958). Electromyographic investigations during typewriting. Ergonomics, 1, 226 – 233

Milz, H. (1992). Der wiederentdeckte Körper. München: Artemis & Winkler

Müller, E. (1983). Du spürst unter deinen Füßen das Gras. Frankfurt a. M.: Fischer

Müller, E. (1987). Entspannungsmethoden in der Rehabilitation. Erlangen: perimed

Münchinger, R. (1960). Gewichtheben und Bandscheibenbelastung. Schweizer Zeitschrift für Sportmedizin, 8, 65 – 78

Münchinger, R. (1961). Arbeit und Bandscheiben-Beanspruchung. Médicine et Hygiène, No. 500, Geneve 19, 333 – 335

Nachemson, A. (1975). Towards a better understanding of low-back pain: A review of the mechanics of the lumbar spine. Rheumatology and Rehabilitation, 14, 129 – 143

Nachemson, A. (1980). Lumbar intradiscal pressure. In: Jayson, M. (ed.). The lumbar spine and back pain. Pitman Med. Publ. Co Ltd., 341 – 358

Ogita, S., Imanaka, M., Takebayashi, T., Nakai, Y., Fukumasu, H., Matsuo, S. (1990). Significance of Exercise and Bed Rest in Pregnancy – Study on the Lying Posture of Gravidas During Sleep. Ann Physiol Anthropol, 9, 93 – 98

Peters, Th. (1993). Büropraxis. Ludwigshafen: Kiehl

Reichardt, H. (1992). Schongymnastik bei Rückenschmerzen. München: BLV

Reinhardt, B. (1989). Gesunder Rücken – besser leben. Erlangen: perimed

Rizzi, M. A. (1979). Die menschliche Haltung und die Wirbelsäule. Stuttgart: Hippokrates

Rompe, G. (1982). Orthopädie des Bettes. Krankengymnastik, 34, 668 – 676

Senn, E. (1990). Aspekte einer Physiologie des Sitzens. In: Illi, U. (Hrsg.), Sitzen als Belastung. Zumikon: SVSS

Spring, H., Illi, U., Kunz, H.-R., Röthlin, R., Schneider, W., Tritschler, T. (1986). Dehn-und Kräftigungsgymnastik. Stuttgart: Thieme

SUVA (Hrsg.) (1989). Der Lastentransport von Hand (5. Aufl.). Schweizer Blätter für Arbeitssicherheit Nr. 132. Luzern: SUVA

SUVA (Hrsg.) (1990). Hebe richtig, trage richtig. Luzern: SUVA

SUVA (Hrsg.) (1992). Broschüre Bildschirmarbeit. Luzern

Steffen, R., Krämer, J., Hedtmann, A. (1991). Gesundheitsschäden an der Lendenwirbelsäule durch schweres Heben und Tragen. Arbeitsmedizin Sozialmedizin Präventivmedizin, 26, 194 – 196

Tietze, B. (1990). Menschen ohne Unterleib. Bauwelt, 33 – 34

Tittel, K. (1990). Beschreibende und funktionelle Anatomie des Menschen (11.Auflage). G. Fischer: Stuttgart

Vaitl, D. (1978).: Entspannungstechniken. In: Pongratz, L. J. (Hrsg.). Klinische Psychologie. Hogrefe Verlag, Göttingen

White, A. H. (1983). Back school and other conservative approaches to low back pain. St. Louis: Mosby

Produkthinweise

arche massivholzmöbel gmbh, Postfach 1115, 89155 Erbach, Tel. (07305) 86 29 (Stehpult S. 188, Kinderschreibtisch S. 184, Betten S. 166 und 169)

GRAHL GmbH, 31595 Steyerberg / Voigtei, Tel. (05769) 7-0 (Duo-Back S. 186)

Hagas GmbH, Koppelskamp 7, 40489 Düsseldorf, Tel. (0203) 7 44 30 (Credo S. 185, Capisco S. 186)

Haider Bioswing GmbH, Dechantseeser Straße 4, 95704 Pullenreuth, Tel. (09234) 3 86 (Boogie S. 98 ff., Twist S. 186 oben rechts)

Hüstler Nest Deutschland, 36093 Künzell, Philipp-Reis-Str. 22, Tel. (0661) 9 38 70, Fax (0661) 93 87 12 (Naturbetten S. 179)

Karlsruher Matratzen-Fabrik, Hohenzollernstr. 3–5, 76135 Karlsruhe, Tel. (0721) 3 04 27 (Matratzen, Sitzkeil, Lendenkissen, Kopf- und Nakkenkissen)

Lattoflex Thomas Sitz- und Liegemöbel GmbH, Walkmühlenstr. 93, 27432 Bremervörde, Tel. (04761) 8 67 79 (Aktion Gesunder Rücken S. 177, Bettsysteme S. 178)

Leuvico GmbH, Hauptstr. 2–4, 96484 Wiesenfeld, Tel. (09566) 88-0 (Büro- und Zeichenmöbel S. 187)

officeplus GmbH, Postfach 1520, 78615 Rottweil, Tel. (0741) 2 48-04 (Stehplus S. 188)

Rovochair International GmbH, Postfach 11 80, 72290 Loßburg, Tel. (07446) 182-0 (Air-Chair S. 187, Buggy S. 183 unten)

STOKKE GmbH, Rapsacker 14, 23569 Lübeck, Tel. (0451) 89 50 53 (Move S. 120, Tripp-Trapp S. 183 oben, Variable S. 171, Gravity, Pendulum, Extrem und Flysit alle S. 181)

Vogel Gesund Sitzen & Liegen, Ludwigsburger Str. 1, 71963 Möglingen, Tel. (07141) 4 80 07 (Sitzbälle u. v. m. S. 121 ff.)

Die Autoren

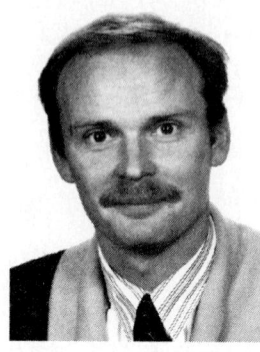

Hans-Dieter Kempf, Jahrgang 1960, studierte Physik und Sportwissenschaft und ist derzeit Doktorand bei Prof. Steiner am Institut für Sportwissenschaft der Universität Karlsruhe.
Nach der Organisation der World Games 1989 war er Ausbildungsleiter im Gesundheitswesen.

Seit 1993 arbeitet er als selbständiger Trainer, Lehrbeauftragter und Fachberater mit den Arbeitsschwerpunkten Rückenschule sowie Gesundheitsförderung im Betrieb, in der Schule und im Kindergarten. Er entwickelte 1986 die Karlsruher Rückenschule und ist als Vorstand im Bundesforum Gesunder Rücken verantwortlich für die Ausbildung der Rückenschullehrer. Seine Erfahrungen finden sich in vielen Publikationen wieder. Im Rowohlt Taschenbuch Verlag sind bereits von ihm erschienen: Rückenschule für Kinder (Nr. 9338), Die Sitzschule (Nr. 9715).

Dr. Hans Steiner, geb. 1943, ist Professor für Pädagogik und Psychologie am Institut für Sport und Sportwissenschaften der Universität Karlsruhe (WAGUS-Projektleiter).

Dr. Jürgen Fischer, geb. 1958, ist Arzt für Orthopädie, Chirotherapie und Sportmedizin an der Orthopädischen Klinik Wiesbaden. Schwerpunkt: Angeborene und erworbene Störungen des Bewegungsapparates, konservative und operative Behandlungen.

Frank Schmelcher, geb. 1958, ist als Krankengymnast in freier Praxis tätig und als Referent bei verschiedenen Institutionen, u. a. für die ATP (Association of Tennis Professionals) bei internationalen Tennisturnieren.

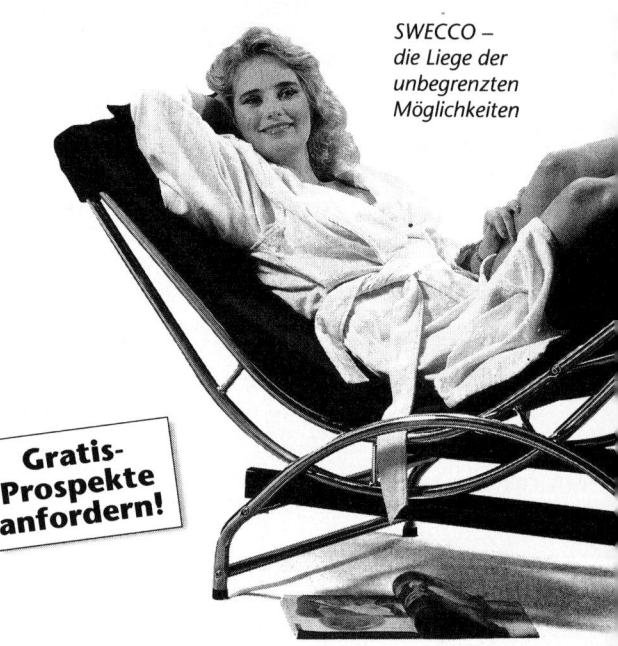

Herausgegeben von Florian Radvan und Anne Steiner

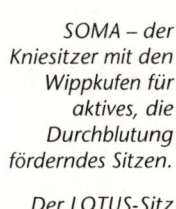
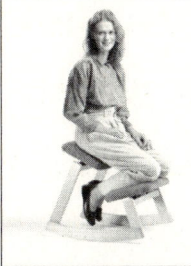
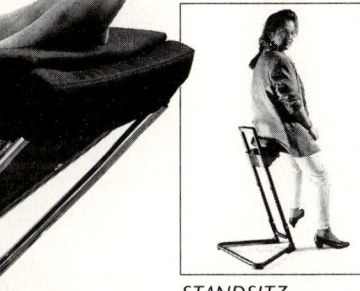
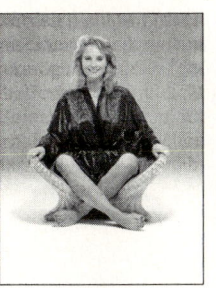
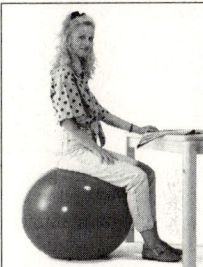
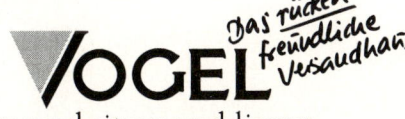

marc

W0083491